未熟型うつ病と双極スペクトラム

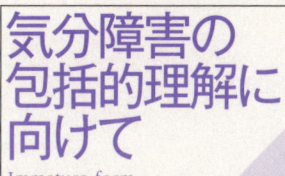

気分障害の
包括的理解に
向けて

Immature form
of depression and
bipolar spectrum

阿部隆明 著
Takaaki Abe

金剛出版

未熟型うつ病と双極スペクトラム
気分障害の包括的理解に向けて

阿部隆明

まえがき

　うつ病の概念が拡散していると言われて久しい。新型うつ病や現代型うつ病（松浪），ディスチミア親和型（樽味），自称うつ病など，さまざまな呼び名も生まれたが，いずれも従来のうつ病のイメージには合致しないという共通点がある。これまでは，真面目で几帳面な中年男性がストレスを抱えて，自責を主体とした制止優位のうつ病像を呈するという理解が一般的であった。これに対して，新型のうつ病は，若い人に多く，他責的，依存的で選択的な抑制を示し，仕事以外の場面では元気である，といった病像を意味しているようだ。

　最近はこの新型うつ病ブームにのって，「未熟型うつ病」という，筆者らのやや古い概念も掘り起こされることとなり，上記の諸うつ病像と一緒に論じられるようになった。たしかに，「未熟」という価値判断を含んだ日常用語を冠するため，成人としての常識やモラルをわきまえない若い人のわがままなうつ病というイメージが抱かれるのも無理はない。われわれが注目したのも，古典的なうつ病の病前性格であるメランコリー親和型や執着性格とは異なり，社会規範の取り入れが弱い点であった。とはいえ，未熟型うつ病とは，明らかな内因性のうつ病であり，ディスチミア親和型をはじめとした昨今の神経症圏のうつと混同されてはならない。こちらは操作的診断基準の普及によって，新たに「うつ病」に列せられたもので，病態の深さが異なり，従来抑うつ神経症とされていたものに他ならない。未熟型うつ病とは，あくまでも内因性の領域において古典的なうつ病と比肩される病態である。

　もうひとつの誤解は，混合状態＝未熟型という公式であり，混合状態を取り退行するケースすべてが未熟型という理解も広まっているようである。これは筆者の責任でもあるのだが，最近の論文で未熟型うつ病の病像自体が未熟という観点を強調したことも一因かと思われる。たしかに，躁うつ病すべ

てが混合状態という基本病像をもつという宮本の観点に基づけば，未熟型はそれが見えやすいという面はある。また，Abrahamをもちだすまでもなく，うつ病自体を口唇期への退行とする見方が可能であり，メランコリー親和型や執着性格にしても，うつ病が遷延し性格の防衛がはがれてくると，自己愛的で依存的，退行的な振る舞いが出現することは稀ではない。したがって，うつ病ないし躁うつ病と「未熟」や退行は不可分であり，「未熟型」は際限なく拡大してしまう危険をはらんでいる。そのため，生活史，病前性格，ライフステージ，発病状況，病像，経過を1セットで提示した概念であることを再確認していただき，「未熟」を限定して使用していることを理解していただきたい。

　また，「未熟型うつ病」とは，現代日本に出現した新型の一種では決してない。むしろ，うつ病の表現型のバリエーションとして理念的にも想定されるもので，時代，文化を超えて普遍性のある病像である。また，現在話題になっているのは，どちらかというと神経症ないし軽症で遷延化しやすい内因性うつ病像であるが，未熟型うつ病は明らかに双極性障害の一型であり，うつと躁の関係を考えるうえでも豊かな素材を提供してくれる。このタイプの病像を中心に据えることで，うつ病のみならず，適応障害から双極性障害までを射程に入れた気分障害全体を俯瞰，理解できるのはないかと考えている。

　ところが現実の臨床場面では，こうした病像の類型化はほとんど考慮されない。無理論（atheoretical）を旨とする操作的診断基準の普及によって，うつ病も単なる症状の束になり，チェックリストの項目数や持続期間によって診断される。その結果漠然とした「うつ病」が氾濫している。一見客観的なように見えて，症状の評価の時点で主観性が混入することは避けられないし，患者の発言が正しいかどうかは別な問題である。うつ病は抑うつ気分や意欲の低下といった症状は共通するものの，人格によって症状のバリエーションは大きい。特に症状が軽くなればなるほど，この差が際立ってくる。その一方で，臨床家であれば，頻度は少ないにしても中核的なうつ病を確実に診断できる発言や症状がある。こうした問題意識から筆者は，うつ病に関する症状や経過をきめ細かく把握するだけでなく，気分障害全体を包括的に理解す

る必要性を折に触れて強調してきた。

　本書では，まず最も関心をもたれている未熟型うつ病に関する論文を冒頭に据えた。この第Ⅰ部第1章は，これまでの論文を発表順にひとつにまとめたもので，これまでさまざまな観点から論じた内容が一望できるようになっている。第Ⅱ部には双極スペクトラム概念や躁とうつとの関連を検討した論考を置いた。未熟型うつ病自体が躁とうつの関連を見事に例証してくれるため，必然的に双極スペクトラム概念の参照へと導かれたという筆者自身の関心移動とも一致する配列である。第Ⅲ部はうつ病の経過論，症状論である。最初の論文のタイトルは「うつ病者の語り」となっているが，うつ病の経過論も含んだ内容であり，まずこれを読むと筆者の基本的な視点がわかりやすくなる。続く4本はうつ病の症状をテーマにした独立した諸論文で，経過論を症状別に展開した形になっている。したがって，それぞれ内容的には重複する部分もあるが，読者の関心に従ってどの章からでも読めるように，改変はあまり加えなかった。第Ⅲ部最後の妄想性うつ病に関する論文は，21年前の学位論文を短縮・加筆したものあり，他の論文とはスタイルが異なるが，その後躁的因子に着目する筆者の原点である。第Ⅳ部は現代の気分障害の諸病像と時代，社会との関連について，筆者なりに整理した論考であり，そのキーワードは「メランコリーからソフトバイポーラーへ」である。

　本書に収められた研究が，気分障害の理解や治療にいささかでも役立てば幸いである。

未熟型うつ病と双極スペクトラム [目次]

まえがき 003

第I部　未熟型うつ病

第1章　未熟型うつ病 ——————————————————— 015

はじめに………015
1. 症例………016
2. 臨床特徴………027
3. 治療………030
4. 未熟型うつ病の位置付け………032
5. 構造力動論から見た躁うつ病と未熟型うつ病………039
6. ライフステージから見た未熟型うつ病とその他のうつ病類型………043

おわりに………047

第II部　双極スペクトラム（躁とうつ）

第2章　双極スペクトラム（Bipolar spectrum）について ——————— 053

はじめに………053
1. 双極性障害概念の成立………054
2. 双極スペクトラム概念の誕生………059
3. Akiskalの双極スペクトラムの発展………061
4. 双極スペクトラムの分類………064
5. 双極スペクトラムの重症（精神病）極………070
6. 混合状態………072
7. 躁うつ病の経過と双極性障害の予測因子………074

おわりに………075

第3章　躁状態の精神病理学 ——————————————————— 084

はじめに………084

1. 歴史的経緯..........085
2. 躁病の病像..........086
3. 躁とうつとの関連..........090
4. 躁病の病前性格と発症状況..........092
5. 精神分析から見た躁病とうつ病の発症..........094
6. 「生体反応モデル」に基づいた躁病とうつ病の発症..........096
   おわりに..........099

第4章　うつ病の躁転に関する状況論的考察
開放病棟入院が荷下ろし（Entlastung）の状況を導く可能性について ——— 102

はじめに..........102
1. 症例呈示..........103
2. 両症例の診断と特徴..........106
3. 躁転の状況についての検討..........107
4. 躁転と病前性格..........111
5. 病像と躁転との関係..........113
6. 躁転の予防..........115

第5章　双極性障害と境界性パーソナリティ障害の鑑別と共存 ——— 119

はじめに..........119
1. BPDの診断とComorbidity..........120
2. 双極スペクトラム..........121
3. BPDの診断基準に見られる「感情障害」の要素..........124
4. BPDと双極性障害との鑑別診断が問題になる実際のケース..........126
   おわりに..........130

第Ⅲ部　うつ病の症状・経過論

第6章　うつ病者の語り
うつ病の経過段階と病前人格を踏まえて ——— 137

はじめに..........137
1. 力動布置から見たうつ病者の語り..........138

2. 病識⋯⋯⋯145
　3. 死のディスクール⋯⋯⋯147
　4. 病前の人格構造と語り⋯⋯⋯149
　5. 治療とケア⋯⋯⋯153
　おわりに⋯⋯⋯155

第7章　うつ病中核群の概念
精神病理学的視点から — 158

　はじめに⋯⋯⋯158
　1. うつ病の基本障害とは⋯⋯⋯158
　2. 構造力動論から見た内因性うつ病の症状形成⋯⋯⋯163
　3. うつ病症状の整理⋯⋯⋯164
　4. うつ病の中核群の特徴⋯⋯⋯168
　おわりに⋯⋯⋯171

第8章　うつ病の心気・身体関連症状 — 175

　はじめに⋯⋯⋯175
　1. うつ病と身体症状⋯⋯⋯176
　2. 仮面うつ病と心身症⋯⋯⋯177
　3. 身体症状と心気症状⋯⋯⋯179
　4. 診断と治療⋯⋯⋯186

第9章　気分障害（うつ病）におけるパニック発作の精神病理 — 190

　はじめに⋯⋯⋯190
　1. パニック障害の症状構成とうつ病性不安⋯⋯⋯191
　2. 構造力動論から見たうつ病とパニック障害⋯⋯⋯192
　3. うつ病の経過とパニック発作⋯⋯⋯193
　4. うつ病においてパニック発作が生じる背景⋯⋯⋯201
　おわりに⋯⋯⋯202

第10章　うつ病における解離 — 204

　はじめに⋯⋯⋯204
　1. 解離について⋯⋯⋯205

2. うつ病における解離（転換）出現のメカニズム………207
  3. うつ病の病前性格とヒステリー性格………208
  4. うつ病の状態像と解離（転換）………210
  5. うつ病の偽ヒステリー症状………212
  6. うつ病における解離（転換）ならびに類似症状への対応………213
  おわりに………214

第11章 妄想性うつ病の精神病理学的検討
うつ病妄想の成立条件（病前性格との関連） ———— 218

  はじめに………218
  1. うつ病妄想に関する研究の問題点………219
  2. 対象と方法………228
  3. 調査結果………233
  4. 症例による検討………236
  5. 考察………256

第Ⅳ部 現代社会と気分障害

第12章 時代による気分障害の病像変化 ———— 273

  はじめに………273
  1. 気分障害の診断と病像——歴史的背景………274
  2. 気分障害の頻度………275
  3. うつ病の症状構成と社会文化………276
  4. 第二次世界大戦後の社会変化とうつ病像………279
  5. 各ライフステージにおけるうつ病像の変化………281
  6. ポストメランコリー親和型の時代へ………284
  おわりに………286

あとがき　289
索引　293
初出一覧　302

未熟型うつ病と双極スペクトラム
気分障害の包括的理解に向けて

第 I 部

未熟型うつ病

第1章
未熟型うつ病

はじめに

　第 2 次世界大戦後に花開いたうつ病の状況論は，病前性格 − 発病状況 − 病像の内的な関連を明らかにし，Tellenbach [1] のメランコリー親和型の構想において頂点に達した。こうした流れを踏まえて提案された笠原・木村分類（1975）[2] は，経過や治療なども加えて躁うつ病を包括的な視点から整理した点で画期的であった。後に広瀬（1977）[3] が，この分類からはみ出る現代的な病像として「逃避型抑うつ」を提唱するのだが，われわれの「未熟型うつ病」（1995）[4] もこれに倣った新たな病像として呈示されたものである。

　この未熟型という命名は，病前性格や生活史の特徴に由来するのみならず，うつ病像自体にも通底する。すなわち，メランコリー親和型性格や執着性格に比較して，成人としては社会的規範の取り入れが弱いという意味での未熟性と，うつ病像自体が制止に固定せず，不安・焦燥優位で混合状態も呈しやすく典型的な躁やうつに分極しないという意味での未熟性を込めている。Janzarik（1988）[5] は，典型的なメランコリー（内因性うつ病）が成立するためには，人格の安定性，すなわちメランコ

リー能力（Melancholiefähigkeit）が必要であると述べているが，未熟型うつ病を呈する患者ではその能力が不十分なために，病像自体も安定せず定型的な制止優位のうつ病像を取らないのだといえる。

具体的には，次のような症例をイメージしていただきたい。青年期までは周囲から庇護されて葛藤もなく過ごしてきた20代後半から40代の男女が，職業上ないし家庭生活上の挫折からそれまでのライフスタイルを維持できなくなる。それを契機に内因性のうつ病に陥り，その経過のなかで不安・焦燥優位の病像を呈し，周囲に対して依存と攻撃性を露にする。一方で，状況からのストレスが棚上げされると軽躁状態になりやすい，というものである。

以下ではまず，経験した症例を年代順に呈示し，「未熟型うつ病」の構想が形成された過程を述べる。さらに，その臨床特徴と治療に関してまとめたうえで，この病態の位置づけや提唱の意義についても論じる。

1. 症例

以下の症例に関しては，匿名性の保持のため，細部は論旨に関係のない範囲で変更を加えてあることをあらかじめお断りしておく。まず，未熟型うつ病をまとめる契機になったケースを呈示する。

症例1

初診時33歳，男性，自営業。
病前性格
依存的，神経質，意志が弱い，プライドが高い。
家族歴
同胞に精神科通院歴あり。

既往歴
特記すべきことなし。

生活史
父親は自営業。5人同胞の末子として出生。地元の高校を卒業した後，親族の会社に就職し32歳まで勤めた。その後，待遇への不満から兄と別な商売を始めた。30歳で結婚し2人の子どもがいる。

現病歴
　32歳で兄との諍いがあり，互いに独立して同じ商売を始めたが，得意先がかち合うため，いつも怯えて働くようになった。

　その4カ月後，交通違反を起こしたことを契機に，不眠，意欲低下，不安，焦燥が出現してきたため，A病院に通院を開始した。うつ病と診断され，抗うつ薬の投与により一時改善したものの，3カ月後，不眠，希死念慮が強まったためB病院を紹介され，そのまま入院となった。当初は制止，悲哀感，早朝覚醒，日内変動が認められたが，休養と薬物療法により徐々に改善し4カ月後に退院となった。

　その後は親族の会社に戻り，精神的には安定していた。6年後，友人の会社に誘われて転職が内定し，以来入社するまで軽躁的な時期が数カ月続いた。

　新しい仕事に対して不満はありながらもそれなりに働いていたが，足の骨折で入院したことを契機に抑うつ的となり，B病院に再入院した。当初から制止が目立つ一方で，発作的な不安焦燥も認められた。このときはさまざまな抗うつ薬や気分安定薬を試したが効果なく，希死念慮が強いため電気けいれん療法（ECT）を施行した。以後軽快して7カ月で退院となった。

　引き続き外来で経過観察するが，症状は一進一退であった。2カ月後，仕事がうまくいかないことを苦にしたあげく，睡眠薬を大量に服用して自殺を図り，3回目の入院になった。

　入院すると症状は軽快するものの，退院していざ仕事を始めると，す

ぐに自信を喪失して絶望的になり，強い不安焦燥を訴えて大量服薬や頚部への自傷行為に至った。ECTを受けて軽快し職場に復帰するが，また自信喪失に陥ってうつ状態が深まるというサイクルを繰り返した。治療者や家族が仕事内容の再考を促しても，本人にはあまり向かないと思われる職種に固執していたのが特徴的であった。5回目の入院中には軽躁状態が4カ月認められたが，退院に向けての外泊をすると，抑うつ，不安を訴えていた。

　入退院を何度か繰り返した後，初診時から11年目にして，自分に見合った仕事を見つけたことでようやく安定した。

● まとめ

　末子で親，兄弟の庇護のもと，20代までは何不自由なく生活してきた症例である。家庭生活は円満で，仕事も親族の会社で問題なくこなしていたが，30歳を過ぎて独立してから次第に社会適応が悪くなった。最初のうつ病エピソードは，交通違反を契機に始まり，制止が優位の比較的典型的な内因性うつ病像であった。経過も順調で，親族の会社に戻ることで6年間の安定した期間を維持した。ところが2回目のうつ病エピソードでは，身体疾患への罹患が契機ではあるものの，その後は納得できる職場復帰ができない状況が心理的負荷となり，病像も不安焦燥が優位となった。以後は同様のうつ病エピソードが反復された。抗うつ薬や気分安定薬にはなかなか反応せず，ECTで軽快し退院にこぎつけるものの，満足した仕事ができないことを苦に入退院を繰り返した。結局，本人の能力に見合った仕事に就いたことでようやく安定した。

　われわれが最初に着目した臨床特徴は，30歳を過ぎてから社会適応が悪くなり，うつ病エピソードを反復するということだった。いったん回復して再就職するが，うまく適応できずに比較的短期間で再び抑うつ

に陥ってしまう。しかも，激しい不安焦燥を呈し，自殺念慮も非常に強いという点で，それまで指摘されていた逃避型抑うつや退却神経症[6]とはまったく異なる病像であった。その後，同様の経過を示した諸症例を検討すると，いずれも末子であるという点が共通していた。それまで社会の荒波にもまれることなく庇護的な環境で育ったため，見通しが甘くて不満耐性が低いことが，うつ病エピソードの反復や不安焦燥の強い病像の出現につながるのではないかと思われた。同時に，こうした生活史や性格特徴は，かつて宮本が言及した「未熟型」を連想させた。

宮本[7]は1978年に，当時増加していたうつ病の3型として，仮面型，遷延型と並べて「未熟型」を取り上げた。その特徴は，①依存的，わがまま，自己中心的ながら，その反面，顕示的で他人の目を気にするような若い男女が，②些細なきっかけから，③生気的な抑うつに陥り，④葛藤はそのつど存在するけれども神経症的加工をあまりこうむらない，⑤簡単に再発を繰り返すけれども庇護的空間への導入により短期間で良くなる，とまとめられていた。こうした共通性をもったうつ病が当時から指摘され，メランコリー親和型や執着性格に発展しないうつ病親和的性格が論じられていたのである。宮本は35歳の男性例を呈示し，「社会的に未熟な人たちのうつ病」という意味で「未熟型」を使用していたものの，それ以上の踏み込んだ議論は行なっていなかった。そこで，この類型を洗練化する必要に迫られた結果，「未熟型うつ病」の概念化に至ったのである。

症例2

初診時35歳，男性，無職。
病前性格
内気，真面目，小心，依存的，神経質。

家族歴
精神疾患の遺伝負因は認めず。
既往歴
23歳で胃潰瘍の手術。
生活史
父親は自営業。3人同胞の末子として出生。中学卒業後、職業訓練校に1年通った後に就職し、工員として大都市に配属された。
現病歴
　入社後1年で地元に配置転換になる予定が2年3年と延びてしまった。この頃（18歳）から人に会うのが億劫になり、不眠、焦燥が出現してきた。「家に帰りたい」と家人に訴え、仕事が手につかなくなった。翌年、希望通り地元に配属されたものの状態は改善しなかった。精神科クリニックで治療を受けて、抑うつ症状は数カ月で軽快した。19歳で別の会社に就職し、まもなく結婚した。
　21歳のときに自動車事故に遭い、夫婦ともに入院した。その際、妻が「遺伝性の難治疾患」と聞いた患者は実家に戻り、そのまま離婚となった。以後も職場には戻れず、意欲低下、不眠、焦燥、頭痛が続いたが、A病院で治療を受けて数カ月で軽快した。その後は運転手として比較的順調に働いていた。
　25歳のときに仕事中に交通事故を起こして退職した。再び、不眠、焦燥、意欲低下が出現したが、やはり3カ月ほどで軽快し、翌年よりガードマンの仕事に転じた。26歳で再婚してからは問題なく経過していた。
　32歳の9月に職場の同僚と折り合いが悪くなって以来、気分が沈みがちで出社を渋るようになった。妻に無理やり職場に連れていかれ、泣き出したこともあった。また夜間、首つり自殺を図るも未遂に終わり、しゃがみ込んでいるところを発見された。翌年、この会社も退職し、以後は同様のうつ状態が続き、定職に就いていなかった。

35歳の3月から6月までB病院に入院し病像は幾分改善するものの，半月ともたずに嫌人傾向，焦燥，意欲低下が悪化し希死念慮も出現した。10月にC病院を紹介されたが，焦燥感が強まり，些細な不満から壁に穴をあける，ガラスを破るといった衝動行為が頻発するようになり，11月より同病院に5カ月間入院となった。症状は軽快したため退院となり職探しを始めるが，適当な仕事が見つからなかった。一時的に仕事が決まっても，数日ないし1週間勤めると欠勤し，結局解雇されてしまった。
　36歳の10月，職場を解雇された日の深夜に，激しい焦燥に駆られ外来薬を大量に服用し，C病院に2回目の入院となった。2カ月ほどで退院するが，新しい職場を見つけても適応できず，意欲低下，倦怠感，焦燥のため，入退院を繰り返した。
　40歳の1月から再び焦燥，苦悶感が増強し，4月には主治医に診てもらえないと誤解し，ノミで外来事務員を威嚇した。自宅でも易怒的で妻との争いも絶えなかった。5月には手首自傷，電気コードによる自殺企図があり，第6回目の入院となった。この入院中から眼瞼けいれんを執拗に訴え，しきりに検査を要求し治らないと主治医を激しく攻撃した。また入院中に初めて1カ月程度の軽躁状態を呈し，浪費や外出が頻繁だった。
　翌年3月に退院となるが，まもなく意欲低下，不安，焦燥が目立つようになり，結局自殺を遂げた。

● まとめ

　18歳頃，遠隔地での一人暮らしを背景に発症したうつ病である。その後は交通事故を契機に2度うつ状態を呈したが，比較的速やかに回復している。30歳を過ぎてから職場での不適応が目立つようになり，転職を繰り返し，そのたびにうつ病エピソードを反復していた。気分安定薬中心の処方だったものの，意欲低下が目立つ一方で，不安焦燥も強く，

激しい自殺念慮や他者攻撃性をともなう病像がしだいに優勢となり，残念ながら最終的には不幸な転帰となっている．

　この症例も末子であり，症例1以上に不安焦燥が顕著であった．しかも医療者に対する攻撃性が強いという点も際立っていた．昨今の「新型うつ病」のなかにも，治療者に攻撃性を向ける自己愛的な傾向の若者がいるが，病像自体は軽い抑うつにとどまることがほとんどで，ここまで激しい自殺念慮や自殺企図まで至ることは少ない．われわれは，この不安焦燥の強さに，ある種の混合状態を想定した．安定した制止に落ち着かない，うつ状態のなかにも躁的な成分を認めるということである．しかも経過を見ていくと，必ずと言っていいほど軽躁状態の時期が出現したのである．この観察は，Akiskalら[8]の soft bipolar disorder（軽微双極性障害）の参照につながった．外来での軽躁状態は入院を要するほどではなく，入院中に軽躁状態を呈しても，これ自体は入院の適応にならない程度であるという点が特徴的で，同スペクトラムのなかでも双極II型に当てはまることがはっきりした．

症例3

初診時40歳，男性，会社員．

病前性格
明朗，几帳面，内弁慶だが友人は多い．些細なことを気にやみ飲酒へと逃避する傾向がある．

家族歴
精神疾患の遺伝負因は認めず．

既往歴
特記すべきことなし．

生活史
3人同胞の第3子として出生。末子のため甘やかされて育ち、何事も思い通りにしてきた。妻と3人の子供がいる。家庭内に特に問題はない。若い頃はサークルで活躍し、現在も多趣味である。

現病歴
　37歳で親族の会社から独立し、同業の会社を起こすが、以前の同僚から嫌がらせを受けるようになり、39歳の8月に以前の会社に戻った。新しい仕事は、現場の単調な作業だったうえに、人間関係にも苦労した。しだいに、下痢、全身倦怠感、微熱が出現したため、内科に入院した。入院後は不安焦燥が強く、持続点滴が我慢できずに、2日間で自ら退院してしまった。翌年の3月には、抑うつ気分、制止症状が出現し、月に3、4日しか出社できなくなった。中途覚醒、早朝覚醒も目立ち、眠ろうとして飲酒量が増え、起きると気が沈むという状態が続いた。食欲は当初亢進し体重も増加していたが、しだいに減少してきた。A病院を受診し、抗うつ薬の投与を受けたが症状の改善がないため、5月にB病院に転医した。強い不安、焦燥や希死念慮に対し、抗うつ薬が増量されたものの反応がないため、6月中旬に第1回目の入院となった。
　入院直後は緊張しており不眠を訴えていたが、1週間もすると投薬内容を変更していないのに軽躁状態となって他患への関与が増大してきた。そのため、抗うつ薬を中止し、炭酸リチウムを開始した。しかし、その後も隣の患者にマッサージさせる、その他の患者たちと激しく口論する、無断で離棟し売店に行くといった問題行動を頻回に起こすようになり、多弁、易刺激性、軽い観念奔逸が目立ってきた。治療者が繰り返し注意してもその場は従順であるが、すぐに同様の行動に至った。一方で、女性看護師に対しては依存的で、さまざまな身体症状を訴え、「全然心配してくれない」と甘えた口調で語った。また、この頃「ここに入院してから、中学生や高校生の気持ちになれることがわかったんですよ。戸籍上は40歳ですけど」という発言も聞かれた。治療者が「病棟の規則を

守れないようではこの病棟での治療は難しい」と説明すると，患者は退院を希望した。治療者もこのまま入院を継続することは病棟の運営上好ましくないと判断し，躁状態がさらに悪化するようなら閉鎖病棟への入院も念頭に置きながら，入院1カ月で外来治療に切り替えた。

　退院後も軽躁状態はそれ以上悪化することなく，まもなく復職した。9月頃までは軽躁状態のままだったが，その後はしだいに抑うつ的になり，12月には仕事にも行かず飲酒するようになった。躁転を警戒して，炭酸リチウムに加えて非三環系抗うつ薬を投与するも，昼夜逆転の生活になり，抑うつ気分，食欲低下，意欲低下，不安焦燥，希死念慮が強まった。抑うつ状態が強いため三環系抗うつ薬に切り替えたが効果なく，翌年（41歳）の3月にB病院に再入院となった。

　入院した途端に抑うつ気分は改善し，翌日には軽躁状態となり，子供じみたいたずらや，同室の患者への嫌がらせなどの退行的な行動が目立ってきた。入院後，躁転を警戒してバルプロ酸を加えたものの抗うつ薬は変更しておらず，明らかに状況の変化に反応した躁転と考えられた。病棟での逸脱行為に対し，再びスタッフから注意されるが，表面上は従順であるものの，一向に聞き入れる様子がなかった。抗うつ薬はすぐに中止した。前回と同様，開放病棟での入院継続は困難と判断し，患者も同意したため，1カ月で外来治療に切り替えられた。退院後2カ月ほど軽躁状態が続き，その後再び軽うつ状態に移行した後に回復した。これ以後も外来で躁状態を呈したことはない。

● まとめ

　成人期の前半までは家族の庇護のもと何不自由なく生活してきたが，仕事で独立を志してから思い通りの生活ができず，抑うつ状態に陥っている。不安・焦燥の強い病像で希死念慮も認めたが，入院後間もなく軽躁状態となり逸脱行為が目立ち退院となった。その後再び抑うつ状態と

なったが，入院した途端に再び軽躁状態となった。

　本症例は，末子で不安・焦燥優位の病像を取りやすいという点で症例1，2と共通するが，入院後まもなく軽躁状態を呈するという事実がわれわれの強い関心を引いた。うつ病相では不安・焦燥を呈するが，入院すると軽躁状態を呈しやすいという経過パターンが見えてきたのである[9,10]。しかも，状況との密接な関連がはっきりしていた。すなわち，心理的負荷がかかると不安焦燥の強いうつ病像を呈し，それが棚上げされると軽躁状態になるという，うつと躁の界面を行き来しやすい双極性障害という定式化が可能になったのである。

症例 4

初診時 32 歳，女性，主婦。
病前性格
内気，甘えん坊，神経質，心配症，完全主義，几帳面。
家族歴
精神疾患の遺伝負因は認めず。
既往歴
特記すべきことなし。
生活史
4人同胞の末子。実家は自営業。地元の小中高校を卒業し，7年間アルバイトをした後，26歳で同じ自営業者に嫁いだ。1年間仕事を続けた後は2児をもうけ家業を手伝っていた。
現病歴
　結婚後，夫の両親と同居したが，姑との折り合いが悪くつねにストレスにさらされる状態にあった。結婚前までは末娘で甘やかされて育ち，何でも好きなことができていたが，結婚後に細かいことまで指示される

ことが苦痛であったという。時に情動的に不安定になって泣きじゃくり，不眠のためアルコールに頼るようになった。31歳の4月に姑が体調を崩してからは，さらに患者に厳しく当たるようになり不安が強まった。耐え切れなくなり翌年2月には実家に戻った。近医を受診し，安定剤や睡眠薬の処方を受け，ある程度落ち着いて過ごせるようになった。しかし実家には姉夫婦も同居していたため，居心地が悪くいったん嫁ぎ先に戻った。同年6月に姑が死亡した。葬儀の際に夫の親戚から主婦としての仕事ができていないと非難された。

　7月上旬にB病院を受診した。抑うつ気分，意欲低下，不安焦燥，不眠などが認められ，うつ病の診断で治療開始となった。以後も不安焦燥が強く，8月中旬には姑の初盆に手伝いに行ったが，親戚と口論となり暴れてしまった。興奮状態がおさまらないため，外来でClomipramineやDiazepamの点滴を受け，休養目的で8月下旬に入院となった。入院時は，姑の話をしているうちに泣き出してしまうなど情動はかなり不安定だった。しかし入院翌日からは元気で声もかなり大きく，表情も明るく笑顔がよく見られた。その後しだいに調子が上がり，周囲から浮いて他患と衝突するようになった。レクリエーションでも対他配慮は見られず他責的であった。軽躁状態と判断され，抗うつ薬は減量され炭酸リチウムが追加された。10月に入っても依然過活動気味であったが，実家への外泊を開始した。家族調整の後で，嫁ぎ先への外泊を繰り返したところ安定していたため，11月下旬には退院となった。

● まとめ

　庇護的な環境で育った女性が結婚して夫の両親と同居することになって，それまでの行動様式が通用せずに，不安焦燥の強いうつ状態に陥った。入院し家庭でのストレスから解放されると軽躁状態を呈した。入院後は鎮静および情動安定化を図ることが優先された。軽躁状態では声も

大きく，他の患者の反感を買うなどしていたが，しだいに落ち着いた。家族調整を繰り返すことで，元の生活に復帰できた。

　「未熟型うつ病」は男性がほとんどだったが，症例4は数少ない女性例である。末子で，不安焦燥の強いうつ病像を呈し，入院すると軽躁状態になるという共通点があるが，発病状況が男性とは若干異なる。男性では自立を志すという意味で自ら動き出す傾向が認められるが，この症例では本人は意図せずに不自由な生活状況に押し込められて我慢ができなくなるという点が特徴的である。このことは，社会的な要請が男女では異なる点を反映しているかもしれない。

2. 臨床特徴

　ここで改めて上記の諸症例に共通する臨床特徴をまとめてみたい。

▶1……未熟型うつ病は末子に多い傾向があり，メランコリー親和型のうつ病が長子に多いのとは対照的である。彼らは両親や他の同胞から庇護されて育つために発達途上で明確な葛藤を形成しにくい傾向にある。換言すれば，前うつ病者に想定される依存欲求が満たされたままで発達するために，社会規範の取り入れや秩序への強い同一化による防衛も希薄で，その性格は依存的，わがまま，自己中心的，顕示的になりやすい。とはいえ，基本は循環気質で人付き合いは悪くなく，青年期までは何事もなく過ごして結婚し，家庭生活も問題のないことが多い。典型例は末子であるが，少子化が進み，一人の子どもに向けられる親の関心が高い現在では，この点は必ずしも当てはまらない。家庭のなかで保護され葛藤の少ない生活史が重要である。

▶2……発症年齢は20代後半から40代にわたるが，30歳前後が多い。男性では，職業上の葛藤を抱えるか，自立を志向する時に危機的な状況を招く。自分の思ったことができない，もっと自分に合った仕事があるのではないかと，転職したり自ら事業を始めたりするが，無理に仕事を続けているうちに，あるいは失業し仕事が見つからない焦りから抑うつ状態に陥る。現実逃避の手段としての飲酒もよく見られる。患者自身は自らの能力を過大評価しているところがあって現実認識が甘く，本人の目指すステップアップは挫折に終わることが多い。症例2では，うつ病自体の発症こそ10代後半であるが，未熟型のうつ病像が顕著になるのはやはり30歳以降である。職場適応が問題となる男性とは異なり，主婦の場合は夫の両親との同居など自分のペースで生活できなくなることも発病状況を構成する。

▶3……当初は制止や意欲低下，日内変動，早朝覚醒，食欲低下などの比較的定型的な内因性のうつ病像を呈することも少なくない。したがって，最初から「未熟型うつ病」の病像を呈するわけではない。むしろ，病相が遷延するか反復するにしたがって，固有の病像が出現する。すなわち，不安や焦燥，パニック発作，執拗な身体的愁訴が目立つようになり，広義の「混合状態」を呈しやすい。しかも患者の苦悩は深く，強い自殺衝動をともなう。症例2は既遂例である。他方，このように自己攻撃性は激しいにもかかわらず，自責的ではなくむしろ他責的である。抑うつ状態が長引くにつれ，医療者に対し強い依存を示す一方で，「症状が良くならない」と不信感をもって激しく非難することもしばしばで，行動化も顕著となる。そのため，治療者のほうも陰性対抗転移を起こしがちで，このことが治療をますます困難にする。激しい他者攻撃性は症例2で特に顕著だった。症例1では治療者に直接攻撃は向けなかったものの，「自分の子供を殺したくなる」と，攻撃性は小さい子供に向けられていた。身体的愁訴に関しては，たとえば症例2の眼瞼けいれんが好

例であるが，心因性の頻尿を繰り返し訴えるケースもあった。こうした症状は不安焦燥のアクティング・インともいえ，治療者に対するアクティング・アウトとの共存は非常に興味深い。しかし，その訴えの執拗さは仮面うつ病の比ではない。この顕示性は未熟型うつ病のほとんどの症例で認められる。

▶4 ……未熟型うつ病者には自己愛的傾向が認められ，上述のように治療関係のなかで行動化を見せることがあり，この点で自己愛性パーソナリティ障害との関連は否定できない。しかし，彼らは庇護的な環境に置かれる限りで，概して対人関係もうまくこなし，必ずしもDSM-IVの自己愛性パーソナリティ障害のクライテリアを満たすわけではない。

▶5 ……病相の遷延化や反復の原因として，患者の置かれた状況がある。これが本人にとって受け入れられるものでない限り，心理的負荷となって抑うつ状態の回復を妨げるのである。このように本人の職場適応能力に問題があるのに，これを否認し「治らないのは治療が悪いせいだ」と治療者に責任を転嫁することもある。一方で，この現実が一時的に棚上げされると，軽躁状態を呈することも稀ではない。受容的な雰囲気の開放病棟への入院直後の躁転などが好例であるが，嫌な上司が異動したことを契機に躁転した例もあった。結局，本人の依存性がある程度満たされた庇護的な環境に置かれるか，自らの高望みを止めて現実的な状況認識が可能になって初めて回復する。症例1では，最初の発症後は親類の会社に戻るという庇護的な環境の再現が6年間の寛解をもたらしている。他方で，自ら独立を志向し，こうした環境と決別することによって再発している。その後寛解まで5年を要したが，結局は本人が自分に見合った仕事を見つけたことが再発防止につながった。

▶6 ……未熟型うつ病は基本的にAkiskalの双極スペクトラム（bipolar

spectrum）に属するが，うつ病相は重症化するとしても，激しい躁状態を呈することは少なく，軽躁状態にとどまる。したがって，経過型としては双極II型である。病前性格においてマニー型ほどの精力性をもたないことが，双極II型にとどまっている一因かもしれない。もちろん，こうした症例が病相を繰り返すことによって，人生の後半期に双極I型に移行する可能性は否定できない。

▶7 ……治療的にはいずれも当初は抗うつ薬が奏効したが，その後は気分安定薬や抗精神病薬を含めて，薬物療法だけでは寛解しなかった。その原因として，病相を繰り返して患者の社会復帰が難しくなると，本人の焦りを招き，この心理的負荷の持続が薬物の効果にも悪影響を与えていることが考えられる。症例1では自殺衝動の激しい極期にECTを施行することになったが，これは即効性があったものの，効果は長続きしなかった。本人の成熟を待ち現実的な認識を支持することが寛解に至った大きな要因であろう。

3. 治療

　急性期の治療は他のうつ病と変わりなく，薬物療法と十分な休養が原則である。躁的な要素が明確になれば，炭酸リチウムやバルプロ酸などの気分安定薬や非定型抗精神病薬を中心とした処方に切り替える。双極性障害であることが明らかになれば，抗うつ薬の使用はなるべく避けるが，抑うつの深い状態が続くときは躁転に注意しながらSSRIやSNRI，非三環系抗うつ薬を追加投与し，不安焦燥の強いときには抗精神病薬を併用する。
　他方で，うつ病の原因となった職場状況や対人関係などが改善されない限り，抑うつ症状は一進一退となる。症状がある程度改善した時点で

環境調整を行なう。病前葛藤を考慮しない安易な抗うつ薬の増量は，逆に不安焦燥を悪化させることがあるので注意が必要である。本人も苦痛感を訴えることが多く，症状が長引けば入院の適応となる。彼らは概してプライドが高く，単科精神科病院の入院には抵抗を示し，いったん入院しても，すぐに退院を申し出ることも稀ではない。その一方で逃避的な傾向も窺われ，総合病院の開放病棟など受容的な病棟への入院には応じることが多い。

　入院期間はあらかじめ1カ月ないし2カ月と設定し，入院後1週間程度は，抗うつ薬は増量しないで様子を見たほうがよい。症例1，2のように，入院しただけで抑うつ症状が軽快，ひいては躁転することも稀ではないからである。躁転の兆しが見えたら，気分安定薬や非定型抗精神病薬を早めに投与し，抗うつ薬は状態を見て徐々に減量していく。軽躁的になって周囲の患者に干渉し，医療スタッフに対する不平や不満を募らせてきた場合，逸脱が激しいようであれば，家族を含めて面接を行ない，外来治療への切り替えを提案する。

　また，逸脱までは行かないにしても，入院患者グループの中心になり，病棟生活では問題なさそうに見えるのに，治療者との面接では抑うつ症状が残っている，あるいはまだ完全ではないと訴えて，治療が膠着してくることがある。このように明らかに現実逃避的な傾向が顕著になった場合は，本人の抱えている問題を取り上げて早目に直面化させたほうがよい。その結果，一時的には不安発作や執拗な身体症状を訴えることがあるが，本人の不安を十分受け止めたうえで，本来の問題を指摘し，それが解決しないことには症状が続く可能性があること，治療者も一緒に考えていく用意があることを伝える。職場の関係者にも来院してもらい本人の復帰がしやすい条件も整える。その一方で，職業上の挫折による自己愛の傷つきを処理する必要もある。職場にも問題があれば，それを明らかにして名誉回復の機会を与えたり，本人のこれまでの生活史を振り返って，その長所を取り上げたりして，患者の自己評価を高めるよう

な対応をする。

　所定の退院期日が近づいたら，治療の場を外来に移す。この段階で不安・焦燥感を強めることが予想されるが，明らかなうつ病像の悪化であれば，薬物を含めて治療法を再検討せざるをえない。ここで性急な対応をすると，自殺企図に至ることもあるので注意が必要である。その一方で，睡眠，食欲などの全体的な症状が改善しているにもかかわらず，自殺の素振りを見せるなどのアクティング・アウトが見られる場合は，閉鎖病棟での治療継続を提案して反応を見るのもよい。ただ，彼らは基本的にはパーソナリティ障害ではなく背景に内因性の気分変動が存在することも稀ではないため，その見極めも重要となる。

　退院後，先の見通しがない場合は，容易にうつ状態に転じる。特に，軽躁状態で退院したケースでは，再入院を自ら求めてくることが多いが，抑うつ状態がひどくなければ外来で治療を継続していくことが望ましい。

　以上，簡単にまとめると，支持的精神療法と気分安定薬を中心とした薬物療法が基本であるが，本人の苦悩を十分に受け止めながらも，逃避的な傾向を助長しないように早めに現実に直面化させ，社会復帰をサポートしていくことがポイントとなる。すでに10年以上の長期経過をみている症例もあるが，それなりの成熟を遂げて落ち着いた社会生活を送っている。その意味では決して難治ではなく，成人前期に出現するものの，本人の成長によって寛解を期待できる病態と考えている。

4. 未熟型うつ病の位置付け

　上述した未熟型うつ病の病像は，これまであまりテーマ化されてこなかったが，実際には決して少なくないと思われる。以下では，気分障害全体のなかでのその臨床的位置付けを検討する。

表 1　笠原・木村分類[2]

	I型	II型	III型	IV型	V型	VI型
	メランコリー性格型うつ病	循環型うつ病	葛藤反応型うつ病	偽循環病型統合失調症	悲哀反応	その他のうつ状態
心的水準の高低	I-1 単相うつ病 I-2 軽躁の混入 I-3 葛藤の二次的露呈 I-4 非定型精神病像の混入	II-1 うつ病相主導 II-2 躁とうつの規則的反復 II-3 躁病相主導 II-4 非定型精神病像の混入	III-1 神経症レベルのもの III-2 逃避・退却傾向のあるもの III-3 精神病レベルのもの	IV-1 うつ病像のみ IV-2 躁病像の混入 IV-3 統合失調症症状の併存	V-1 正常悲哀反応 V-2 異常悲哀反応 V-3 精神病レベルの症状の混入	VI-1 明白な身体的基盤をもったうつ状態 VI-2 老年性変化が基盤に推定されるもの VI-3 若年のうつ状態 VI-4 その他

(a) 従来のうつ病類型との比較

　最近ではうつ病の診断に際し，DSM-IV [11] や ICD-10 [12] といった操作的診断基準で事足れりとする風潮が強いが，前述したように，本邦には笠原・木村分類という躁うつ病の包括的で精緻な類型化の試みが存在し，今日でも病像の把握や治療の見通しを得るうえで参考になる点が少なくない（表 1）。

　これを参照すると，未熟型うつ病は VI-4（その他）に入れるしかない。双極型という病像を重視すれば，II 型の循環型うつ病が候補に上がるが，この型では性格と発病状況の絡み合いより，自生的な双極型の変動に力点があり，未熟型うつ病のように性格と状況が明らかに発病状況を構成しているものには当てはまらない。また未熟で依存的な性格であることを考慮すれば，III 型の葛藤反応型も検討の対象になるが，これは持続的な葛藤の末に神経症レベルのうつ病ないし，重症化して単極うつ病のレベルに達するものが意図されており，双極うつ病像を呈する前記の諸症例には妥当しない。また未熟で依存的といっても，未熟型うつ病は，葛藤反応型のように自信欠如的ではなく，むしろ幻想的な自信過剰を示す傾向にある。結論を先取りすれば，この自信過剰は病前性格の生得的エ

表2 未熟型うつ病と逃避型抑うつの臨床像の比較

	未熟型うつ病	逃避型抑うつ
発症年齢	20代後半から40代	20代後半から40代
家族内での位置	保護される存在	希望の担い手
依存欲求	あり	あり
几帳面さ	目立たず	目立たず
熱中性	多少あり	なし
知的水準	平均ないしそれ以下	平均以上
病型	双極Ⅱ型 (双極Ⅰ型に移行することもある)	双極Ⅱ型 (単極うつ病のこともある)
病像	制止→不安・焦燥	軽い制止
自殺衝動	非常に強い	ほとんどなし
治療	最初は抗うつ薬が奏効する。 極期にはECTが有効である。 精神療法が重要である。	最初は抗うつ薬が奏効する。 精神療法が重要である。

ネルギー水準の高さを反映していると思われる。

　また，うつ病の神経症化という点から見ると，これは通常単極うつ病の経過中に，背景にあった持続的葛藤が露呈されたものをいう。したがって，前述した諸症例に見られるように，双極型でしかも一貫して内因性の病像を呈し，激しい自殺衝動をともなう未熟型うつ病とは基本的に異なる。むしろ，こちらは葛藤があっても神経症的加工はあまりこうむらない。

　そこで，同様に現代的な病像で，病前は未熟依存的で幻想的な自信過剰を示し，笠原・木村分類からはみ出る広瀬の逃避型抑うつとの比較検討をしたい（表2）。発症年齢はほぼ重なり，過保護に育てられる点では一致しているし，メランコリー親和型で問題となる几帳面さや対他配慮は，両者とも欠いている。その一方で，逃避型抑うつでは，その高い知的能力ゆえに希望の担い手として期待されているのに対し，未熟型うつ病では知的には必ずしも高いとは言えず，周囲から保護され甘やかさ

れて育っている点が異なっている。しかし最も大きな相違は，逃避型抑うつが軽い制止主体の単極型ないし双極 II 型で Leidens-druck（苦悩の重圧）[13]が低く，自己や他者に対する攻撃性も弱いのに対し，未熟型うつ病では基本的に双極型の経過を取り，うつ病相においても制止が強まる時期がある一方で，激しい不安焦燥をともなう混合状態的病像が特徴的で，自殺衝動も強く既遂に至る例も稀ではない点である。さらに治療については，双方とも真の自立を目指した精神療法が必要となる。

　ところで，ここに挙げた3症例を含め未熟型うつ病の定型例は男性に多い印象があるが，これは偶然ではないと思われる。なぜなら，この病態の成立の背景には，依存と自立をめぐる葛藤があるからである。すなわち，社会から自立を迫られる，あるいは自ら自立を志向したときに未熟型うつ病は発症することが多い。他方，伝統的に依存性や受動性と親和性のある女性では，必ずしも強い自立を迫られないし，そもそも，女性は攻撃性を前面に出さないことが美徳とされる社会的状況のため，攻撃性の著しいうつ病像は出現しにくいとも言える。とはいえ，症例4のように，ある程度躁的因子を備えた女性が拘束された状況下で同様の病像を呈することはある。

(b) 発達論的に見たうつ病者の性格と症状形成——自責と依存

　うつ病では抑うつ気分や意欲低下などの中核症状は共通しても，その病像には人格によるバリエーションがある。一昔前まで感情病の範例とされたのは，メランコリー親和型や執着性格[14]の自責的なうつ病であった。しかしながら，これは勤勉や協調性を重んじる高度経済成長期のドイツや日本で典型的に観察されたもので，他の文化圏では必ずしも当てはまらない。特に自我意識の成立していない時代や民族では，超自我的な審級が確立されないために自責的なうつ病は出現せずに，外部からの迫害や依存性が症状の中核になる可能性がある。

幼児が失敗を体験したときの反応を考えてみても，自分を罰することで母親の関心を得る子どもと，退行して母親に依存し付きまとう子どもがいる。うつ病に陥ったときの主体の反応も，こうした原初的な超自我の形成段階への退行，ないしもっとそれ以前の母子共生段階への退行の2つが考えられる。前者がメランコリー親和型のうつ病の病像に相当し，後者が未熟型うつ病の病像に対応するだろう。

　Tellenbachをはじめとしたドイツ語圏の人間学的精神医学では，うつ病の中心病理を自責に置く見方が支配的であったが，精神分析的な視点からは肛門期から口愛期への退行が重視されてきた。つまり，強迫性よりも依存性が一次的なのである。古くはArietti[15]の要求型うつ病（claiming depression），近年ではBenedetti[16]のエス・うつ病（Es-Depression），Mentzos[17]の依存うつ病（Abhängigkeits-Depression）などが依存性の強いうつ病像の代表的なものであるが，それぞれ自責うつ病（self-blaming depression），超自我・うつ病（Überich-Depression），罪責うつ病（Schuld-Depression）と対極にある。未熟型うつ病を依存性の強いうつ病の代表的な病像として押さえておくことは，うつ病の臨床にとって重要なことだと思われる。

　うつ病の遺伝素因の心理学的表現型として対象希求性と気分変動性を想定する飯田ら[18]の研究を参考にすると，依存欲求が充足されずに強迫性が発展すると，権威や規範との同一化が生じメランコリー親和型や執着性格になると予想される。他方，依存欲求が過度に満たされると，対象との幻想的な一体感が持続し，逃避型抑うつ者や未熟型うつ病者に発展するとも言える。

　また最近，内海[19]によってメランコリー親和型における主体と対象の関係として示された献身と反対給付のループは，うつ病者の発達を論じるうえで大変参考になる。先に精神分析的にはうつ病者は口愛期に固着しやすいと述べたが，この時期のうつ病者の主体と対象との関係は依存と庇護のループである（図1）。すなわち，乳幼児が母親に依存し母

第1章 未熟型うつ病　037

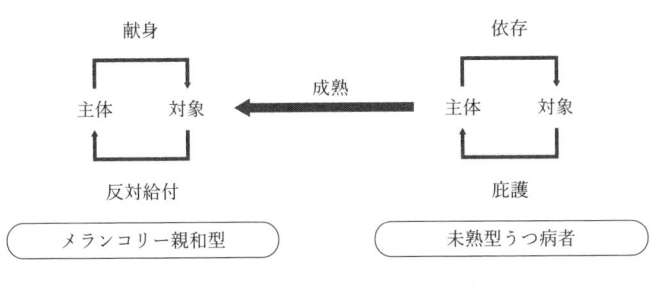

```
        献身                              依存
      ┌──┐          成熟           ┌──┐
    主体  対象  ◀━━━━━━━━       主体  対象
      └──┘                         └──┘
       反対給付                        庇護
  ( メランコリー親和型 )          ( 未熟型うつ病者 )
```

図1　うつ病者の対象との関係（内海の図[19]に加筆）

　親から庇護を受ける関係である。これは人間の発達段階で誰しも必ず通過する基本的な対象関係であるが，うつ病者ではこの構造が潜在的に強固に残されていると言ってよい。メランコリー親和型や執着性格では依存を断念して対象に対する献身へと昇華させ，対象から高い評価を受けるという反対給付を受けて安定している。もはや仕事で業績を上げられなくなるか，他者からの評価が下がるという形でこのループに切れ目が入ると，うつ病を発症する。これに対し，未熟型うつ病者では，依存と庇護のループがそのまま加工されず維持されている。その結果，重要人物に依存ができないか，彼らからの庇護を失うことでループに切れ目が入ると発症する。逃避型抑うつ者の場合は，もう少しスマートであからさまな依存は見せないが，基本的には同様の構造をもっていると推定される。

(c) 躁うつ病の未分化型としての未熟型うつ病

　宮本[20]はKraepelin[21]の混合状態の構想を再評価し，さらに一歩進んで，うつに内在する躁，躁に内在するうつの両方を抽出し，躁うつ病の基本構成としての混合状態を提唱した。たしかにうつ病といっても必ずしもすべての生のエネルギーが低下して精神活動全体が抑制されるわ

けではない。現実には，不安焦燥や妄想における産出性など，活動的要素が認められる。そう考えると，躁うつ病の基底にさまざまな程度の混合状態を想定することも不可能ではない。こうした広義の混合状態を挟んで，過眠をともなう制止優位のうつ病像と爽快躁病が両極に位置付けられる。前者は興奮性の要素はほとんどなく，後者もうつ的要素はあまりない。それぞれを仮に「純粋うつ」，「純粋躁」とみなせば，未熟型うつ病の病像はその間を揺れ動く。

　実際，未熟型うつ病は基本的に双極性障害であるとしても，典型的な躁うつ病のように制止優位のうつ病相が長期間持続したり，典型的な躁病相を呈したりすることは少ない。うつ病像は深化しないまま，しだいに不安焦燥が優勢になる。状況に変化がない限りでは同様の病像が持続し本人の苦悩も高まる。その一方で状況の変化には敏感に反応し，特に心理的負荷が棚上げされると軽躁を呈する。ただし激しい躁状態にまで至ることはない。その意味で，未熟型うつ病は躁，うついずれにも分極しきれず，躁とうつの界面で不安定な病像をとると言える。誤解を恐れずに言えば，典型的な双極性障害として「成熟しない」のである。

　他方，Akiskalら[22]は経過に基づいたLeonhard[23]の単極型と双極型との分類を修正し，双極型の範囲を拡大した。彼は，抗うつ薬の使用によって一時的に軽躁状態になるうつ病や，双極性障害の遺伝負因をもった単極型のうつ病，病前性格に発揚性の成分をもつ単極型のうつ病をも，双極うつ病の形態圏に含めている。いわば，うつに内在する躁への傾向を重視したと言え，混合状態も双極うつ病の一表現型とみなされる。さらに，Koukopoulosら[24]は，近年，うつ病における興奮性の要素を重視して，混合感情症候群（syndrome affectif mixte）を構想し，これを単なる躁とうつの混合ではない新しい特異的な気分障害として提示した。その主観的症状は，表3に示したように，不安，内的緊張，焦燥，怒りの感情，絶望，自殺衝動，思考の過剰ないし促進，思考の反芻，入眠障害，中途覚醒であり，未熟型うつ病の病像とかなり共通する点がある。

表3　混合感情症候群（Koukopoulos et al., 1995）[24]

主観的症状	客観的症状
(1) 不安	(1) 不快気分
(2) 内的緊張	(2) 制止の欠如
(3) 焦燥	(3) 苦痛の劇的表現
(4) 怒りの感情	(4) 号泣発作
(5) 絶望	(5) 表情の豊かさ
(6) 自殺衝動	(6) 流暢な談話
(7) 思考の過剰／思考の促迫	(7) 精神運動興奮
(8) 思考の反芻	(8) 情動不安定
(9) 入眠障害ないし中途覚醒	(9) 自殺企図
	(10) 拡張期高血圧

　このように，うつ病における躁的な要素，興奮的な要素，ひいてはある種の躁うつ混合状態を重視する趨勢にあって，最も典型的に「混合状態」を示しやすいのが未熟型うつ病であるとは言えまいか。

5. 構造力動論から見た躁うつ病と未熟型うつ病

　ここでは，Janzarik の構造力動論的観点から，躁うつ病全体の病前性格－発症状況－病像の関連を統一的に把握し，この文脈で未熟型うつ病の特徴を論じてみたい。
　彼によれば，構造（Struktur）とは，個人的な行動様式のマトリクスであり，かつ状況との出会いの定常的な様式で，絶えず経験による刻印を受けるものである。ここではさしあたり，人格構造を念頭に置いていただきたい。また力動（Dynamik）とは，情動と欲動の二重局面として現われる基本領域であり，各個人には生得的に備わった力動がある。こ

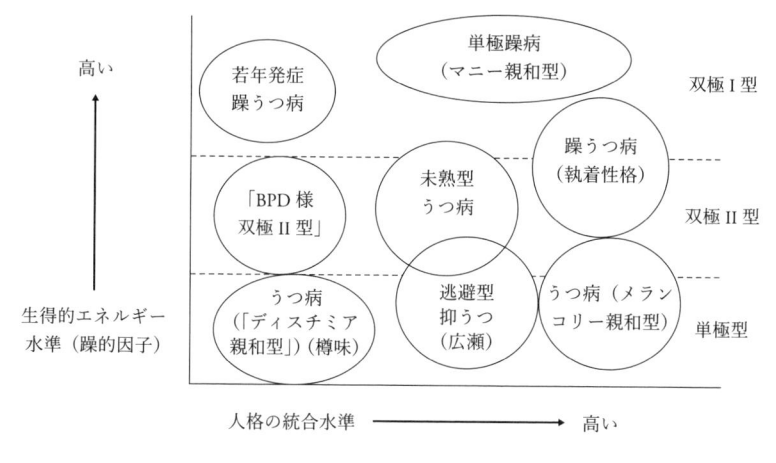

図2　躁うつ病者の病像と病型

（図の内容）
縦軸：生得的エネルギー水準（躁的因子）　高い
横軸：人格の統合水準　高い

- 若年発症躁うつ病
- 単極躁病（マニー親和型）　双極Ⅰ型
- 「BPD様双極Ⅱ型」
- 未熟型うつ病
- 躁うつ病（執着性格）　双極Ⅱ型
- うつ病（「ディスチミア親和型」）（樽味）
- 逃避型抑うつ（広瀬）
- うつ病（メランコリー親和型）　単極型

の「生得的力動」（dynamische Ausstattung）は，個体にもともと備わった情動の豊かさや発動性の高さ，誤解を恐れずにもっと単純化すれば，エネルギー水準の高さを反映している。そして，主体は後天的に獲得される「構造」と，生物学的に規定される「生得的力動」によって構成されるとする。さらに，力動の逸脱への準備性と，こうした人格の構造的条件，力動的因子の関与によって，内因性精神病の発症と病像が決定されるという。うつ病の場合は力動の「収縮（Restriktion）」，躁病の場合は力動の「拡張（Expansion）」という逸脱様式を取る。

　単純化の謗りは免れないとしても，ここで代表的な躁うつ病者の発症前の諸人格の粗い見取り図を描いてみたい。縦軸は生得的力動の高さ，すなわちエネルギー水準の高さ（躁的因子の強さ）を，横軸は構造の安定性，換言すれば人格の統合度を表わす（図2）。

　まず，壮年期を代表するメランコリー親和型のうつ病から説明する。まず，うつ病者に想定される生来の強い依存欲求は，発達の過程で多かれ少なかれ防衛される。この防衛が最も強く，規範や秩序に過度の一体

化をしている，別言すれば，人格の統合度が非常に高く安定しているのがメランコリー親和型であろう。その一方で，精力的な面はなく弱力性が顕著で葛藤を避ける傾向があり，生得的エネルギー水準は低いと想定される。なお Tellenbach 自身は弱力性について言及していないが，近年の心理計測的研究では，メランコリー親和型ないし単極うつ病の病前性格は弱力性の場合が多いとされている[25]。

　これに対し逃避型抑うつ者は，遺伝的にはメランコリー親和型とほぼ同等であると考えられるものの，人格の統合度はより低く，比較的早い段階で発症するように思われる。さらに執着性格は高い生得的エネルギーを動員して，強く規範と結合し構造が硬く人格の統合水準も高いのに対し，未熟型うつ病者では生得的エネルギー水準が高いのに人格の統合水準が低いままでとどまっていて，こちらも比較的早期に発症しやすいと言える。結局，逃避型抑うつ者の病前性格がメランコリー親和型の頓挫型であるとすれば，未熟型うつ病者の病前性格は執着性格の頓挫型であると言えよう。

　次いで，こうした人格と発症との関連を論じてみたい。自生的な躁うつ病や季節性の気分障害などはさておき，躁うつ病の準備野は状況と構造，生得的力動の絡み合いによって構成される。Tellenbach はこの事態を人間学的な用語で，うつ病の場合，Inkludenz（封入性）や Remanenz（負い目性）と，躁病の場合は Pression（圧迫）と名づけ，下田[14]は過労事情と呼ぶが，生理学でいう過覚醒も含めて同じ事態を異なる側面から記述したものだと言える。躁うつ病者のなかには，こうした準備野に引き続いて，心身の漠然とした不調感やいつもの自分ではないという違和感を体験するものも少なくない。この状態は力動の逸脱の発生機状態の主観的な体験であり，まだ躁やうつへと分化しない一種の混合状態と見ることも可能である。また，発症時に躁ともうつともつかない激しい情動混乱状態を呈しながら，後に明らかな躁，うつに分化する症例も少なからず存在する。こう考えると，上述のように混合状態を基本に，定

型的な躁やうつへの展開を想定できるように思われる。

　この発症と病像形成時に問題となるのが，その時点での病者の人格の統合水準や生得的エネルギー水準である。メランコリー親和型では，力動の逸脱は精神運動制止を主体としたうつ性の逸脱にほぼ限定されるのに対し，マニー親和型では精神運動興奮を主体とした躁性の逸脱であることが多い。換言すれば，病前の閉塞した状況に対し，メランコリー親和型では収縮の方向に，マニー親和型では拡張の方向に力動が逸脱する。こうした純粋な二方向の力動の逸脱の間に，混合性の逸脱の広い領域が存在する。図2に示したように，人格の統合水準が高ければ高いほど，また生得的エネルギー水準が低ければ低いほど，メランコリーとして定着しやすいが，人格の統合水準が低いか生得的エネルギー水準が高くなると，混合状態を取りやすい。なおここで言う混合状態とは活動成分を含むうつ病という意味で，先に挙げた Koukopoulos の混合抑うつ症候群に準じるものである。

　混合状態を取りやすい患者の病前性格を見ると，弱力的な面は少ないケースが多く，やはり生得的エネルギー水準の高さが，混合状態における活動成分に関与しているものと思われる。こうした活動成分が，人格の統合水準の低い未熟型うつ病者では，欲動面に出現して不安焦燥に姿を変えるのではないだろうか。他方，同様に生得的エネルギー水準が高くても，十分成熟した中高年の執着性格では，人格の統合水準が高いために，うつ病に陥っても活動成分は直接欲動面に浮上せずに，身体症状に変形されるか，思考面に反映されて，うつ病性の妄想の産出などに関与するのではないか。しかし，病相を繰り返すか遷延することで構造が緩み，本来の依存性が露になると，未熟型うつ病と同様の症状を呈することもありうる。また，マニー親和型では，生得的エネルギー水準がさらに高い分，躁への傾病性がそれだけ高くなり，力動の逸脱が躁の方向に安定して導かれることになる。

　したがって，メランコリーが定着するには人格の成熟とその統合水準

の高さが前提となるが，生得的エネルギー水準が低くても制止優位のうつ病に固定しやすい。その一方で，人格の統合水準のまだ低い若年期や，それが解体してくる老年期では，混合病像を取りやすいと言え，これは統計的にも証明されているところである。かつて，乾[26]は精神遅滞者では非定型病像を取りやすいことを指摘し，知能が低いゆえに人格統合能力も低いことにその成因を求めた。知能と人格の統合水準は必ずしも並行しないものの，未熟型のうつ病者の知能が必ずしも高くないことから，両者がある程度関連していることは間違いない。

　結局，未熟型うつ病は，強い依存欲求がありながら，それを十分に防衛して安定した人格構造をつくることができなかったために，生得的エネルギー水準が高いことに由来する大きな力動の逸脱を抑制型のうつ病へと制御できずに，混合状態を呈するのだと言える。

6. ライフステージから見た未熟型うつ病とその他のうつ病類型

　前節では，メランコリー親和型のうつ病と未熟型うつ病を対比させながら，うつ病の発症と病像について論じたが，ここではライフステージという観点を加えて，他の年代で代表的な気分障害と未熟型うつ病との臨床像の差異についても触れておきたい。

　まず指摘しておきたいのは，青年期以前では，できあがった人格が発病状況を構成するというよりは，人格そのものが気分変動と一体化しやすいということである。たとえば，思春期発症の双極 I 型障害があるが，このタイプは躁病相が顕著で，遺伝負因も高く思春期早期より特に契機なく，あるいは性周期に関連して比較的短い周期の躁病相，うつ病相を繰り返す。この場合のうつ病相も非常に不安定で，不安・焦燥や行動化が頻繁に見られるが，発病状況は明確ではなく，内因性のリズムで躁病相とうつ病相を反復している印象がある。本人も自らの気分変動に戸惑

い，「どちらが本当の自分かわからない」と漏らすこともある。ここでは，人格と気分変動は一体化しているとも言え，早期に適切な治療をしなければ，安定した人格を形成することは難しくなる。いわば，気分変動が生のままで露出している事態とも言える。

　そのほか，青年期では自己愛的傾向の強い不安定な病像を取るうつ病が増えている。彼らは10代後半ないし20歳前後から，手首自傷や大量服薬といった行動化や過食，アルコール依存などを示す。発症年齢を考慮すれば，笠原・木村分類の葛藤反応型うつ病に近いが，こちらはまだ神経症としての核を有していたのに対し，最近の症例は人格の統合水準がより低く行動化しやすい。しかも人格とうつ病との境目が不明確な抑うつ状態で軽躁的な因子も認め，境界性パーソナリティ障害と気分障害との共存や鑑別が重要になる領域である[27]。こう言ってよければ，未熟型うつ病以上に未熟な病態であり，うつ病としての構造や輪郭も不分明である。操作的には，双極Ⅱ型などの軽微双極型（soft bipolar）と診断されることが多いと思われるが，いずれも内因性のうつ病としては深化しない。とりあえず，こうした病態を「BPD様双極Ⅱ型」と命名しておく。ちなみに，この年代で躁的要素や行動化に乏しく回避的な傾向の強い一群もあり，こちらも症状か人格かが不分明で，樽味[28]の「ディスチミア親和型」に相当する。しかも，そのうつ状態は神経症レベルにとどまり，曲がりなりにも内因性が想定されるBPD様双極Ⅱ型とは病態水準が異なる。

　重ねて強調するが，人格と気分変動の区別のつきにくい思春期青年期症例に対し，われわれのいう未熟型うつ病はこの境界が明瞭であり，基本的には成人期以降に発症する例を指している。すなわち，20代後半から見られる未熟型うつ病は庇護的な環境で生活している限り，発症まで特に大きな問題を起こすことはなく，気分障害として事例化してくることは少ない。就職しても当初の適応はそれほど悪くないが，自立を志向したり，厳しい上司のもとで仕事を課せられたりしたときにうつ病発

症の危機に陥る．女性であれば，不自由な生活に押し込められることなども発症の誘因となる．共通項はいずれも自分のペースが守れなくなる，あるいは乱されることである．こうした発病状況のRemanenz優位性は，松浪ら[29]の提唱する現代型うつ病の特徴とも共通する．再発の場合も，同様の状況因を認めることが多い．

　さらに，壮年期以降に見られる不安焦燥性うつ病との比較をしてみたい．こちらは典型的には執着性格を基盤にした双極性障害であり，自殺衝動があり激しい自己攻撃性を見せるのに対し，未熟型はそれにとどまらず，あからさまに他者にも攻撃性を向けるという特徴がある．執着性格の症例でもそれまで隠れていた他者に対する依存や攻撃性が出現することがあるが，治療過程のなかで初めて出てくることであって，少なくとも当初は現実の他者に直接向けられるわけではない．彼らは通常，社会適応も良く，周囲から評価されていることが多い．人一倍仕事熱心で，それなりの業績を上げているが，過重なストレスを受けた疲労の極でうつ病を発症する．基本的には双極Ⅰ型が多く，仕事面の配慮をすることで復帰は比較的早い．ただ，昨今の厳しい職場状況を反映して，病前性格よりも状況に力点のある，過労を背景にした中高年の不安焦燥性うつ病が増加しているという加藤[30]の指摘もある．

　未熟型うつ病と同年代で観察されるもうひとつの気分障害の類型として，前述した広瀬の逃避型抑うつがある．こちらも最近，双極Ⅱ型や非定型うつ病との関連を指摘される[31]が，未熟型うつ病とは異なり，軽い制止が主体で希死念慮には乏しいことを改めて指摘しておきたい．知的能力に恵まれているため人格の統合度が若干高い一方で，生得的なエネルギー水準が高くないことが，病像の差に反映しているかもしれない．

　ちなみに，逃避型抑うつと未熟型うつ病双方の特徴を一部有する症例も存在する．すなわち，病前特徴や発病状況は逃避型抑うつに近く，軽い制止優位の病像を取るものの，復帰が近づくたびに，不安焦燥が高ま

りパニック発作や強い希死念慮などを呈する症例もある。この辺の事情は，非定型うつ病像を中間に置くとその関連が見やすい。Davidson[32]が指摘したように，非定型うつ病には，不安が優位な病像（A型）と，軽い制止や過眠過食が優位な病像（V型）があり，しかも両特徴が同じ症例で時期を違えて出現することも稀ではないのである。前者が優位なものが未熟型うつ病，後者が優位なものが逃避型抑うつの特徴をもつとは言えないだろうか。とはいえ，両者とも非定型うつ病の枠には収まりきれず，経過中に非定型的うつ病像を呈する時期があると言ったほうが正確である。

このように，人格の統合水準ないしメランコリー能力という観点から見ると，それが最も低い思春期から青年期では人格と気分障害の融合したような双極II型やうつ状態が問題となり，成人前期では不安焦燥優位ないし軽い制止優位の双極II型が，壮年期には典型的な制止優位のうつ病相をもつ単極型ないし双極I型が出現しやすくなるとは言えないだろうか。いずれも人格の統合水準と躁的因子の混入の程度によって病像が変わってくる。

この事情を踏まえて，もう一度図2を参照していただきたい。ここに示すように，未熟型うつ病はちょうど中央に位置し，これを含めた左下の4型が「現代的な」病像と言える。左側に行くにしたがってメランコリー能力は低く，典型的な内因性のうつ病像を取りにくいし，上方に行くにしたがって躁的因子の混入が増大して，うつ病像の不安定化や躁転が生じやすくなる。また，個人の経過のなかで，右側の病像から左側の病像への「退行」もありえる。すなわち，メランコリー親和型や執着性格のうつ病者でも，うつ病相が遷延することによって，逃避的色彩や依存性が目立ってくることも臨床上よく観察される。ちなみに，若年発症の躁うつ病の場合は，人格の形成以前に双極I型の躁うつ変動がそのまま顕在化していると言ってよい。

ここでは，うつ病像と人格をある程度対比させたが，ディスチミア親

和型を除けば，いずれも「内因性」の領域を問題にしている。津田[33]は最近，内因性のうつと対象関係因性のうつの鑑別の重要性を強調しているが，たしかにこうした視点は治療戦略上重要である。しかしその一方で，一見対象関係因性のうつと見える患者の背景に軽い内因性の気分の動揺が存在し，双方の因子の相互作用を見ることも稀ではない。やはり，うつ病の診断と治療は，性格の発達史と人格の統合水準，ならびに現在の対象関係，内因性の気分変動といった多軸的な観点から行なわれるべきであろう。

おわりに

1980年以降は，DSMの普及にともない，うつ病とその他のⅠ軸障害やパーソナリティ障害とのComorbidityが論じられる一方で，Akiskalらの一連の精力的な仕事により，躁的因子を内包するうつ病が注目されるようになった。ただ，いずれも単なる「診断」や薬物療法の議論にとどまり，患者個人の理解や精神療法的な関わりについては，あまり多くの情報を提供してくれない。同じ双極Ⅱ型として記述される症例のなかにもさまざまな病像がある。未熟型うつ病や逃避型抑うつは決して臨床単位ではなく，それぞれ多様な躁うつ病像の一群に過ぎないが，こうした理念型を思い浮かべながら，患者の人格構造や病像をきめ細かく把握しておくことは，うつ病の治療論にも資するところが大きいはずである。

● まとめ

未熟型うつ病とは主として成人前期に発症する双極Ⅱ型障害の一タイプであり，それまでは周囲から庇護されて葛藤もなく過ごしてきた20代後半から40代の男女に好発する。発症契機は職業上ないし家庭生

活上の挫折から思い通りの生活スタイルを維持できなくなる事態である。彼らは経過中に不安・焦燥優位のうつ病像を呈し，周囲に対して依存と攻撃性を露にする一方で，状況からのストレスが棚上げされると軽躁状態になりやすい。薬物療法的には気分安定薬が主剤となるが，本人の能力に見合った現実的な生活スタイルを取り戻すことで回復する。より上の世代で見られる自責を中心としたメランコリー親和型のうつ病とは，依存や他責性が目立つ点で対照的であり，同年代に観察される軽い制止優位の逃避型うつ病とは，希死念慮が高く不安焦燥が顕著な点で異なる。また，より下の世代における人格と気分変動が融合したような軽微双極型とは，成人前期に至るまでの適応が悪くないことで区別される。このように未熟型うつ病を中心に置くことで，さまざまな躁うつ病像の位置付けが明確になる。

▶ 文献

(1) Tellenbach, H. (1983) *Melancholie*. Vierte, Erweiterte Auflage. Springer, Berlin.（木村敏訳（1985）メランコリー改訂増補版，みすず書房.）
(2) 笠原嘉・木村敏（1975）うつ状態の臨床分類に関する研究．精神経誌 77；715-735.
(3) 広瀬徹也（1977）「逃避型抑うつ」について．In：宮本忠雄編：躁うつ病の精神病理 2．弘文堂．
(4) 阿部隆明・大塚公一郎・永野満・加藤敏・宮本忠雄（1995）「未熟型うつ病」の臨床精神病理学的検討——構造力動論（W. Janzarik）からみたうつ病の病前性格と臨床像．臨床精神病理 16；239-248.
(5) Janzarik, W. (1988) *Strukturdynamische Grundlagen der Psychiatrie*. Enke.（岩井一正・古城慶子・西村勝治訳（1996）精神医学の構造力動論的基礎．学樹書院．）
(6) 笠原嘉（1978）退却神経症 Withdrawal neurosis という新カテゴリーの提唱．In：中井久夫・山中康裕編：思春期の精神病理と治療，岩崎学術出版社．
(7) 宮本忠雄（1978）現代社会とうつ病．臨床医 68；1771-1773.
(8) Akiskal, H.S., and Mullya, G. (1978) Criteria for "soft" bipolar spectrum：Treatment

implications. *Psychopathology Bulletin* 23 ; 68-73.
（9）阿部隆明・加藤敏（1999）双極 II 型の躁転に関する考察――開放病棟入院が躁転を導く可能性について．臨床精神病理 20 ; 195-209.
（10）Abe, T. and Kato, S. (2000) Hypomanic switching caused by the psychological effects brought on by a change in environment due to hospital admission : Two cases of bipolar II patients who showed hypomanic switch. *Psychiatry and Clinical Neurosciences* 54 ; 637-644.
（11）American Psychiatric Association (1994) *Quick reference to the diagnostic criteria from DSM-IV.* American Psychiatric Association, Washington D.C.（高橋三郎・大野裕・染矢利幸訳（1995）DSM-IV 精神疾患の分類と診断の手引き．医学書院．）
（12）WHO (1992) *The ICD-10 Classsification of Mental and Behavioral Disorders.*（融道男・中根允文・小宮山実監訳（1993）ICD-10 精神および行動の障害――臨床記述と診断ガイドライン．医学書院．）
（13）Blankenburg, W. (1981) "Leidensdruck" des Patienten in seiner Bedeutung für Psychotherapie und Psychopathologie. *Nervenarzt* 52 ; 635-642.（親富祖勝己訳（1986）苦悩の重圧――精神療法および精神病理学に対する意義．季刊精神療法 12 ; 161-173.）
（14）下田光造（1950）躁うつ病に就いて．米子医誌 2 ; 1-2.
（15）Arieti, S. (1962) The psychotherapeutic approach to depression. *Am J Psychother* 16 ; 397-406.
（16）Benedetti, G. (1981) Zur Psychodynamik der Depression. *Nervenarzt* 52 ; 621-628.
（17）Mentzos, S. (1996) *Depression und Manie : Psychodynamik und Therapie affektiver Störungen 2. Aufl.* Vandenhoek und Ruprecht, Göttingen, Zurich.
（18）飯田眞・横山知行・佐藤新ほか（2003）双生児研究からみた躁うつ病の発症モデル．臨床精神医学 32 ; 1339-1347.
（19）内海健（2006）うつ病新時代――双極 II 型障害という病．勉誠出版．
（20）宮本忠雄（1992）躁うつ病における混合状態の意義．臨床精神医学 21 ; 1433-1439.
（21）Kraepelin, E. (1913) *Psychiatrie 8. Aufl.* Barth, Leipzig.（西丸四方ほか訳（1986）躁うつ病とてんかん．みすず書房．）
（22）Akiskal, H.S., Cassano, G.B., Musetti, L. et al. (1989) Psychopathology, temperament and past course in primary major depressions I : Review of evidence for a bipolar spectrum. *Psychopathology* 22 ; 268-277.
（23）Leonhard, K. (1959) *Aufteilung der endogenen Psychosen.* Akademie-Verlag, Berlin.

(24) Koukopoulos, A., Faedda, G., Serra, G. et al. (1995) Un syndrome affectif mixte. *L' Encéphale* SP VI ; 33-36.
(25) v Zerssen, D. (1977) Premorbid personality and affective psychoses. In : Barrows, G.D. (Ed.) *Handbook of Studies on Depression*. Excerpta Medica, Amsterdam, London, New York, pp.79-103.
(26) 乾正（1965）精神遅滞者の躁うつ病に関する考察．精神経誌 67 ; 1163-1186.
(27) 阿部隆明・加藤敏（2005）双極性障害と境界性人格障害の鑑別と共存．精神科治療学 20 ; 1113-1120.
(28) 樽味伸（2005）現代社会が生む"ディスチミア親和型"．臨床精神医学 34 ; 687-694.
(29) 松浪克文・大前晋・飯田眞（1998）病態・心理．In：広瀬徹也・樋口輝彦編：臨床精神医学講座4 ──気分障害．中山書店．
(30) 加藤敏（2004）現代日本におけるパニック障害とうつ病──今日的な神経衰弱．精神科治療学 19 ; 955-961.
(31) 広瀬徹也（2005）「逃避型抑うつ」再考．In：広瀬徹也・内海健編：うつ病論の現在．星和書店．
(32) Davidson, J.R., Miller, R.D., Turnbull, C.D. et al, (1982) Atypical depression. *Arch Gen Psychiat* 38 ; 527-534.
(33) 津田均（2005）うつとパーソナリティ．精神神経学雑誌 107 ; 1268-1285.

第 II 部

双極スペクトラム
(躁とうつ)

第2章
双極スペクトラム (Bipolar spectrum) について

はじめに

　近年，うつ病に関しては，啓蒙書の類が数多く出版され，マスコミでたびたび取り上げられているので，その病態やケアについても一般に広く理解されるようになった。現在では，軽症のうつ病であれば，精神科以外の一般の診療科でも治療され，抗不安薬と並んで抗うつ薬が手軽に用いられている。しかし，うつ状態に対する抗うつ薬の著明な効果の陰で，躁転やラピッドサイクラー化，賦活症候群の出現など思いもかけない弊害も報告されるようになった。

　他方，こうしたうつへの注目の一方で，本来，うつとペアであるはずの躁は軽視されてきた。たしかに，双極うつ病や精神病性うつ病の有病率は必ずしも変化していないとされるが，単極うつ病と診断されても，その病前性格や経過を仔細に見ると，軽躁的な要素を確認できることが稀ではない。上に述べた抗うつ薬の副作用もこれらのケースで出現することが多く，炭酸リチウムや抗てんかん薬などが奏効することもある[1]。それゆえ，このようなうつ病を潜在的な双極型とみなして薬物療法を行なうことは非常に有益なはずである。

このような観点から，双極性障害圏を拡大することに邁進しているのが特にAkiskalを中心としたグループであるが，最近では双極性障害の「蔓延」は人為的なものであり，背景には気分安定薬の適応拡大を狙った製薬会社のマーケット戦略があるのではないかという疑問ももたれている[2]。とはいえ，双極スペクトラムという構想は理論的にも豊かな内包をもっていて，その射程は病前の気質から周期性精神病，急性精神病にまで広がると想定される。

以下では双極スペクトラムという概念が登場した背景を説明すると同時に，その内容と意義についても検討してみたい。

1. 双極性障害概念の成立

双極スペクトラムを論じる前段として，まず双極性障害という概念が成立してくる過程をAngstら[3]の論文を参考にして簡単にまとめておく（図1）。この病態が現代的な意味での臨床単位として確立されるのは近年であるとしても，症状自体の記述は古代ギリシアにまで遡る。当時すでに，現代の躁病およびうつ病に通じるマニアおよびメランコリアという概念が一般にも浸透していたのは周知の事実であるが，Aristotelesの著作をひも解くと，双極性障害のいくつかの形態も認識されていた節が窺われる[4]。ただ，医師として，マニアとメランコリアがひとつの同じ病気の2種類の異なった現象であると記述したのは，1～2世紀頃のAretaeusであるとされる[5]。ここでは，躁うつ病の軽症形や精神病的特徴をもつもの，病前の気質，季節性，突然の病相の転換などについてもすでに言及されているという[6]。

この発見は中世の間は忘れ去られていたが，17世紀から18世紀にかけて再び同様の指摘が認められる。Willis, Morgani, Lorryらはマニアとメランコリアの経過上の関連を記述し，MeadもAretaeus同様，マニ

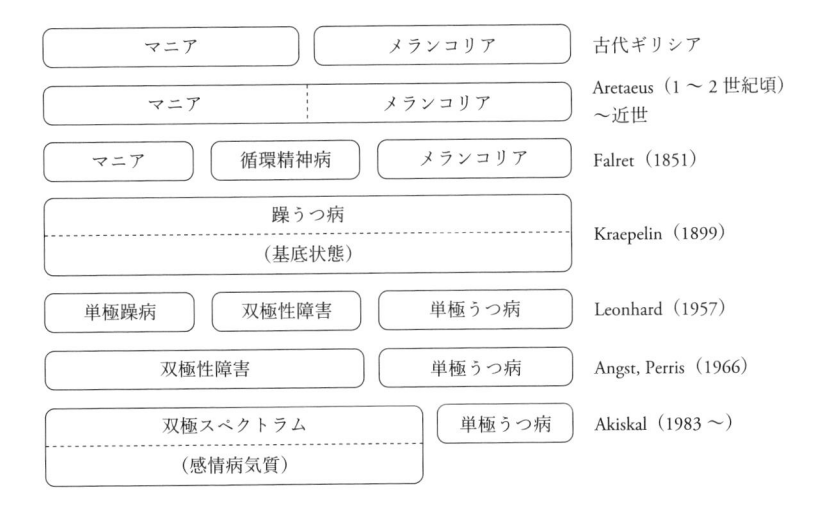

第2章 双極スペクトラム（Bipolar spectrum）について

マニア　／　メランコリア	古代ギリシア
マニア　┊　メランコリア	Aretaeus（1～2世紀頃）～近世
マニア　／　循環精神病　／　メランコリア	Falret（1851）
躁うつ病（基底状態）	Kraepelin（1899）
単極躁病　／　双極性障害　／　単極うつ病	Leonhard（1957）
双極性障害　／　単極うつ病	Angst, Perris（1966）
双極スペクトラム（感情病気質）　／　単極うつ病	Akiskal（1983～）

（注）大まかな見取図であり，各障害の面積は頻度に比例していない。特に近世以前のマニアは非常に広い概念である。また，下に長い部分は気質レベルの気分障害を示す。双極スペクトラムは単極うつ病を侵食すると同時に，気質レベルの気分変動をも掬い上げる。

図1　気分障害概念の変遷

アとメランコリアは同じ過程の異なった表現ではないかと疑ったのである。

　躁とうつが交代して繰り返されるという躁うつ病の双極性と反復性を，今日的な意味で再発見したのは19世紀前半のEsquirolとされる。とはいえ，現代の双極性障害の先駆概念となったのは，何と言っても1851年にFalret[7]によって提唱された循環精神病（folie circulaire）である。これは，さまざまな長さをもったうつ病相，躁病相，無症状期の連続した循環によって特徴付けられる病態を意味した。その3年後にBaillarger[8]が重複型精神病（folie à double forme）という疾病概念を提示したが，こちらはマニアとメランコリアの間で相互に転換する一疾患を仮定し，中間期を重要視していなかった。これに対しFalretは，マニ

アとメランコリアのエピソードの間に長い中間期があったとしても，相互に所属し循環精神病をなすと考え，さらに今日の気分循環症にあたるごく軽症の症例をもこれに含めたという点で今日の考え方に近い。したがって，Aretaeus の見解からの真の発展は Falret の概念であり，Baillarger の基本的なコンセプトは彼の師である Esquirol のそれと非常に近かったと言える。とはいえ，循環精神病と重複型精神病が現代的な意味での双極性障害の原型であることはたしかであり，フランスを超えて他のヨーロッパ諸国にも広く普及した。

　両概念は Magnan（1890）によって，間歇性精神病（folie intermittente）という概念のなかに包摂されたが，ここには反復する単極性のマニー，単極性のメランコリーも含められた。これは，ドイツの Kraepelin に先んじて躁うつ病概念の原型が確立されたことを意味するが，ここでは躁／うつという横断的病像よりも，むしろ周期性が着目されており，重症度が考慮されず精神病像をともなうものも含まれていた点を指摘しておきたい。

　ドイツ語圏でも，やや遅れて Griesinger（1844）がマニアとメランコリアの交代を記載している。次いで，1863 年に Kahlbaum は，Falret と Baillarger を参照したうえで，前者を支持し，循環精神病（zirkuläres Irresein）を定型精神病（Vesania typica）の異型としてドイツ語圏の精神医学に導入した。さらに彼は 1882 年に，この病態を，変質に至り精神機能全体が冒される循環定型精神病（Vesania typica circularis）と，変質に至らず障害が感情面に限定された部分的精神障害とに分けた。その結果，後者が感情疾患として独立し，気分循環症（Zyklothymie），気分高揚症（Hyperthymie），気分変調症（Dysthymie）という下位分類が設けられた。また，Kahlbaum は受診するまでには至らない軽症形が存在することも指摘し，気分循環症のなかに躁うつ病の軽症型とそれに対応する素質を含めた。この観点は早発性認知症（Dementia praecox）と躁うつ病（Manisch-depressives Irresein：以下 MDI と略す）の二大精神病概念を

確立した Kraepelin にも引き継がれた [9, 10]。

こうして20世紀に入る直前の1899年，Kraepelin [11] によって感情障害のあらゆる形態が躁うつ病に統合され，この一元論が世界的にも採用された。KraepelinのMDI概念は，周期性ないし循環性精神病の全領域から最軽症の周期性持続性の気分状態までを含む [12]。後者は，一方ではより重い障害の前段階とみなされ，他方では人格素質の領域へと切れ目なく移行する。また，躁状態，うつ状態を重症度にしたがって分類しており，重症例は精神病像をともなうものを含んでいる。したがって，ここに最広義の気分障害のモデルが成立したと言ってよい。今日につながる躁うつ病の原型を確立し，精神疾患の予後を明らかにした点で，精神医学に対する彼の貢献は計り知れない。しかしながら，うつ病型と循環型との区別をなくし，あらゆるタイプの感情障害をMDI一元論に組み込んだのは，後に退歩とみなされたこともあった。彼の念頭にあったのは，周期性を取る疾患ないし気分状態の総体であり，単極／双極の区別はあまり意識されていなかったのである（表1）。

事実，このコンセプトはドイツでも強い反対を引き起こした。特にWernicke-Kleist-Leonhard学派がその急先鋒だった。Wernickeはさまざまな種類の感情症候群を綿密に分類したうえで，躁うつ病はFalretやBaillargerが記載したものとしてのみ理解されるべきであると主張し，マニアやメランコリアの単一エピソード，反対極に移行しない反復躁病や反復うつ病を躁うつ病から切り離し，双極－単極性の概念を導入した。Leonhard [13] に至って病相性精神病（Phasische Psychose）は純粋病相性精神病（純粋メランコリア，純粋マニアなど）と多形性病相性精神病に分類された。後者に属するのが，躁うつ病と類循環精神病（zykloide Psychose）である。こちらは，精神病症状をともなう多形性病像を示す双極性障害とも言え，世界的に認知されているとは言いがたい概念であるが，後述するように，今日の双極スペクトラムの重症型を積極的に取り上げたものとして評価できる。彼らの分類はあまりに複雑で多くの亜

表1　Kraepelin の躁うつ病（Manisch-depressives Irresein）[12]

躁状態（Manische Zustände）
1. 軽躁病（Hypomanie）
　——軽症躁病ないし，せん妄のない躁病（Mania mitis oder Mania sine delirio）
2. 重症躁病（躁狂）（Mania gravis (Tobsucht)）
3. せん妄躁病（Deliröse Manie）

うつ状態（Depressive Zustände）
1. 単純メランコリー（Melancholia simplex）
2. 重症メランコリー（妄想形成群，空想形成群）
　（Melancholia gravis (paranoide Variante, phantastische Variante)）
3. せん妄メランコリー（Deliröse Melancholie）

混合状態（Mischzustände）

基底状態（Grundzustände）
1. 抑うつ性素質（depressive Veranlagung）
2. 躁性素質（manische Veranlagung）
3. 易怒性素質（reizbare Veranlagung）
4. 気分循環性素質（zyklothymische Veranlagung）

型や区別を含んでいたため，広く受け入れられるには至らず，彼らの体系の最も重要な成果のひとつである単極と双極の区別も世界の精神医学界からすぐには認知されなかった。

　しばらくの間，双極性障害の先駆概念は躁うつ病という大きな単位のなかに埋没していたが，Angst[14] と Perris[15] は互いに独立して，遺伝的，家族的研究に基づいて単極性障害と双極性障害の疾病論的区別を支持する所見を 1966 年に発表した。Pichot[16] によれば，Kraepelin の躁うつ病概念の成立の 67 年後，Falret の発表の 115 年後に，双極性障害の概念は復活を遂げたのである。この 3 年後に Winokur ら[17] も同様の研究成果を公表した。彼らの業績によって，Falret や Baillarger のコンセプトが再現され発展しただけでなく，Wernicke らの研究成果も一部再確認された。さらに，「単極躁病」が遺伝的に双極性障害と強く関連しており，臨床的側面からも単極躁病の分離は人為的なものであるという仮説も支持された。

2. 双極スペクトラム概念の誕生

(a) 精神医学におけるスペクトラム概念

　精神医学において，正常から障害への移行という意味でスペクトラム的な構想が出現したのは20世紀前半である。周知のように，KretschmerやBleulerも統合失調症や躁うつ病について気質から疾病に至る連続体を想定していたが，スペクトラムという言葉自体が精神医学領域に登場したのは，デンマーク養子研究で有名なKetyら[18]によって1968年に提唱された統合失調症スペクトラム障害が最初であると思われる。彼らはこの名称のもとに，統合失調症者の家族に見られる病態，すなわち，同障害と関連した遺伝負因をもつ個体が呈する可能性のある疾患群ないしパーソナリティ障害を包括した。したがって，スペクトラムとは統合失調症に関連する遺伝子の表現の幅を示す遺伝学的な概念であった。当初は，chronic schizophrenia, acute schizophrenic reaction, borderline-state (pseudoneurotic schizophrenia, border-line, ambulatory schizophrenia, questionable simple schizophrenia, psychotic character, severe schizoid individual), inadequate personalityが含まれていた。しかしながら，近年の統合失調症者の家族研究によると，統合失調型パーソナリティ障害（schizotypal personality disorder）が統合失調症の親族で有意に多いことが示されたのみで，現在では統合失調症スペクトラム障害という概念は臨床上さほど重視されてはいない。

(b) 気分障害圏におけるスペクトラム概念の萌芽

　気分障害圏でスペクトラム的な考え方が発展してくるのは，1970年

代後半になってからである。中核群から出発した統合失調症とは異なり，最初は単極性障害と双極性障害の中間領域が問題となった。その背景には，単極うつ病の形で発症しても後に双極性障害に移行するケースが少なくないことに加え，再発性の「単極」うつ病のなかに炭酸リチウムに反応する群が観察されたという事実があった。したがって，単極うつ病の異種性は明らかであり，治療的にも潜在性の双極性障害を抽出する必要に迫られたのである。その際に導きの糸となったのは軽躁病や双極性障害の家族歴への着目であった。

　1976年にDunnerら[19]は，単極うつ病から軽躁病をともなううつ病を分離して双極II型（bipolar II）と命名し，従来の典型的な躁うつ病を双極I型（bipolar I）と呼び変えた。1978年にAngst[20]は，軽躁病（m），気分循環症（md），躁病（M），軽症うつ病をともなう躁病（Md），躁病と大うつ病（MD），大うつ病と軽躁病（Dm）からなる連続体を想定した。同年にDepueら[21]は軽躁エピソードがなくても躁うつ病の家族歴をもったうつ病を双極III型とした。1981年にはKlerman[22]が双極性障害を6型，すなわち，躁うつ病，軽躁病，薬物によって誘発された軽躁病ないし躁病，気分循環性障害，双極性障害の家族歴をもったうつ病，うつ病をともなわない躁病に分類し，それぞれ双極I型からVI型の名称を与えた。また，遺伝様式については，Gershonら[23]が二重閾値モデルを提出し，第1の閾値を越える罹病性をもつ個体が単極性のうつ病に罹患し，第2の閾値を越える罹病性をもつ個体が双極性の感情障害に罹患すると説明した。このように1970年代の後半には軽躁病の存在が注目され，単極うつ病から軽躁をともなううつ病，定型的な躁うつ病へというスペクトラム的構想は，一部の研究者のコンセンサスとなっていった。

　この流れを受けて双極スペクトラム概念の有用性を喧伝し，このコンセプトの普及に精力的に取り組んでいるのがAkiskalとその周辺のグループである。次節ではこの概念の展開についてまとめてみる。

3. Akiskal の双極スペクトラムの発展

　Akiskal の出発点は，気分循環症や神経症性うつ病，気分変調症といった比較的軽度の気分障害の経過観察や家族負因，生物学的マーカーの研究である。その意味で，研究方向としては辺縁から中核であり，中核からその辺縁の病態へと進んだ統合失調症スペクトラムとは対照をなす。また Akiskal は，前節で述べた単極うつ病と双極性障害の移行だけではなく，気質と双極性障害との連続性をも重視しており，スペクトラムの名称もこちらに由来する。

　双極スペクトラムという言葉は，1977 年の Akiskal ら[24]による気分循環性障害に関する論文に初めて登場する。そのなかで彼らは，気分循環症者の親族における躁うつ病者の頻度は躁うつ病者の親族のそれと変わらないこと，また気分循環症で三環系抗うつ薬の投与により軽躁病エピソードが誘発される例や，未服薬のフォローアップ中に（軽）躁病エピソードを呈した例が対照群（頻繁な気分変動はあるが気分循環症の行動特徴はもたないパーソナリティ障害）に比べて有意に多いことを示し，気分循環症 – 双極スペクトラム（cyclothymic-bipolar spectrum）という概念を提案した。

　他方で，Akiskal ら[25]は 1978 年に 100 例の神経症性うつ病と診断された外来患者の 3，4 年後の転帰を検討し，その 40％が躁病や内因性うつ病の病像を呈したと報告した。また彼らは，性格因性とされる慢性の抑うつ状態のなかから，内因性うつ病と同様にレム潜時の減少している群を見出し，準感情病性気分変調症（subaffective dysthymia）と名付けて性格スペクトラム障害から区別した。前者は抗うつ薬などで軽躁病を生じて気分循環症の経過を取り，ひいては軽症の双極性障害にまで至るとされた。このように Akiskal[26]は，気分循環症や気分変調症といった軽

表2 軽躁病（hypomania）の臨床特徴（Akiskal and Mullya）[28]

1. 適当な原因がないか，状況と不釣合いな軽躁状態	→自生性
2. 不安定である	→不安定性
3. 不快な気分で駆り立てられていることもある	
4. 物質乱用に至りうる	
5. 社会的判断を損なう傾向	
6. 典型的には制止うつ病に先行ないし続発する	
7. 軽躁状態は反復する（単にうれしい状態は反復しない）	→反復性

（矢印は筆者の加筆）

い病態の臨床や経過観察から1983年の双極スペクトラムの提唱に至るのである。この時点で，双極III型までの挿話群と双極性統合失調感情障害がここに含められた。

ところで，双極スペクトラムの診断に際しては，軽躁病エピソードの確認が重視されるが，これは必ずしも容易ではない。なぜなら，正常範囲の高揚状態と軽躁病エピソードとの区別が難しいからである。しかし，軽躁病エピソードさえ確認できれば，双極性障害が積極的に疑われるので[27]，その正しい診断のため，綿密な問診や家族からの詳しい病歴聴取がぜひとも必要になる。Akiskalら[28]は軽躁病エピソードの臨床的な特徴を表2のように示している。なかでも重要なのは，発症の自生性と病像の不安定性，状態の反復性であろう。

双極III型に関しては，上述のように躁うつ病の家族歴をもつものとして提唱されたが，抗うつ薬で軽躁病を呈する症例が多いとして，Akiskalはその重点を軽躁病の誘発に移動させた。しかも，病前の気質が発揚気質であることが多いという。このように，三環系抗うつ薬による躁状態の出現や病前性格の躁的な成分も軽微な双極性障害を示すメルクマールになる。

さらに1987年には気分循環症（cyclothymia）や気分変調症（dysthymia）も，持続的な双極性障害の軽微な一群として，双極スペクトラムに算入された[28]。のちに気分循環症や気分変調症は気質的な側面が強調され

て，それぞれ気分循環気質（cyclothymic temperament），準感情病性気分変調気質（subaffective dysthymic temperament）として発揚気質（hyperthymic temperament）や易怒性気質（irritable temperament）とともに，感情病気質（affective temperaments）にまとめられた。これらの気質はいずれも，うつと（軽）躁，双方への力価をはらんでいるとみなされ，双極スペクトラムの挿話性障害発症の基盤として重視されるようになった。この微細な躁を強調するために，双極Ⅱ型以降の挿話性障害と感情病気質は，特に soft bipolar disorder（軽微双極性障害）と命名された。

Soft bipolar disorder の「soft」は，野村[29]も指摘するように単に「軽い」ことを意味するのではない。Akiskal ら[30]は soft bipolar disorder に関して，"less-than-manic bipolar conditions with depressive presentation" あるいは "clinically attenuated outpatient form of the illness" とも言い換えている。またこのスペクトラムの softest end に milder degree of bipolar disorder としての気分循環性障害や特定不能の双極性障害を挙げて，双極性障害の softer end や softer expression を早期に発見する必要性を強調している。これらの文脈から，「soft」に対しては「薄い，弱い」といった訳も可能であり，soft bipolar とは明らかな躁状態に至らない軽い躁や気質レベルの微かな躁の出現を前提とした，双極性障害の薄い，弱い，軽い，微かな表現型を意味している。神経学でも soft sign という用語があるが，こちらは「微」徴候との翻訳がある。これに倣えば，soft bipolar は微双極性になるが，どうも語呂が良くないし，薄・弱ではイメージが悪い。上述したように軽い躁と微かな躁を含むという意味を込めて，軽・微としたいところだったが，煩瑣なので soft は「軽微」と訳した[31]。

Akiskal はその後 20 年以上にわたって緻密な臨床観察と古典的文献の渉猟を行なって，双極スペクトラムのさらなる拡大をも目論んでいる。なかでも挿話性障害の拡張が著しく，1999 年には統合失調感情障害の

双極型を双極 1/2 型とし，双極 I 1/2 型（うつ病＋遷延性軽躁病），双極 II 1/2 型（気分循環気質のうつ病），双極 III 1/2 型（うつ病＋物質乱用による軽躁病エピソード），双極 IV 型（発揚気質のうつ病）が追加されている[32,33]。

最近では，明確な軽躁病のない反復性うつ病で，うつ病相において混合性軽躁エピソード（易刺激性，焦燥，奔逸思考）を示すものを双極 V 型[34]とし，双極性障害と認知症との移行領域としての双極 VI 型[35]をも提唱している。後者に関しては，仮性認知症と見られる病態のなかに soft bipolar が含まれており，抗うつ薬により易刺激性や不安が増す例や，短い回復期を挟んで気分不安定になる例があるという。ここでも，病前気質や双極性障害の家族歴，抗うつ薬による賦活が重視されている。

4. 双極スペクトラムの分類

これまで Akiskal によって双極スペクトラムに包含された主な病態を表 3 にまとめ，それぞれを簡単に説明する[32-36]。

(a) 挿話性障害

双極 I 型（bipolar I）は，明らかな躁病相とうつ病相をもつ古典的な躁うつ病なので多言を要しないと思われる。双極 1/2 型は統合失調感情障害の双極型，双極 I 1/2 型はうつ病エピソードに加えて軽躁病が遷延するタイプである。遷延する軽躁は本人や周囲にトラブルを引き起こすものの，明らかな躁状態ほどに社会機能は損なわないとされている。

双極 II 型は，経過上，中等度から重度の大うつ病と，少なくとも 4 日間持続し機能障害を認めない軽躁病の時期をもつ類型である。軽躁状態においては，高揚した気分，自信，楽観主義に彩られた行動が示され

表3　双極スペクトラム（Akiskal）[32-36]

挿話性障害
　双極 1/2 型（統合失調感情障害の双極型）
　双極 I 型（うつ病エピソードと躁病エピソード）
　双極 I 1/2 型（うつ病エピソードと遷延性軽躁病）
　双極 II 型（うつ病エピソードと軽躁病エピソード）
　双極 II 1/2 型（気分循環気質のうつ病）
　双極 III 型（うつ病エピソードと抗うつ薬による軽躁病エピソード）
　双極 III 1/2 型（うつ病エピソードと物質乱用による軽躁病エピソード）
　双極 IV 型（発揚気質のうつ病）
　双極 V 型（明確な軽躁病のない反復性うつ病で，うつ病相で混合性軽躁エピソード）
　双極 VI 型（双極性障害と認知症との移行領域）
間歇性あるいは持続性障害
　慢性躁病
　連続交代
　遷延性混合状態
　感情病気質
　　－発揚気質（気質レベルでの軽躁）
　　－気分循環気質（気質レベルでの軽躁と軽うつの交代）
　　－易怒性気質（気質レベルでの躁うつ混合状態）
　　－抑うつ気質（気質レベルでの軽うつ）

るものの，躁病に比較して判断は相対的に保たれている。しかしながら循環的な経過のため，顕著な機能不全を示すことや，深刻な自殺企図さえ引き起こすこともありえる。他方，循環的な気分の変化によって，正常から過剰に正常とも言える時期も出現し，多くの患者は，困難な時期から反転して，新たな婚姻関係や職業上の地位を得ることが可能である。この場合は，しばしば「明るい（sunny）」双極 II 型とみなされる。

　双極 II 1/2 型は cyclothymia（気分循環気質）のうつ病をいう。Akiskal の cyclothymia は，むしろ，DSM-IV における cyclothymic disorder に近く，Kretschmer [37] の Zyklothymie（循環気質）とは異なる。軽うつと軽躁の繰り返しに加えて，身体レベルでの生理学的な変動を基礎にした気質である。したがってここでは，気分循環気質と訳しておく。この気質を背景に大うつ病エピソードが生じた場合を双極 II 1/2 型という。こうした

ケースでは，双極性障害が見落とされて，気分循環気質の生活史上の不安定性から，境界性パーソナリティ障害などⅡ軸のパーソナリティ障害と診断される可能性がある。家系にも双極性障害に属する人物が多い。軽躁の持続は3日以内で，気質の範囲内での気分の不安定性を認めるが，全体的にはうつの方向にあり，プロトタイプである明るい双極Ⅱ型の「暗いほうの（darker）」[38]表現型として特徴づけられる。

　双極Ⅲ型は，抗うつ薬の投与や身体治療によってのみ躁転するうつ病の類型をいう。こうした症例は，抑うつ気質ないし，DSM-IVにしたがえば，早期発症の気分変調症をベースにもっていることがあり，しかも家族歴に双極性障害を認めることが多い。双極Ⅱ型の遺伝子型の比較的弱い浸透性をもつタイプと考えられている。ちなみに，自生的な軽躁病や躁病を既往にもつケースでも抗うつ薬で躁転することがあるが，この過程は気分循環気質によって媒介されており，軽躁の発現は不思議ではない。この場合は，双極Ⅰ型ないしⅡ型に組み入れられる。

　双極Ⅲ 1/2型は，物質乱用やアルコール使用によって躁転するうつ病である。このタイプは，操作的診断基準では物質誘発性ないし物質離脱性気分障害と診断されるが，気分安定薬の恩恵を受ける可能性があるために，双極性障害に組み入れられている。

　双極Ⅳ型は，発揚気質者が人生の後半期（典型的には50代）になって臨床的なうつ病を呈する類型である。発揚気質の諸特徴は挿話的に現れるものではなく，長期にわたって機能しているものである。患者は生涯にわたり野心的でエネルギッシュ，自信家で外向的な対人関係能力があるために出世し実業界や政界で成功を収める。発揚気質者がうつ病に陥ったときは，最初のエピソードはたいてい過眠－制止型である。抗うつ薬の使用は基底にある発揚気質に作用し病像を不安定化させることもある。場合によって，この気質の諸要素がうつ病のなかで，性的欲求の増大や奔逸思考となって現れるために，混合状態が生じ遷延することがある。

(b) 間歇性あるいは持続性障害

慢性躁病（chronic mania）は，躁状態が徐々に収まっても，硬く結晶化された誇大観念のみが持続する場合を指す。幻覚に似た想像的空想的産出性が見られ，統合失調症との鑑別を要する。

連続交代（continuous cycling）は，間歇期を置かずに躁うつを繰り返すもので，その周期は，数日から数カ月に及ぶ急速交代型（rapid cycler）と，もっと周期が長いタイプ，たとえば，秋冬がうつ状態，春夏が躁状態といった季節性のパターンを取るものなどがある。

遷延性混合状態（protracted mixed state）は，混合状態が何カ月も持続するもので，Akiskal は強い緊張，持続する焦燥，情動的な過敏や不安定性，不眠，性的過活動，不快気分，多幸感などをともなうケースを挙げている。これらの感情は患者によって自我違和的と体験され，アルコールや薬物乱用による自己治療もよく見られるという。こうした症例には，三環系抗うつ薬や精神療法が無効で，炭酸リチウムやカルバマゼピン，低用量の抗精神病薬の使用が望ましい。

感情病気質については，半構造化面接の項目[39]や自己記入式質問紙[40]が作成され，日本語版[41]も発表されているが，最初に提唱された時点の基準がわかりやすいので，これを掲げておいた（表4）。なお，当初，準感情病性気分変調気質として記載された類型は，現在では単に抑うつ気質（depressive temperament）[39]ないし気分変調気質[40]と表現されることが多い。ここに挙げた発揚気質（hyperthymic temperament），抑うつ気質，易怒性気質（irritable temperament），気分循環気質は，それぞれ，躁病，うつ病，混合状態，躁うつ転換を習慣的な気質のレベルまで薄めたものと言ってよいが，Kraepelin の MDI 概念の下位項目である基底状態（Grundzustände）に含まれる躁性素質（manische Veranlagung），抑うつ性素質（depressive Veranlagung），易怒性素質（reizbare Veranlagung），気分循環性素質（zyklothymische Veranlagung）に対応している。Akiskal

表4 感情病気質（Affective Temperaments）（Akiskal and Mullya）[28]

(A) 発揚気質（Hyperthymic Temperament）
- 特定できないが早期の発症（21歳未満）。
- 軽躁病エピソードの基準を満たさない間歇性の軽躁病の特徴があり，正常な気分が介在することは稀。
- 習慣的に睡眠時間が短い（1日6時間未満，週末を含めて）。
- 否認を過度に用いる。
- シュナイダーの発揚者の特徴
  1. 過敏性，陽気，過度に楽観的，元気一杯。
  2. 天真爛漫，過度の自信，自己確信，自慢げ，大げさ，誇大的。
  3. 精力的，計画に富む，先を考えない，猪突猛進。
  4. 非常に多弁。
  5. 温かい，対人接触を好む，あるいは外向的。
  6. 過干渉，お節介。
  7. 抑制を欠いた，刺激を求める，気まぐれ。

(B) 準感情病性気分変調気質（Subaffective Dysthymic Temperament）（のち抑うつ気質）
- 早期発症（21歳未満）。
- 間歇的な軽度の抑うつで，非感情性疾患から二次的に生じたものではない。
- 習慣的な過眠傾向（1日9時間以上）。
- 考え込む傾向，無快楽，精神運動不活発（すべて午前中が悪い）。
- シュナイダーの抑うつ者の特徴
  1. 陰うつ，悲観的，ユーモアに欠ける，喜べない。
  2. 物静か，受動的，優柔不断。
  3. 懐疑的，過度に批判的，不満が多い。
  4. 考え込む，くよくよしやすい。
  5. 良心的ないし自制的。
  6. 自己批判，自己非難，自己卑下。
  7. 不適切だったこと，失敗，否定的な出来事にとらわれ，自らの失敗を病的に楽しむまでに至る。

(C) 易怒性気質（Irritable Temperament）
- 特定できないが早期の発症（21歳未満）。
- 習慣的に不機嫌－過敏で怒りっぽい－正常な気分は稀。
- 考え込む傾向。
- 過度に批判的，不満が多い。
- 不機嫌に冗談を言う。
- でしゃばり。
- 不快気分をともなういらいら。
- 衝動的。
- 反社会性パーソナリティ，残遺性の注意欠如多動性障害，けいれん性障害の基準を満たさない。

表4 つづき

(D) 気分循環気質 (Cyclothymic Temperament)
・特定できないが早期の発症 (21歳未満)。 ・間歇的な短い周期，正常な気分は稀。 ・二相性の状態で，一相から他相へと突然転換する特徴があり，主観的にも行動面からもわかる。 ・主観的症状 　1. 無気力と，正常な気力が交代する。 　2. 悲観や考えすぎと，楽観や心配のない態度が交代する。 　3. 精神的な混乱と，活発で生産的な思考が交代する。 　4. 自信喪失と誇大的な自信過剰が交代して，自己評価が動揺する。 ・行動面の症状（診断的により重要）。 　1. 過眠と睡眠欲求の減少が交代する。 　2. 内向的な自己陶酔と，抑制を欠いた対人接触が交代する。 　3. 言語表出の減少と，多弁が交代する。 　4. 理由が説明できない悲しさと，過度の冗談やおどけが交代する。 　5. 労働時間が普通ではないため，生産性の量や質において，明らかにむらがある。

は Kraepelin の構想を受け継いで，これらの類型が人格素質であると同時により重い障害の前段階であるとみなしたのである。

ちなみに，発揚気質と抑うつ気質の説明では，それぞれ Schneider[42] の発揚者と抑うつ者の特徴が記載されているが，Schneider 自身は Kraepelin と異なり，こうした性格者の躁うつ病（彼の用語では循環病 (Zy-klothymie)）への移行は認めていなかったことに注意してほしい。

他方，Akiskal は，特に発揚気質や抑うつ気質において，性格的な側面のみならず，躁病やうつ病と共通する睡眠時間の特徴といった生理学的な側面にも着目している。興味深いことに，抑うつ気質は，習慣的な過眠傾向が指摘されており，この点ではいわゆるメランコリー型の臨床像よりは一部の双極性障害のうつ病相と共通する。この類型は一見，躁病との接点を見出しがたいが，抗うつ薬によって躁転する可能性を内包しており，実際に軽躁病エピソードを呈した場合は，上述のように双極III型に組み入れられる。いずれにしても，最も躁転しにくい気質であ

ることには間違いない。ただその一方で，双極性障害の後期経過であたかもエネルギーポテンシャルが低下したような気分変調気質と同様の状態が持続する経過もあることを考えると，ある意味で双極性障害の最も基底にある状態像と言えるのかもしれない。

　Akiskal は，さらに双極スペクトラムの拡大を模索しているようである。明らかな軽躁は伴わないものの，周期性や突然の発症・寛解を示す非定型うつ病や季節性うつ病，挿話的な強迫症状，周期性の易怒的状態，明白な感情病症状を欠いた発作的自殺企図，挿話的な神経衰弱的愁訴，挿話的な不眠の愁訴，重度の短期再発性うつ病などが候補に上っている。いずれも周期性や突然の発症と終結といった自生的なリズム性が重視されている。

　ちなみに Angst [43] も，Zurich cohort study の結果を踏まえて，短期軽躁病（brief hypomania）という概念を提出している。これは 3 日以内の持続をもつ軽躁病を繰り返す形態であるが，注目すべきはその頻度の高さ（2.2%）と，うつ病性障害との関連である。全例が大うつ病や気分変調性障害などを合併するとされ，いわゆる躁病や 4 日以上持続する軽躁病よりも密接に，うつと結びついている。また QOL という点では躁うつ病や大うつ病より悪い。このように，軽躁が短期に反復すれば，うつも引き寄せて社会適応が悪くなる。

　一方，2 週間以内のうつ病相を頻繁に繰り返す再発性短期うつ病（recurrent brief depression）[44] と双極性障害との直接の関連については否定的である [45]。ただし，再発性短期うつ病が大うつ病を合併した場合（combined depression）は，躁転の可能性が高まるとされる。

5. 双極スペクトラムの重症（精神病）極

　Akiskal の狙いは，双極性障害をより軽微な方向に拡大することにあ

表5　単極感情障害と双極スペクトラム（Bräunig）[46]

1. 単極感情病
   ・単極躁病（Manien）／多幸症（Euphorien）
   ・単極うつ病（Depressionen）／メランコリー（Melancholien）
2. 双極スペクトラム
   ・精神病的特徴なし
     ・躁うつ病（Manisch-depressive Erkrankung）
       予後良好
   ・精神病的特徴あり
     ・類循環精神病（Zykloide Psychosen）
       予後良好
     ・非系統統合失調症（Unsystematische Schizophrenien）
       予後不良（欠陥／残遺）

り，重症型については，双極性統合失調感情障害（bipolar schizoaffective disorder）が双極1/2型としてわずかに言及されているに過ぎない。そこで筆者なりに，精神病極ないし統合失調症方向への拡大の可能性を論じてみたい。その際，上述したLeonhardの類循環精神病という概念が参考になり，また近年これが再評価されつつある[46, 47]（表5）。

この疾患は，①周期性の経過を取ってそのつど完全寛解する，②多形性で特徴的な双極性の病像，③病像を反復した後も欠損や残遺を残さない，といった臨床特徴があり，感情面での双極性を示す不安・恍惚精神病（Angst-Glücks-Psychose），意識障害が前景に立つ（興奮・制止）錯乱精神病（erregt-gehemmte Verwirrtheitspsychose），運動面での双極性を示す（多動・無動）運動精神病（hyperkinetisch-akinetische Motilitätspsychose）の3つの亜型が区別される。ちなみに，この病態は本邦の非定型精神病と重なる部分が大きい。いわゆる統合失調感情障害とは異なるため，DSM-IVにはこれに該当する概念が見当たらないが，ICD-10では急性一過性精神病性障害の下位分類である急性多型性精神病性障害がほぼ等価の概念である。

ところで，Ey[48]は，人格の病である慢性精神病と意識の病である急

性精神病とを区別している。とりわけ後者において，躁うつの発作が意識解体の一番浅いレベルに置かれ，幻覚妄想，錯乱の順に病態が深くなるが，これは Kraepelin の MDI 概念の重症度分類に似て興味深い。非定型精神病でも，病態が浅くなるにしたがい気分の変動が前景に出てくることは臨床的事実である。そうなると，躁うつ病と非定型精神病の差は，病態（意識解体）の深さの差となるが，疾病の経過において両者の間に相互移動があることを考えれば，納得のいくところである。とりわけ，全体としては典型的な躁うつ病の経過を取りながら，躁病相の極期に思考障害や錯乱を呈する病態などは，こうした観点から説明可能だろう。

　また，Ey の構想に倣えば，急性の幻覚妄想状態を呈しながらも完全寛解する統合失調症も，双極性障害の外延と考えられないこともない。近年提示された Crow [49] の統合失調症の 2 症候群仮説によれば，薬物反応性を示す I 群がこれに該当するが，こうしたケースでは，急性の精神病エピソードの後で，精神病後抑うつ（postpsychotic depression）が出現することが稀ではなく，前者を一種の躁状態とみなせば，双極性障害に接近してくる。逆に Berner [50] は，急性の統合失調症でよく観察される妄想知覚は，むしろ躁うつ病，とりわけ混合状態で出現しやすいと述べている。彼は，Janzarik [51] の構造力動論を引き合いに出して，統合失調症の急性期に想定される力動の不安定（dynamische Unstetigkeit）が躁うつ混合状態でも見られるとしている。

6. 混合状態

　双極性障害の範例的な経過は，躁，うつそれぞれに完全に分極して繰り返すものであろうが，純粋な躁やうつはむしろ稀で，躁の背後の不安や，うつにおける興奮状態は，しばしば観察される。こうした躁とうつの要素の同時存在を混合状態として概念化し，詳細に記載したのが

Kraepelinである。彼は躁とうつの移行期に気分，思考，意志それぞれの心的要素の間に転換の時間差があることを想定して，この構想に至ったのであるが，一方で，こうした病像が持続するケースの存在も指摘している。

　その後，混合状態への関心は薄れていたが，近年，その治療的観点から再評価され，混合感情症候群（syndrome affectif mixte）[52]や不快躁病（dysphoric mania）[53]，混合躁病（mixed mania）[54]として蘇っている。前述したように，Akiskalは遷延した混合状態を双極スペクトラムの持続性障害に含めているが，上記のような形態で挿話的に出現する症例も稀ならず認められ，これも最近一部が双極V型として，双極スペクトラムに組み入れた。また，病相のたびに混合状態的病像を呈する症例もあれば，そのつど躁病像，うつ病像，混合状態的病像を示すバリエーションに富む症例もある。

　混合状態は，継起的な双極性障害というよりも，いわば同時的な双極性障害であるが，この場合，情動面の混乱を背景に，思考障害，精神運動障害が加わる場合も稀ではない。こうなると，前後に明らかな躁，うつの病像が存在しなければ，双極性障害はおろか気分障害として診断することすら難しく，前述した非定型精神病や類循環精神病とほぼ重なってくる。むしろ，混合状態的病像で一貫する場合が非定型精神病であるとさえ言える。この混合状態を介して，双極性障害の精神病極は，非定型精神病や急性統合失調症と，現象的にかなり近縁となる。事実，横断面だけからでは，これら三者は鑑別が難しい場合も多いうえに，いずれも抗精神病薬が奏効するという共通点もある。

　また，境界性パーソナリティ障害は，その病像が一部の混合状態ないし急速交代型のそれに近いうえに，家族歴や薬物反応性から，躁うつ病圏との親和性を指摘する報告もある[55]。したがって，境界性パーソナリティ障害も混合状態を介して，双極スペクトラムに接近してくる。

　かつて宮本[56]は混合状態の視点から，躁とうつの一元的把握を試み

たが，この見方は，非定型精神病や境界性パーソナリティ障害にまで拡大可能であり，双極スペクトラムを理論的に裏付けるものと言えよう。

7. 躁うつ病の経過と双極性障害の予測因子

　広瀬[57]は躁うつ病の経過を4型に分けて，頻度の高い頻発型と移行型に，双極型の出現率が高いと述べているが，これは病相が頻発する群は躁病相を呈しやすいことを示すものであろう。またAkiskalらも，多くの反復性うつ病は双極スペクトラムに属すると指摘しているし，石原ら[58]は双極病の長期経過を検討し，躁病への極性シフトが起こるとしている。

　したがって，反復性は双極性障害により特徴的で，しかもうつ優位から躁優位へ向かう傾向があることになる。そこでAkiskalらは，うつ病像における双極性障害の予測因子を挙げて（表6），このような傾向をもつうつ病者に対して三環系抗うつ薬を持続的に（たとえば数年）投与することは，ラピッドサイクラー化する危険があるとして，注意を促している。

　Ebert[59]はこれら予測因子のなかでも，制止（Hemmung）の重要性を強調し，これが内因性うつ病ひいては双極うつ病の特徴的な症状であるとしている。ところが，英米圏では，制止と発動性の低下が十分区別されていないと彼は批判する。つまり，制止とは単なる活動性の低下ではなく，行動を起こそうとしても抵抗があって，行動が緩慢にならざるをえないという主観的な体験なのである。たしかに，制止が十分評価されれば，不均一な大うつ病から単発性の内因性うつ病が分離されて双極性障害に組み入れられる可能性が出てくる。

表6　双極性の予測因子（Akiskal and Mullya）[28]

1. 双極性障害の家族負因があること，ないしリチウムに反応した第一度親族がいること，三世代にわたる感情障害の遺伝負因をもつ家系であること．
2. 三環系抗うつ薬によって軽躁状態が誘発されること．
3. 混合状態の既往歴．
4. 「適応的」であっても，自生的に生じた軽躁病のエピソード．
5. 病前の気分高揚症（hyperthymia），気分循環症（cyclothymia），易怒性気質（irritable temperament），準感情病性気分変調症（subaffective dysthymia）．
6. 周期性うつ病で，突然始まって突然終わるもの，季節性のパターンを取るもの——特に精神運動制止や過眠をともなうもの．
7. 10代ないし若年成人の精神病性うつ病．

おわりに

　現代の双極スペクトラムは，前世紀の周期性ないし循環性精神病やKraepelinのMDI概念にほぼ重なり，Akiskal自身も述べるようにKraepelinへの部分的な回帰である．挿話性の形態を取るものについては，反復性うつ病の一部から，双極Ⅴ型，双極Ⅳ型，双極Ⅲ型，双極Ⅱ型，双極Ⅰ型，双極1/2型（統合失調感情障害双極型），類循環精神病（非定型精神病）まで広がり，統合失調症の急性エピソードとも境を接する（図2）．したがって，かつての内因性精神病のうちで，このスペクトラムから完全に外れるのは，気分の変動をほとんど示さない陰性症状優位の破瓜型の統合失調症と単発性の単極うつ病ということになる．前者はいわゆる統合失調症の中核群で比較的均一な群と思われるが，後者はその内実が微妙である．つまり，単発性だからといって将来躁転する可能性は否定できない．いずれにしても，明らかに反復性，周期性と双極性とは親和性があり，躁病相が出現することで，病像が不安定化し，反復性を増すことはありそうである．

　このようにAkiskalの立場を徹底すれば，単極うつ病は最終的には経

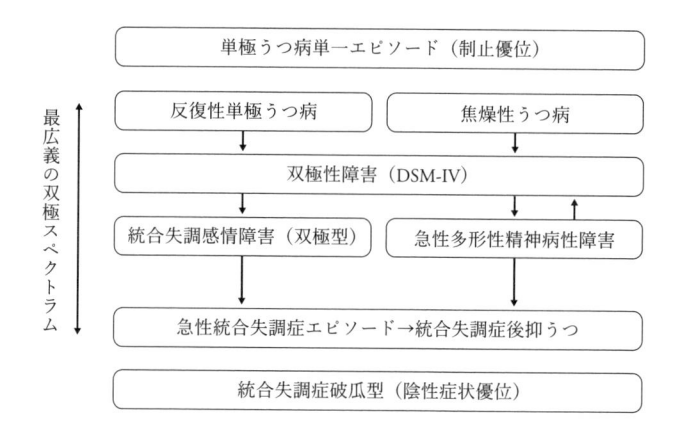

```
                    ┌──────────────────────────────┐
                    │ 単極うつ病単一エピソード（制止優位）│
                    └──────────────┬───────────────┘
        ↑           ┌──────────────┴───┐   ┌──────────────┐
        │           │ 反復性単極うつ病 │   │ 焦燥性うつ病 │
      最             └──────────┬───────┘   └──────┬───────┘
      広                        ↓                  ↓
      義           ┌──────────────────────────────┐
      の           │     双極性障害（DSM-IV）      │
      双           └──────────────┬───────────────┘
      極           ┌──────────────┴───┐   ┌──────────────────┐
      ス           │統合失調感情障害（双極型）│ │急性多形性精神病性障害│
      ペ           └──────────┬───────┘   └──────┬───────────┘
      ク                       ↓                  ↑
      ト           ┌──────────────────────────────┐
      ラ           │急性統合失調症エピソード→統合失調症後抑うつ│
      ム           └──────────────┬───────────────┘
        │                         ↓
        ↓           ┌──────────────────────────────┐
                    │  統合失調症破瓜型（陰性症状優位）  │
                    └──────────────────────────────┘
```

図 2 双極性の観点から見た気分障害と統合失調症
（矢印は移行の可能性を示す）

過が自律化しない単発のうつ病，すなわち反応性うつ病や性格因性うつ病しか残らないように見える。しかし，絶対に躁転しないうつ病は存在するのであろうか。うつ病の定義にもよるが，少なくとも内因性のうつ病であれば，その症状の背後には潜勢的な躁が内在してはいないだろうか。臨床上単極性であっても潜在的には双極性であって，病前性格や発症年齢，環境，経過によって，躁病相を呈しやすいかどうかが分かれるのではないかという疑問もわく。となると，双極性スペクトラム＝内因性感情障害となり，Kraepelinの立場と何ら変わらなくなってしまう危険性も孕んでいる。

　このコンセプトに進歩があるとすれば，微細な躁を内包するうつ病や人格は本格的な双極性障害に移行しやすいという臨床的観点である。これらのケースに気分安定薬を早期に使用すれば，経過が安定するというわけで，このコンセプトの提唱の意義は，その治療的有用性にある。とはいえ，双極III型以降の挿話性障害や感情病気質の治療に関しては，

コンセンサスが得られているとは言いがたい。さらに双極スペクトラムの拡大の陰に潜むもうひとつの重大な問題は，家族研究がこれを必ずしも支持していない点にある。統合失調症同様，双極性障害の内実も不均一で単一疾患というよりは症候群である可能性も否定できないのである。この構想が生き残れるかどうかは，その分類に対応したよりきめ細かな治療論の展開にかかっている。

● まとめ

　双極スペクトラムは，最初に単極うつ病と診断されても後に双極性障害に移行する症例が少なくないという事実に加えて，双極性障害に親和性のある気質が同障害に移行するという観察から生まれた概念である。したがって，双極性スペクトラムは「単極うつ病」を侵食すると同時に，気質レベルの気分障害へと範囲を広げている。その診断には，軽躁病エピソードの存在や抗うつ薬による（軽）躁転，躁うつ病の家族歴に加えて，人格レベルにとどまる軽躁的な要素，うつ病相における焦燥や奔逸思考など，症状面での部分的な軽躁的因子が重視される。この概念の提唱の意義は，双極性障害として早期治療の必要な気分障害に注意を促すという治療的な観点にある。

付録　Ghaemi らの双極スペクトラム障害（bipolar spectrum disorder）

　2000 年代に入って，Ghaemi らが，「双極スペクトラム障害」という概念を積極的に喧伝している。これは，Akiskal らの双極スペクトラムとは概念が若干異なるので，ここで簡単に説明しておきたい。彼らの立場も微細な双極性障害を掬い上げるという点では，Akiskal や Klerman のグループと共通するが，その方法は若干異なる。Akiskal らは新たに微細な躁的な要素をもつ気分障害を次々に付け加えて双極スペクトラムを拡大

表7 双極スペクトラム障害の定義（Ghaemi et al., 2001）[60]

A. 少なくとも1回の大うつ病エピソード
B. 自生的な躁病ないし軽躁病エピソードの欠如
C. 以下の1項目と基準Dから2項目以上，あるいは以下の2項目と基準Dから1項目
　1. 第一度親族に双極性障害の家族歴
　2. 抗うつ薬によって誘発された躁病ないし軽躁病
D. 基準Cの項目が存在しなければ，以下の9項目のうち6項目が必要
　1. 発揚パーソナリティ（ベースライン，非抑うつ状態時）
　2. 大うつ病エピソードの反復（4回以上）
　3. 短い大うつ病エピソード（平均3カ月未満）
　4. 非定型うつ病症状（DSM-IV基準）
　5. 精神病性大うつ病エピソード
　6. 早期発症の大うつ病エピソード（25歳未満）
　7. 産後うつ病
　8. 抗うつ薬の"wear off"（急性効果はあるが予防効果はない）
　9. 3種類以上の抗うつ薬への無反応

していくアプローチだが，Ghaemiら[60,61]は双極I型ないしII型に分類されない，軽微な双極性障害の特徴をもつすべての病態を，「双極スペクトラム障害」という包括的な概念にまとめることを提案した。さらには，極性よりも周期性を重視するというKraepelinの構想に立ち返り，薬物療法的な観点から周期性の気分状態を包括しようと目論んでいる[62]。

彼らは，双極スペクトラム障害の診断の力点を，同定の困難な過去の軽躁の検出よりも，他の客観的で正確に得られる臨床特徴（経過，家族歴，抗うつ薬への反応）の評価に置いた。そのうち最も重視されるのは，治療によって誘発された軽躁病と双極性障害の家族歴である。表7に示すように，ここでは自生的な軽躁病エピソードは除かれているため，Akiskalらの重症極から軽症極までの全体を意味する双極スペクトラムとは内包が大きく異なる。すなわちGhaemiらの双極スペクトラム障害とは，双極II型すら含まない微細な双極性障害を指している。その意味ではAkiskalの軽微双極性障害（soft bipolar disorder）よりさらに躁の薄い，あるいは（診断時には躁が存在しないが）躁の出現を予告する病態群と言える。しかしながら，彼ら自身が発見的定義と断っているよう

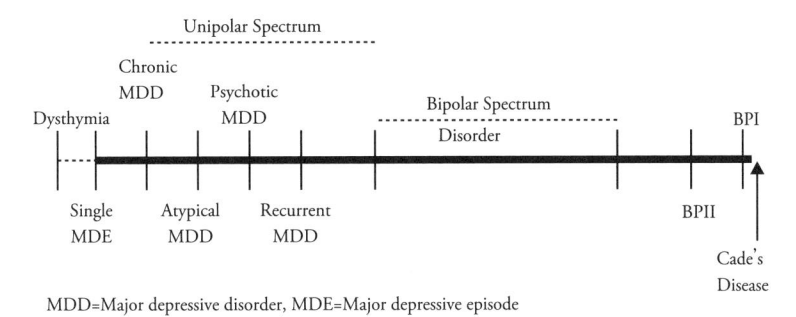

```
                    Unipolar Spectrum
           ┌─────────────────────────────┐
              Chronic
               MDD    Psychotic
                        MDD          Bipolar Spectrum
  Dysthymia                         ┌─────────────────────┐              BPI
      │       │        │       │         Disorder         │      │
      ├───────┼────────┼───────┼──────────────────────────┼──────┤──▶

    Single   Atypical  Recurrent                                 BPII
     MDE      MDD       MDD
                                                                Cade's
                                                                Disease
```

MDD=Major depressive disorder, MDE=Major depressive episode

図3 感情病スペクトラム (affective spectrum)(Goodwin and Ghaemi)

に，その信頼性や妥当性が確立されたものではない。ちなみに，彼らは双極Ⅰ型障害から単発性のうつ病エピソードまで連続する感情病スペクトラム（affective spectrum）も提示している。こちらは，双極Ⅰ型から双極スペクトラム障害，単極スペクトラムへと切れ目なく並べられている（図3）。

▶ 文献

(1) Manning, J.S., Conner, P.D. and Sahai, A. (1998) The bipolar spectrum : A review of current concepts and implications for the management of depression in primary care. *Arch Fam Med* 7 ; 63-71.
(2) Healy, D. (2006) The latest mania : Selling bipolar disorder. *PLoS Med* 3-4 ; e185.
(3) Angst, J. and Marneros, A. (2001) Bipolarity from ancient to modern times : Conception. birth and rebirth. *J Affect Disord* 67 ; 3-19.
(4) Pies, R. (2007) The historical roots of the "bipolar spectrum" : Did Aristotle anticipate Kraepelin's broad concept of manic-depression ? *J Affect Disord* 100 ; 7-11.
(5) Marneros, A. (1999) *Handbuch der unipolaren und bipolaren Erkrankungen*. Thieme, Stuttgart.

(6) Akiskal, H.S. (1996) The prevalent clinical spectrum of bipolar disorders: beyond DSM-IV. *J Clin psychophamacol* 16 (2 Suppl) ; 4-14.
(7) Falret, J.P. (1851) Marche de la folie. *Gazette Hopitaux* 24 ; 18-19.
(8) Baillarger, J. (1854) De la folie à double forme. *Ann. Méd.-Psychol* 6 ; 369-389.
(9) Brieger, P. and Marneros, A. (1997) Dysthymia and cyclothymia : Historical origins and contemporary development. *J Affect Disord* 45 ; 117-126.
(10) Brieger, P. and Marneros, A. (1997) Was ist Zyklothymia ? *Nervenarzt* 68 ; 531-544.
(11) Kraepelin, E. (1999) *Psychiatrie 6. Aufl.* Barth, Leipzig.
(12) Kraepelin, E. (1913) *Psychiatrie 8. Aufl.* Barth, Leipzig.（西丸四方・西丸甫夫訳：躁うつ病とてんかん．みすず書房．）
(13) Leonhard, K. (1957) *Aufteilung der endogenen Psychosen.* Akademie-Verlag, Berlin.
(14) Angst, J. (1966) *Zur Ätiologie und Nosologie endogener depressiver Psychosen. Eine genetische, Soziologische und klinische Studie.* Springer, Berlin.
(15) Perris, C. (1966) A study of bipolar (manic-depressive)and unipolar recurrent depressive psychoses. *Acta Psychiatr Scand* 194 (suppl) ; 1-89.
(16) Pichot, P. (1995) The birth of the bipolar disorder. *Eur Psychiatry* 10 ; 1-10.
(17) Winokur, G., Clayton, P.J. and Reich, T. (1969) *Manic Depressive Illness.* C.V. Mosby, St Louis.
(18) Kety, S.S., Rosenthal, D., Wender, P.H. et al. (1968) The types and prevalence of mental illness in the biological and adoptive families of adopted schizophrenics. *Psychiatr Res* 6 ; 345-362.
(19) Dunner, D.L., Gershon, H.S. and Goodwin, F.K. (1976) Heritable factors in the severity of affective illness. *Biol Psychiatry* 11 ; 31-42.
(20) Angst, J. (1978) The course of affective disorders II : Typology of bipolar manic-depresive illness. *Arch Psychiatr Nervenkr* 226 ; 65-73.
(21) Depue, R.A. and Monroe, S.M. (1978) The unipolar-bipolar distinction in the depressive disorders. *Psychol Bull* 85 ; 1001-1029.
(22) Klerman, G.L. (1981) The spectrum of mania. *Compr Psychiatry* 22 ; 11-20.
(23) Gershon, E.S., Hamovit, J., Guroff, J.J. et al. (1990) A family study of schizoaffective, bipolar I, bipolar II, unipolar and normal control probands. *Arch Gen Psychiatry* 39 ; 1157-1167.
(24) Akiskal, H.S., Djenderedjian, A.H., Rosenthal, R.H. et al. (1977) Cyclothymic disorder : Validating criteria for inclusion in the bipolar affective group. *Am J Psychiatry* 134 ;

1227-1233.
(25) Akiskal, H.S., Bitar, A.H., Puzantian, V.R. et al. (1978) The nosological status of neurotic depression : A prospective 3-4 year follow-up examination in the light of the primary-secondary and the unipolar-bipolar dichotomies. *Arch Gen Psychiat* 35 ; 756-766.
(26) Akiskal, H.S. (1983) The bipolar spectrum : New concepts in classification and diagnosis. In : Grinspoon, L. (Ed.) *Psychiatry Update : The American Psychiatric Association Annual Review.* American Psychiatric Press, Washington D.C., pp.271-292.
(27) Juglard, G., Lassagne, M., Clervoy, P. et al. (1993) Le spectre des troubles bipolaires : Une forme particulière de manie recidivante. *Ann Med Psychol* 151 ; 507-509.
(28) Akiskal, H.S. and Mullya, G. (1987) Criteria for "soft" bipolar spectrum : Treatment implications.*Psychopathology Bulletin* 23 ; 68-73.
(29) 野村総一郎（2008）うつ病の真実．日本評論社．
(30) Akiskal, H.S. and Bowden, C.L. (2000) *Evidence for a prevalence of up to 5% of population if you include softer forms of the bipolar spectrum.* American Psychiatric Association 153rd Annual Meeting Day 3 - May 16.
(31) 阿部隆明（2006）Soft bipolar spectrum（軽微双極性障害）概念について．臨床精神医学 35 ; 1407-1411．
(32) Akiskal, H.S. and Pinto, O. (1999) The evolving bipolar spectrum. Prototypes I, II, III and IV. *Psychiatr Clin North Am* 22 ; 517-534.
(33) Akiskal, H.S. (2000) Soft Bipolarity : A footnote to Kraepelin 100 years later. 臨床精神病理 21 ; 3-11．
(34) Akiskal, H.S. (2004) De la folie circulaire (à double forme) au spectre bipolaire : La tendance chronique à la récidive dépressive. *Bull Acad Natl Med* 188 ; 285-296.
(35) Akiskal, H.S., Pinto, O. and Lara, D.R. (2005) "Bipolarity" in the Setting of Dementia : Bipolar Type VI ? *Medscape Family Medicine* 7.
(36) Akiskal, H.S., Cassano, G.B., Musetti, L. et al. (1989) Psychopathology, temperament and past course in primary major depressions 1 : Review of evidence for a bipolar spectrum. *Psychopathology* 22 ; 268-277.
(37) Kretschmer, E. (1955) *Körperbau und Charakter.* Springer, Berlin.（相場均訳（1960）体格と性格．文光堂．）
(38) Akiskal, H.S., Hantouche, E.G. and Allilaire, J.F. (2003) Bipolar II with and without cyclothymic temperament : "dark" and "sunny" expressions of soft bipolarity. *J Affect Disord* 73 ; 49-57.

(39) Akiskal, H.S., Placidi, G.F., Maremmani, I. et al. (1998) TEMPS-I : Delineating the most discriminant traits of the cyclothymic, depressive, hyperthymic and irritable temperaments in a nonpatient population. *J Affect Disord* 51 ; 7-19.

(40) Akiskal, H.S., Akiskal, K.K., Haykal, R.F. et al. (2005) TEMPS-A : Progress towards validation of a self-rated clinical version of the Temperament Evaluation of the Memphis, Pisa, Paris and San Diego Autoquestionnaire. *Journal of Affective Disorders* 85 ; 3-16.

(41) Matsumoto, S., Akiyama, T., Tsuda, H. et al. (2005) Reliability and validity of TEMPS-A in a Japanese non-clinical population: application to unipolar and bipolar depressives. *Journal of Affective Disorders* 85 ; 85-92.

(42) Schneider, K. (1987) Klinische Psychopathologie 13. Aufl., Thieme, Stuttgart, New York.

(43) Angst, J. (1995) Épidémiologie du spectre bipolaire. *Encéphale* Sp VI ; 37-42.

(44) Angst, J., Merikangas, K., Schneider, P. et al. (1990) Recurrent brief depression : A new subtype of affective disorder. *J Affective Disord* 19 ; 87-98.

(45) Montgomery, S.A., Montgomery, D.B. and Bulloch, T. (1992) Brief unipolar depressions : Is there a bipolar component ? *Encéphale* XVIII ; 41-43.

(46) Bräunig, P. (1995) Zykloide Psychosen und das Spektrum bipolarer Erkrankungen. In : Bräunig, P. (Hrg) *Emotionspsychopathologie und zykloide Psychosen.* Schattauer, Stuttgart.

(47) Pfuhlmann, B. (1998) Das Konzept der zykloiden Psychosen. Entwicklung, Klinischer Stellenwert und derzeitiger Stand der Forschung. *Fortschr Neurol Psychiatr* 66 ; 1-9.

(48) Ey, H. (1963) *Esquisse d'une conception organo-dynamique en Psychiatrie de la Gegenwart 1/2.* Springer, Berlin.

(49) Crow, T.J. (1980) Molecular pathology of schizophrenia : More than one disease process ? *Brit J Med* 280 ; 66-68.

(50) Berner, P. (1982) *Psychiatrische Systematik 3. Aufl.* Huber, Bern.

(51) Janzarik, W. (1988) *Strukturdynamische Grundlagen der Psychiatrie.* Enke, Stuttgart.（岩井一正ほか訳（1996）精神医学の構造力動論的基礎. 学樹院.）

(52) Koukopoulos, A., Pani, L., Serra, G. et al. (1995) La dépression anxieuse-excitée : Un syndrome affectif mixte. *Encéphale* SP VI ; 33-36.

(53) Post, R.M., Rubinoe, D.R., Uhde, T.W. et al. (1989) Dysphoric mania : Clinical and biological correlates. *Arch Gen Psychiatry* 46 ; 353-358.

(54) Himmelhoch, J.M. and Garfinkel, M.E. (1986) Mixed mania : Diagnosis and treatment. *Psychopharmacol Bull* 22 ; 613-620.

(55) Akiskal, H.S. (1981) Subaffective disorders : Dysthymic, cyclothymic and bipolar II

disorders in the "borderline" realm. *Psychiatr Clin North Am* 4 ; 25-46.
(56) 宮本忠雄（1992）躁うつ病における混合状態の意義．臨床精神医学 21 ; 1433-1439.
(57) 広瀬徹也（1967）躁うつ病の経過に関する研究──治療との関連において．精神経誌 69 ; 19-38.
(58) 石原さかえ・岩井一正（1993）双極病の長期経過に見られる躁病への極性シフト．内因性精神病の経過力動に関する研究 1．精神医学 35 ; 1049-1057.
(59) Ebert, D. (1992) Alterations of drive in differential diagnosis of mild depressive disorders : Evidence for the spectrum concept of endogenomorphic affective psychosis. *Psychopathology* 25 ; 23-28.
(60) Ghaemi, S.N., Ko, J.Y. and Goodwin, F.K. (2001) The bipolar spectrum and the antidepressant view of the world. *Journal of Psychiatric Practice* 7 ; 287-297.
(61) Ghaemi, S.N., Ko, J.Y. and Goodwin, F.K. (2002) 'Cade's disease' and beyond : Misdiagnosis, antidepressant use, and a proposed definition for bipolar spectrum disorder. *Can. J. Psychiatry* 47 ; 125-134.
(62) Katzow, J.J., Hsu, D.J. and Ghaemi, S.N. (2003) The bipolar spectrum : A clinical perspective. *Bipolar Disorders* 5 ; 436-442.

第3章
躁状態の精神病理学

はじめに

　近年，うつ病に関しては啓発が進み，広く知られるようになったのに対して，躁病に対する一般の注目度は低い。うつ病が「誰でもかかる病気」として身近に感じられ，感情移入も容易であるのに比べ，激しい躁状態は，健常人の心理と相容れない面があって，むしろ精神病に近づけた理解がなされるのが通例である。その一方で，軽躁状態は本人も周囲も異常とみなさないことが多い。

　しかし最近，うつ状態に対する抗うつ薬の使用に際して，躁転やラピッドサイクラー化，activation syndrome（賦活症候群）など思わぬ副作用が報告されるに至った。いずれも双極性障害に属する可能性が指摘され，こうした症例を早めに識別する必要に迫られた。その結果，重要視されるようになったのが潜在的な双極性障害のメルクマールとしての軽躁である。

　ここでは，躁病の概念の変遷をたどり，軽躁を含めたさまざまな躁病像を記述し，うつ病との関係をどう理解するかを論じたうえで，躁病の発病と症状形成のメカニズムに関する従来の見方と筆者の試論を提示し，

最後に，躁病の発症に関して包括的に考察する。

1. 歴史的経緯

　日本語の躁に当たるドイツ語の Manie や英語の mania の語源は 2000 年以上前の古代ギリシャ語のマニアに遡る。下って 1〜2 世紀頃のカッパドキアの Aretaeus にとって，マニアとは，無熱の続く理性の混乱と興奮であった。これと対になるメランコリアも同時に使われ始めた用語であるが，こちらは医学の領域を超えて文学の主題としてもたびたび取り上げられて，ある種のロマンチックなイメージも付与されてきたのに比べ，マニアのほうはその後もあらゆる種類の精神的な興奮状態を指し，19 世紀には狂気の一般的形態となった。ただ，加藤[18] も指摘するように，当時はマニアにしろ，メランコリアにしろ，生命力動の高揚ないし低迷という，力動面の異常として広く把握されていたのである。現在，マニアは欧米では，一定の対象への偏った過度の情熱を指す日常語として流布している。一昔前までの日本でも，マニアは鉄道マニアや切手マニアなどと用いられ，いずれも「狂」という語と交換可能であったことは注目してよい。

　現代精神医学用語としてのマニアは，やはり Kraepelin に由来する。ただ，教科書第 4 版（1893）[19] までは独立した病像とみなされ，第 5 版（1896）[20] 以降になって初めて「周期性精神障害」の下位グループのひとつに組み入れられる。第 5 版では「躁性興奮と精神的抑うつはまったく対立するものではなくて，むしろ同じあるいは近縁の基底状態が表わしている異なった現象形にしか過ぎない」と記載されている。

　第 8 版（1913）[21] では，躁状態が「軽躁病（Hypomanie）－軽症躁病ないしせん妄のない躁病（Mania mitis oder Mania sine delirio）」，「重症躁病（Mania gravis）－躁狂（Tobsucht）」，「せん妄躁病（deliröse Manie）」

の3種類に分類された。この分類は，現在のICD-10の分類に近いが，いずれにしても，興奮の程度が分類のメルクマールだったことが見て取れる。

他方，Schneider（1950）[28] は，感情障害における生命感情を重視し，うつ病においては悲哀感，躁病においては爽快感（Heiterkeit）や幸福感（Frölichkeit）といった気分面を重視した。興奮は他の精神障害でも観察されるため，非特異的な状態であると考えたのである。

2. 躁病の病像

上記のように，歴史的にマニアは興奮・混乱状態を指していたと思われるが，現代では爽快気分，行為心迫，観念奔逸，誇大観念といった症状が揃えば，躁病と診断される。しかしながら，こうした症状がいつも同時に存在するわけではない。そこで，躁病の基本症状をどこに見るかという視点が重要になってくる。

ここでは，Zeh[33] によって分類された6型の躁病像を参考に，その症状構成について考えてみたい。彼は，それぞれ際立った症状を念頭において以下の6型に分類している。

(1) 爽快（heitere）－幸福（fröliche）－喜悦（freudige）－高揚（gehobene）躁病（Manie）：生命感情（Lebensgefühl）の高揚をともなう。
(2) 刺激性（gereizte）－易怒性（zornmütige）－喧嘩好き（streitsüchtige）－攻撃性（aggressive）躁病
(3) 興奮性（erregte）－躁狂性（tobsüchtige）躁病
(4) 観念奔逸性（ideenflüchtige）躁病
(5) 錯乱性（verworrene）躁病：躁狂や思考散乱という意味での興奮から発展する。興奮した思考と行動からも発展する。

(6) 誇大性（expansive）－脱抑制（enthemmte）－多幸性（euphorische）躁病：誇大観念，すなわち判断障害をともなう。

　これらの症候群はそれぞれ独立したものではなく，しばしば密接に絡み合っているが，躁病像の臨床特徴を記述するのに有用である。これを筆者なりに，再解釈・再構成してみたい。

　爽快躁病は，単純な気分の高揚を基本特徴とした最も躁病らしい躁病と言える。この高揚した気分は，思考の産出性をともない誇大観念に発展する可能性があり，思考内容に幸福に満ちた色彩を与える。
　刺激性躁病は，気分的にはむしろうつも混入しており，一部は抑うつ気分と欲動の興奮の結合，すなわち一種の混合状態と言えるかもしれない。実際に，易怒性はうつ病の経過中にも観察される。
　興奮性躁病は，欲動の亢進が基本にあり，単なる興奮であれば感情病圏に限らず，たとえば統合失調症でも出現する可能性がある。躁病であることを示唆するのは，状況関連性が保たれていることである。
　観念奔逸性躁病は，単なる思考速度の上昇ではない。心的場が拡大して外的刺激や着想が次々に思路に入り込むという思考形式の障害であり，必ずしも気分の高揚と結び付くわけではない。
　錯乱性躁病は，興奮性躁病がさらに重症化したもので，興奮という欲動の過度の亢進が，思考や行動を一時的に解体してしまうことにその本質があり，緊張病性の色彩を帯びることもある。こうした錯乱性の病像に引き続いて典型的な爽快躁病の病像が出現することがあり，従来非定型精神病と診断されていたものの一部もこれに含まれる。
　誇大性躁病は，思考内容の異常であり，気分の高揚と自己批判の欠如を背景にもち，うつ病の微小性とは対をなす。

　このようにさまざまな躁病像を並べてみると，大きく2つの系列に分

けられる。すなわち，爽快躁病や誇大性躁病に代表される，気分が爽快となり自己の誇大化が起きるという症状系列と，興奮性，観念奔逸性，錯乱性躁病のように欲動が亢進して精神運動の速度が高まるという症状系列がある。この点で，生命力動の発現を気分と欲動の二重局面に見るJanzarik [17] の構造力動論が参考になる。

　この構想に基づけば，人間の主体は構造と力動の2つの軸から構成される。構造は思考や表象といった認知的側面を表わし，ほぼ人格構造と言い換えが可能であるのに対し，力動とは生命力動であり，気分と欲動といったエネルギー的側面を表わす。こうした観点からすれば，躁病の力動的布置は拡張（Expansion）と規定される。うつ病は力動の収縮（Restriktion）として，気分や欲動の発現が阻止されるのに対し，躁病では留め金が外れて脱抑制の状態となり，生命力動は亢進し気分や欲動面の症状として現われる。こうした力動の変化は構造すなわち認知的側面にも影響を与える。

　気分の高揚は自己価値の増大につながり誇大的な思考をもたらし，欲動の亢進は思考の促進を招き，行為心迫や観念奔逸となって現われる。気分の高揚と欲動の亢進の双方が存在すれば，典型的な躁と記載されるだろう。

　力動の拡大は時間体験の異常も引き起こす。たとえば，Kupke [22] は躁病を時間構造化障害として論じている。彼は，自己とは時間であり時間遂行（Zeitvollzug）と自己遂行（Selbstvollzug）はひとつの同じ現象の2側面であるというTheunissen [30] の人間学的な見方を引き合いに出して，時間的総合（temporale Synthesis）が過去に向けられた事実的総合（faktische Synthesis）と未来に向けられた生成的総合（genetische Synthesis）から構成されるとする。通常は現在において，両者の動きがバランスを保っているが，うつ病者では，生成的総合よりも事実的総合が優位になり，未来もすでに決定されたものとして閉ざされてしまうのに対し，躁病者では事実的総合よりも生成的総合が優位となり，過去の事実も塗り

替えられてしまう。

　　躁病者は，落ち着きのない漫然とした生活や単なる未規定の未来へ
　の移行のなかで生きている。その結果，躁病過程では，うつ病のそ
　れとは逆に，過去（間接的に現在に対しても）に対して未来が支配
　的になる。ここで，生成的総合が，その瞬間に事実的な総合を無力
　化し，時間的総合を支配してしまう。躁病過程でも，時間的総合は
　変容しているが，それによって，主体は彼の現存在の事実性から
　「離れて」，未来そのものの純粋な未規定性ないし，過去にもはや担
　われないこの未来の虚構の規定性へと移行する。規定性の過剰をこ
　うむるうつ病者とは違って，躁病者は規定性の過少ないし規定喪失
　をこうむり，新たな規定によってこの喪失を取り戻そうとするが失
　敗に終わる。[22]

　ところで，躁病症状は必ずしも双極性障害の経過の枠内でのみ生じる
わけではない。たとえば，当初は躁病エピソードと診断された症例が，
後に典型的な統合失調症の病像を呈することもあるし，若年期に統合失
調症の急性エピソードを経験した患者が，長い寛解期を経て，壮年期に
至ってうつ病エピソードを呈し，さらには躁病相も交えて，典型的な双
極性障害に移行するケースも散見される。また，急性多形性精神病性障
害（ICD-10）[31]や統合失調感情障害と診断された症例でも，その後の
経過で典型的な躁病像を呈することは稀ではない。したがって，躁病症
状は長期経過のなかでも安定したものではないことを踏まえ，経過診断
は柔軟に行なう必要がある。いずれにしても，躁症状の出現には，力動
の拡張にもちこたえる人格構造の安定性が必要である。

3. 躁とうつとの関連

　躁状態は横断面でも縦断面でも，うつ状態からまったく独立した状態で存在することは稀である。そこで以下では躁とうつとの関係について考えてみたい。この場合，両者が部分的に同時に存在する混合状態と，経過中の躁からうつへ，あるいはうつから躁への連続した転換，長期経過における極性変化が考察の対象になる。

(a) 混合状態

　宮本[24]は躁うつ病の基本的病像を広義の「混合状態」と見ているが，これに基づいて，躁とうつの関係を検討したい。ここで「混合状態」の根拠として挙げられているのは，①気分の不断の上下的変動と動揺，②不穏，焦燥，興奮の混入，③観念における微小と誇大の融合，である。

　①について述べると，うつ病の基本的な力動布置は，気分や欲動の発現が制限されている状態であるが，実際には日内変動として，この制限が強くなったり緩んだりする。このように制限が緩むと，気分は上向きとなり，このベクトルを躁への動きと捉えることもできよう。

　②は Kraepelin が説明しているように，気分，意欲，思考といった心的要素の極性が一致しない狭義の混合状態である。焦燥性うつ病や興奮性うつ病といった病像は，気分が抑うつ的でも欲動の亢進している状態であり，亢進している成分は部分的な躁とみなされる。

　③はうつ病者が自己を過小評価するときの法外性であり，これはうつ病妄想において典型的に見られ，筆者[1]はかつて「負の誇大性」と呼んだことがある。このように，躁病とは方向が反対ではあるが，うつ病にも誇大性は共通する。すなわち，うつ病，躁病ともに誇大性への力価

を孕む点には注目してよい。論点を先取りすれば，この誇大性こそ自己愛が本来内包しているものである。

以上まとめると，①は，ひとつの同じ動きに関して，上向きの成分を躁，下向きの成分をうつと呼んでいることになり，躁とうつは不可分である。②では，躁とうつが心的要素ごとに分解され，うつと躁が部分的に共存しうることを示している。③は，自己評価の誇大性，すなわち躁を基底にして，うつをそのバリエーションとする見方と言える。

(b) 躁うつ転換

前節では，同時性ないしミクロな動きとしての躁とうつの関係を指摘したが，躁とうつの経過をマクロに把握しても両者は密接に絡み合っている。すなわち，うつ病相後の軽い揺り戻し，すなわち軽躁的後期動揺（hypomanische Nachschwankung）は臨床上よく観察されるし，その反対の現象，すなわち躁病相の後の軽い抑うつ状態ないし疲弊状態などもそうである。このように，上昇したものは下降し，下降したものは上昇するというように，躁とうつはマクロな視点でも基本的に切り離せず，いわば上下振動の関係にある。

(c) うつ病における躁的成分の評価

Akiskalら[9-12]は，軽躁的因子をもつ気分障害を軽微双極スペクトラム（soft bipolar spectrum）としてまとめている。まず，大うつ病エピソードの存在を前提に，軽躁病が経過中に出現する場合を双極 II 型，抗うつ薬で躁転するものを双極 III 型，発揚気質（hyperthymic temperament）をベースにもつものを双極 IV 型としている。また，感情病気質（affective temperament）もこのスペクトラムに含まれる。気質レベルの軽躁を認める発揚気質，易怒性気質（irritable temperament），気分循環気質（cyclothymic temperament) のほかに，抗うつ薬で軽躁状態を呈する可能性のある準感情病性気分変調気質（subaffective dysthymic temperament）が挙げられている。

　ここで取り上げられている軽躁は，状況とは不釣合いで自生性，不安定性，反復性という特徴をもつことが強調されている。身体近接的な気分変動や薬物による軽躁は，躁病への逸脱準備性が高いことを説明しているとも言える。躁病を呈しやすい個体には，こうした生得的な気分変動の脆弱性が内在している可能性がある。

4. 躁病の病前性格と発症状況

　躁状態の発現に関しては，薬剤性や器質性，症状性の躁状態を除けば，自生的に出現する場合と，物理的な外的環境因や性ホルモンの変化など内的環境因に加え，いわゆる状況因が認められる場合がある。もちろん，契機のない自生的な発症が，最も遺伝，体質的な基盤の影響が大きいと言えるが，性周期や季節的な気分変動など，内的，外的リズムに依存する場合も，強い体質的な要素の関与が考えられる。状況因に基づいて発症する場合は，体質的な要因もさることながら，その後の性格形成と発病状況の絡み合いが大きな役割を果たす[15]。

　躁病を発症しやすい性格としては，いわゆるマニー親和型（Typus Manicus）が知られている。Tellenbach[29]は，von Zerssenの研究を引用してマニー親和型をメランコリー親和型と比較して，活動的，勤勉，感情優位，親切という両者の共通特徴を挙げる一方で，マニー親和型に見られる不安定，元気，自立的，非因習的，多面的関心などを指摘した。そのうえで，躁病発現のための決定的な前提条件は，生産の現実の領域へと超越する力動的可能性であると強調する。すなわち，躁病者では，うつ病者と同様の周囲に対する共鳴性に加えて，生得的な高い生命力動

の存在が指摘されている。

　Tellenbach[29]によると，マニー親和型も，負い目性（Remanenz），封入性（Inkludenz）というメランコリー親和型と共通した発病状況をもつが，メランコリー親和型がうつ病へと落ち込むのに対し，マニー親和型は，こうした状況を病的な形で乗り越え，躁病に至るという。この点については，日本の研究者がより詳細な検討を加えている。

　まず，森山[25, 26]は躁うつ病の病前性格，発病状況を両極的見地から，躁状態の発現様式を大きく2型に分けている。まず，マニー型の病前性格では「熱中性＞几帳面」が特徴であり，その躁病発症状況は，「緊迫＞解放」，その病的状況は「熱狂＞喜悦」と考察している。他方，メランコリー型の軽躁状態は，マニー型と対極に置かれ，病前性格は「熱中性＜几帳面」，軽躁病発症状況は，「緊迫＜解放」，病的状況は「熱狂＜喜悦」と表現されている。

　躁病の状況因について考察した大橋[27]の結論もほぼ同様で，マニー型では負荷状況が，メランコリー型では荷下ろし状況が，それぞれ躁病相の誘発に関与しているという。ただ，循環気質では感情的衝撃が躁病の発症に影響を与えているという指摘は興味深い。この場合の循環気質は，Kretschmerが記述した類型のなかでもAkiskalのcyclothymic temperament（気分循環気質）に近いタイプではないかと思われる。いずれにしても，こうした自生的な気分変動を背景にもつ個体では，躁病への逸脱準備性の高いことが窺われる。

　以上をまとめると，躁病を発症しやすい性格には，状況との共鳴性を内蔵する循環気質をベースにもちながらも，構造の拘束性（社会的規範との同一化）と生命力動の多寡で規定されるマニー親和型やメランコリー親和型と，より体質的でサブクリニカルな気分変動を基盤にした気分循環気質などがあると言えよう。また，マニー親和型は圧迫状況で躁病になり，メランコリー親和型は荷下ろし状況で軽躁病になるが，青年期では受容的な環境で軽躁状態を呈する症例も稀ではない。たとえ

ば，筆者が本書第 1 章で論じた「未熟型うつ病」[2, 4, 7] や第 5 章で論じる「BPD 様双極 II 型」[5] も基底には循環気質があるものの，入院しただけで躁転したり[3]，主治医に対し陽性転移を起こしたりするなかで軽躁状態が出現する。状況的には，荷下ろしの側面もあるが，庇護的受容的環境が誘発する退行という点も見逃せない。

5. 精神分析から見た躁病とうつ病の発症

　精神分析では，躁病は抗うつ作用をもつとみなされてきた。たとえば，Abraham[8] は躁病の症状においては，うつ病で単に隠され不可視になっていたものが，まさに露出していると指摘する。すなわち，喪失や分離，自己価値の低下，侮辱，恥，罪責感を否認する形で，自我の退行的膨張や誇大自己の動員が生じ，超自我は無効になる。その結果，多弁，多動，観念奔逸，爽快感，誇大的な確信が生じる。こうした否認の機制の動員によってあらゆる体験が肯定され，精神運動興奮も高まるのである。

　つまり，躁病とうつ病の症状はどちらも自己の価値喪失という危機状況に対する反応とも見ることができ，躁病においては，対象の価値喪失と対象に対する軽蔑が，うつ病においては自己の価値低下と自己卑下が優勢となる。

　ちなみに，この辺の事情は，発生学的には，危機状況に対する動物の原始反応の二様式と比較可能である。すなわち，擬死反射はうつ病に，運動暴発は躁病に，現象上は類似している。それゆえ，うつ病の制止や自己世界への閉じこもり，躁病の興奮と自己誇大化は合理的な反応という側面もある。このように，うつ病や躁病の発症にはこうした心理的なメカニズムの一端を垣間見ることもできる。ただし，こうした反応形式は，一過性の反応から緊張病性の昏迷と興奮にも共通するはずで，躁うつ病の場合は，危機状況が去ってもいったん生じた精神状態がある程度

持続することと，人格構造のまとまりは障害されない点で際立っている。

他方，Mentzos [23] は躁うつ病における自己愛の役割を重要視する。彼は健全な自己愛を支える3つの要素として，①誇大自己から発達する理想自己，②早期の両親イマーゴから発達する理想対象，③太古的な超自我から発達する良心，を挙げる。それぞれの要素が成熟し健全な自己愛が発達していれば，自己愛が危機に瀕する事態に遭遇しても，これを乗り切れる可能性が高い。しかしながら，それぞれの発達に歪みがある場合は，病的な症状を呈するとされる。自己評価が誇大自己まで退行すれば躁病の症状を呈し，対象関係が早期の両親イマーゴの成立する共生段階にまで退行すれば依存うつ病の病像を呈し，太古的な超自我が活性化すれば罪責うつ病が出現する。

このように，精神分析的には，うつ病が基本でそれを乗り越える形で出現するのが躁病であるということになる。このような躁病とうつ病の関係は先に挙げた Tellenbach の人間学的な見方とも共通する。その一方で，発達論的には幼児的万能感という躁的な状態が先行し，母親からの分離や父親からの禁止ひいては社会的規範の取り入れに際してうつ状態が生じると見れば，躁病はうつ病よりも退行した状態とも考えられる。

ここでは，否認という心理的メカニズムが働いた結果として躁病が出現する可能性を指摘したが，必ずしも内因性の躁状態に至ることを説明するものではない。つまり，躁症状が躁的防衛という神経症レベルの機制にとどまり一過性に終わることもある。精神運動興奮，睡眠時間の短縮といった身体症状がある程度持続する前提として，自己価値の危機を乗り越えるエネルギー水準の高さが必要であるように思える。つまり，状況論的に見れば，マニー親和型の病前性格をもつ場合に，状況からの圧力が加わると，負荷躁病や圧迫躁病のようにこの圧力を乗り越える形で躁病が出現する。Janzarik [17] にしたがえば，力動の拡張が生じるが，思考内容に関しては上記のような否認のメカニズムが働いている。また，その結果としての誇大的傾向の出現がますます力動の拡張を助長すると

いったポジティブ・フィードバックが認められる。

6.「生体反応モデル」に基づいた躁病とうつ病の発症

　ここでは，躁病発症のより生物学的な身体次元のメカニズムを考えてみたい。この場合，かつて Henri Laborit が提唱した生体の侵襲後振動反応のコンセプトが大変参考になる。これについては，すでに八木ら[32]が治療思想としてのネオヒポクラティズムを提唱した際に紹介しているが，Henri Laborit は人工冬眠やショックの研究に基づいて，生体への侵襲の直後には，短期間の同化期が生じ，次に交感神経優位の異化期，次に迷走神経優位の同化期を経て元に戻るという経過図を示した。
　このような身体的変化は，交感神経優位の躁状態の後で迷走神経優位のうつ状態が観察される場合にもよく当てはまる（図1）。このうつ状態はDSM-IV[13]のメランコリー型のように，不眠や制止の強いうつ病ではなく，むしろ過眠，軽い意欲低下を主体とする，エネルギーの放出された後のいわば弛緩したうつ病像である。こうした病像は，統合失調症の急性期に引き続いて出現するいわゆる精神病後抑うつ（postpsychotic depression）とも重なり，興奮病像を呈する内因性精神病一般に共通する力動変化とも言える。
　それでは，不眠や食欲不振が著しく制止の強いうつ病ないし不安・焦燥優位のうつ病は，この図ではどのように位置付けられるのであろうか。不眠や食欲不振は交感神経系の興奮した状態とも考えられ，制止の強いうつ病は内的な緊張を孕んで生命力動の発現が制限されている状態ともみなせるし，不安・焦燥は言うまでもなく力動の圧力は高い。これらの病像も患者が休養することによって，弛緩性のうつ病像に移行することは臨床上よく観察される。
　したがって，制止の強いうつ病や不安・焦燥うつ病も興奮と弛緩とい

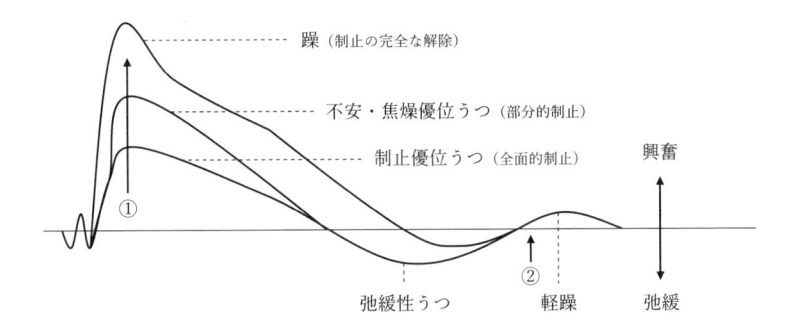

躁（制止の完全な解除）
不安・焦燥優位うつ（部分的制止）
制止優位うつ（全面的制止）
興奮
①
弛緩性うつ　②　軽躁　弛緩

図1　生体反応モデルから見た躁うつ病の経過

う観点から見れば，負荷躁病に準じた経過が考えられる。となると，興奮を孕んだうつ病と躁病との関連はどうなるのだろうか。

そもそもうつ病の診断においては，抑うつ気分，興味，喜びの著しい減退，意欲低下などのエネルギーの低下と見られる症状群が必須とされる。しかし，実際には，本来のエネルギー・ポテンシャルが低下した状態と，それが十分あるのに発現が制限されている事態が想定される。後者こそ，まさにドイツ語圏で内因性うつ病のメルクマールとして重視されてきた Hemmung（制止）であり，この制止をうつ病の基本病態と見ることもできる。前述したように，これは興奮性因子を内包しており，制止が緩んできたときに，状況や患者の人格構造，抗うつ薬による刺激などと関連して，不安・焦燥や躁病へと姿を変える。また，治療環境が理想的であれば，弛緩性のうつ病像を経て回復する。

以上を踏まえて，制止の強いうつ状態から躁状態に至る場合を考えてみたい。制止の完全な解除が急速に起こると，Hemmung（制止）から Enthemmung（脱抑制）へと病像が変化する（図1の①）。端的な例が，ECT（電気けいれん療法）後の躁転であるが，マニー親和型などはこの制止を打ち破る高い力動水準を備えている。また，病前の負荷状況

が完全に棚上げされ，受容的な環境に入ると，躁転するケースもある。すなわち，外部からの圧力が軽減することで，制止が解除されるのである。たとえば，未熟型うつ病では，受容的な病棟への入院を機にうつ状態からしばしば躁転する。マニー親和型が，自らの力で躁転するとすれば，前者は状況の力を借りて，他者の庇護のもとで躁転すると言え，その差は病前のエネルギー水準の差と言える。

　これらのエピソード内経過をまとめると次のようになる。発病初期は状況因からの負荷に対する過剰適応の時期があり，その努力の極で制止の強いうつ病ないし躁病へと至る。制止が緩んできた段階で状況の圧力があれば不安・焦燥うつ病像を呈する。その後，十分な休養が取れれば，次第に弛緩性の病像を経て回復する。一部は軽い揺り戻しを認める。もちろん，すべてがこうした経過をたどるわけではなく，症例によっては目立たない病期もある。

　躁状態の発現様式に限定すると，病前の圧迫状況を打ち破る，あるいはそれが解除される機制（図の①）と，弛緩性うつ病像からの揺り戻しと見られる機制（図の②）がある。前者が病前性格と状況構成に力点があるとすれば，後者はより身体に近いバイオリズムの変動とも言える。

　また，長期経過に関しては，石原・岩井[16]により躁病への極性シフトが指摘されており，Angstら[14]の最近の疫学データを見ても，内因性うつ病のほぼ半数は，30年経過で双極性障害へと移行するようである。先の筆者の図式で考えると，うつ病相を繰り返すうちに，あるいは加齢とともに構造の緩みが生じ，制止の強いうつ病像を形成できずに，躁への通路が開かれると言えるのではないか。

　結局，躁病の発症に際しては，体質的要因と状況因があり，症状形成のメカニズムは，自己価値の危機状況に際して働く否認という心理学的な防衛機制と生物学的な力動の拡張との相乗作用であると考えられる。体質的な要因がなければ，危機状況においても躁的防衛という心理的レベルの反応にとどまり，躁病エピソードとして自律化することはない。

特に一人になったときは防衛されていた不安が前景に出て，むしろ抑うつ的になるのが普通である。しかしながら，体質的な要因を認める場合には，躁的な防衛が力動の拡張を招き寄せ，精神運動興奮が持続し，これが誇大的自己への退行を促す。その前提として，自己価値の危機を乗り越えるエネルギー水準の高さや，危機状況での圧迫の契機，あるいは圧迫の解除が必要であるように思える。逆にまた，自生的な力動の拡張は，否認という機制を介さずに，自己価値を他者価値に優先させ患者を誇大的にさせる。長期経過を見ると，当初は否認の機制が見られた躁病でも，病相が自律化してくると，こうした機制なしに躁状態が生じることになるのである。

おわりに

うつに比べて軽視されがちな躁について述べてきたが，改めてうつなくして論じられないことがわかる。うつが遍在化している一方で，職場環境の厳しさが増し，人を熱狂させるイベントが多い今日では，躁病の発病状況である圧迫や解放の契機にも事欠かない[6]。また，冒頭で述べたように，抗うつ薬の普及にともなって，躁が賦活される機会も増えている。その意味で，躁への潜在的な素質をもつ個人において，かつてないほど躁が発現しやすくなっていることは疑いようがない。こうした躁の時代にあって，いかにして病的なそれを早期発見，早期予防につなげていくかが問われている。

▶文献
(1) 阿部隆明（1990）「妄想型うつ病」の精神病理学的検討——うつ病妄想の成立条件—病前性格との関連——．精神経誌 92 ; 435-467.

（2）阿部隆明・大塚公一郎・永野満・加藤敏・宮本忠雄（1995）「未熟型」うつ病の臨床精神病理学的検討．臨床精神病理 16 ; 239-248.
（3）阿部隆明・加藤敏（1990）双極 II 型の躁転に関する考察——開放病棟入院が躁転を導く可能性について．臨床精神病理 20 ; 195-209.
（4）阿部隆明（2001）精神病理学——最近の進歩（未熟型うつ病）．最新精神医学 6 ; 135-143.
（5）阿部隆明・加藤敏（2005）双極性障害と境界性人格障害の鑑別と共存．精神科治療学 20 ; 1113-1120.
（6）阿部隆明（2005）時代による精神疾患の病像変化——気分障害．精神医学 47 ; 125-131.
（7）阿部隆明（2006）うつ病態の精神療法—未熟型うつ病．精神療法 32 ; 293-299.
（8）Abraham, K (1912) *Ansätze zur psychoanalytischen Erforschung und Behandlung des manisch-depressiven Irreseins und verwandter Zustände. Zentralblatt für Psychoanalyse II 6.*
（9）Akiskal, H.S. and Mullya, G. (1987) Criteria for "soft" bipolar spectrum : Treatment implications. *Psychopathology Bulletin* 23 ; 68-73.
（10）Akiskal, H.S. (1996) The prevalent clinical spectrum of bipolar disorders : Beyond DSM-IV. *J Clin psychopharmacol* 16 (Suppl 2) ; 4-14.
（11）Akiskal, H.S. and Pinto, O. (1999) The evolving bipolar spectrum. Prototypes I, II, III and IV. *Psychiatr Clin North Am* 22 ; 517-534.
（12）Akiskal, H.S. (1999) *Bipolarity : Beyond Classic Mania.* In : Akiskal, H.S. (Ed.) : *The Psychiatric Clinics of North America.* W.B. Saunders Company, Philadelphia.
（13）American Psychiatric Association (1994) *Quick Reference to the Diagnostic Criteria from DSM-IV.* Washington D.C.（高橋三郎・大野裕・染矢利幸訳（1995）DSM-IV 精神疾患の分類と診断の手引き．医学書院．）
（14）Angst, J., Sellaro, R., Staassen, H. and Gamma, A. (2005) Diagnostic conversion from depression to bipolar disorders : Results of a lomg-term prospective study of hospital admissions. *Journal of Affective Disorders* 84 ; 149-157.
（15）飯田眞・横山知行・佐藤新ほか（2003）双生児研究からみた躁うつ病の発症モデル．臨床精神医学 32 ; 1339-1347.
（16）石原さかえ・岩井一正（1993）双極病の長期経過に見られる躁病への極性シフト——内因性精神病の経過力動に関する研究．精神医学 35 ; 1049-1057.
（17）Janzarik, W. (1988) *Strukturdynamische Grundlagen der Psychiatrie.* Enke, Stuttgart.（岩井一正・古城慶子・西村勝治訳（1999）精神医学の構造力動論的基礎．学樹書院．）

(18) 加藤敏 (1999) 躁うつ病化する分裂病症例. In：分裂病の構造力動論——統合的治療に向けて. 金剛出版.
(19) Kraepelin, E. (1893) *Psychiatrie 4. Aufl.* Barth, Leipzig.
(20) Kraepelin, E. (1896) *Psychiatrie 5. Aufl.* Barth, Leipzig.
(21) Kraepelin, E. (1909-1915) *Psychiatrie 8. Aufl.* Barth, Leipzig.
(22) Kupke, Chr. (2003) Die Zeitlichkeit melancholischen Leidens : Ein philosophisch-psychopathologischer Versuch. *Fundamenta Psychiatrica* 17 ; 43-52.
(23) Mentzos, S. (1996) *Depression und Manie : Psychodynamik und Therapie affektiver Störungen 2. Aufl.* Vandenhoeck und Ruprecht, Göttingen, Zürich.
(24) 宮本忠雄 (1992) 躁うつ病における混合状態の意義. 臨床精神医学 21 ; 1433-1439.
(25) 森山公夫 (1968) 躁うつ病者における性格と発病状況の両極的把握について. 精神医学 10 ; 352-356.
(26) 森山公夫 (1968) 両極的見地による躁うつ病の人間学的類型学. 精神経誌 70 ; 922-943.
(27) 大橋正和 (1979) 躁病の発病状況. In：飯田眞編：躁うつ病の精神病理 3. 弘文堂.
(28) Schneider, K. (1950) *Klinische Psychopathologie.* G. Thieme, Stuttgart.
(29) Tellenbach, H. (1983) *Melancholie. Vierte, Erweiterte Auflage.* Springer, Berlin. (木村敏訳 (1985) メランコリー 改訂増補版, みすず書房.)
(30) Theunissen, M. (1991) Zeit des Leidens. In : Theunissen, M. : *Negative Theologie der Zeit.* Suhrkamp, Frankfurt am Main.
(31) WHO (1992) *The ICD-10 Classsification of Mental and Behavioral Disorders.* (融道男・中根允文・小宮山実監訳 (1993) ICD-10 精神および行動の障害——臨床記述と診断ガイドライン. 医学書院.)
(32) 八木剛平・田辺英 (1999) 精神病治療の開発思想史——ネオヒポクラティズムの系譜. 星和書店.
(33) Zeh, W. (1956) Zur Psychopathologie der zyklothymen Manie. Fortschritte der Neurologie. *Psychiatrie und ihrer Grenzgebiete* 24 ; 149-160.

第4章
うつ病の躁転に関する状況論的考察
開放病棟入院が荷下ろし (Entlastung) の状況を導く可能性について

はじめに

　これまで，うつ病の躁転は自然経過[4]ないし抗うつ薬の副作用[9, 23]から説明されてきた。すなわち，主に生物学的機制が重視されてきたわけだが，それはそれで再発予防の道を開いてきた[20]。また最近では，抗うつ薬の種類によって躁転率が違うという報告がなされているし，個体の側の要因としては，単極型より双極型のほうが躁転しやすいことも指摘されている。しかし，どのような患者がどのような状況で躁転しやすいのかといった問題はこれまで等閑視されてきた。

　本章では，入院が契機になって躁状態を呈したと思われる双極II型の2症例を呈示し，その病前性格や病像の特徴，状況との関連について，また躁とうつの関係について考察する。

1. 症例呈示

症例 1

初診時 40 歳，男性，自営業。

病前性格
明朗，几帳面，内弁慶。

家族歴
精神疾患の遺伝負因はない。

生活史
3 人同胞の第 3 子として出生。末子のため甘やかされて育った。同じ職場に勤める妻と，3 人の子供がいる。家庭内に特に問題はない。

現病歴
　37 歳で親族の会社から独立し，同業の会社を起こすが，以前の同僚から嫌がらせを受けるようになり，39 歳の 8 月に，以前の会社に戻った。新しい仕事は，現場の単調な作業だったうえに，人間関係にも苦労した。しだいに，下痢，全身倦怠感，微熱が出現し，内科に入院するものの，持続点滴が我慢できずに，2 日間で自ら退院してしまった。翌年 3 月には，抑うつ気分，制止症状が出現し，月に 3 〜 4 日しか出社できなくなった。中途覚醒，早朝覚醒も目立ち，眠ろうとして飲酒量が増え，起きると気が沈むという状態が続いた。食欲は当初亢進し体重も増加していたが，しだいに減少してきた。A 病院を受診し，抗うつ薬 (clomipramine 50mg/day) の投与を受けるも症状の改善がないため，5 月に B 病院外来に移り，6 月に第 1 回目の入院（大学病院開放病棟）となった。

　入院直後は緊張しており，不眠を訴えていたが，1 週間もすると，軽

躁状態となって他患への関与が増大してきた。そのため，抗うつ薬を中止し，炭酸リチウム 400mg/day を開始した。しかし，その後も隣の患者にマッサージさせる，その他の患者たちと激しく口論する，離棟し喫茶店に行くといった問題行動を頻回に起こすようになり，多弁，易刺激性，軽い観念奔逸が目立ってきた。看護師に対しては依存的で，さまざまな身体症状を訴え，「全然心配してくれない」と甘えた口調で語った。また，この頃「ここに入院してから，中学生や高校生の気持ちになれることがわかったんですよ。戸籍上は 40 歳ですけど」という発言も聞かれた。患者本人の希望により 1 カ月で退院となった。

　9 月頃までは軽躁状態のままだったが，10 月以降は誘因なく抑うつ的になり，12 月には仕事にも行かず飲酒するようになった。昼夜逆転の生活になり，抑うつ気分，食欲低下，意欲低下，希死念慮が強まり，気分安定剤に加え抗うつ薬の投与を再開するも効果がないため，翌年 3 月に再入院となった。

　入院翌日には軽躁状態となり，子供じみたいたずらをしたり，同室の患者をいじめるといった退行的な行動が目立ってきた。そのため，病棟スタッフから注意されるが，表面上は従順であるものの，一向に聞き入れる様子がなかった。抗うつ薬はすぐに中止し，再び気分安定薬の投与のみとし，1 カ月で外来治療に切り替えられた。退院後 2 カ月ほど軽躁状態が続き，その後再び軽うつ状態に移行した。これ以後も，外来で躁状態を呈したことはない。

症例 2

初診時 40 歳，男性，無職。
病前性格
几帳面，神経質，内気，わがまま。

家族歴
母方の親類に自殺者あり。
生活史
3人同胞の長子として出生。父親は家族に対して高圧的だった。父親が転職を繰り返すため，母親が家計を支えており，彼女は家庭を顧みる余裕がなかった。結局，両親が離婚し父親が家を出たため母親と2人暮らしとなる。結婚歴なし。
現病歴
　10歳頃より，些細なことにも決断がつかないことを自覚し，本の並び方が気になって整理に何時間も要し，入浴もなかなか終われず，朝まで風呂から出られなかったこともあった。何をするにも，頭のなかで考えを反芻していた。高校卒業後，就職するも，仕事に時間がかかり残業ばかりしていた。一方，概して夏になると，気分が比較的良くなり，風俗店に通いつめる時期もあったらしい。
　33歳から介護施設で働くが，4年後，大胆な提言をして首になった。退職後，気分は楽になったというが，日常生活で身の回りの行動に時間がかかっていた。
　39歳の2月，それまで争うことのなかった父親に対し攻撃的になったため，心配した家族に勧められB病院外来を受診した（初診時は強迫性障害の診断）。6月，両親の離婚が成立し，父親が家を出た。12月，職業安定所に通うも希望する職場がなく，この頃より，抑うつ，意欲低下，希死念慮が出現した。翌年1月，食欲不振がひどく，体重が10kg減少し，抗うつ薬などの投与（clomipramine 75mg/day, sulpiride 150mg/day, bromazepam 6mg/day）を受けるも上記症状がますます悪化してきたため，1月下旬，大学病院開放病棟へ入院となった。
　入院時は抑うつ的で，抑揚のない回りくどい話しぶりが目立った。自己評価も低く自責的であった。薬物の変更はほとんどなかったが，4月頃から強迫症状は目立たなくなる一方で，軽躁的になり，他の患者や看

護スタッフの態度を非難し，自分の正当性を主張するため，トラブルが頻繁になった。そのため，抗うつ薬を中止し，炭酸リチウムの投与を開始した。この状態は2カ月ほど続き退院となった。

ところが，2カ月もすると再び抑うつ状態となり，外来で clomipramine の点滴などを受け，数カ月で軽快した。その後も仕事の関係で何度かうつ状態を繰り返し，clomipramine 150mg/day まで使用しているが，外来では躁転していない。

2. 両症例の診断と特徴

まず診断であるが，DSM-IV [3] に照らすと，入院時のうつ状態は，両症例とも大うつ病エピソードの基準を満たす。ただ，躁転後の状態は，必ずしも入院の必要な状態とは判断されず，軽躁病エピソードにあたる。したがって，いずれも全体の経過からは，双極II型と把握される。

また，症例1，2とも，入院してから軽躁病エピソードを呈しているものの，外来治療では躁転していない。たしかに，症例2では，夏に比較的調子の良かった時期があるようだが，家族や本人の話からは，必ずしも軽躁とは言いきれず，しかも，ここ5〜6年は夏でも抑うつ的なことが多かった。したがって，明らかな軽躁状態は，大学病院開放病棟に入院中に出現したと言える。

もちろん，両症例とも，抗うつ薬が使用されているが，症例1は入院前後で投薬の変更はなく，入院（大学病院開放病棟）という環境の変化が病相の逆転に作用したことが明らかであり，症例2では，抗うつ薬による躁転が否定できないものの，その後の外来で同じ抗うつ薬を同等量，あるいはそれ以上処方しても躁転しておらず，こちらも入院の影響が大きいと考えられる。

さらに，両症例ともいったん軽躁状態になった後は，抗うつ薬を中止

しても，この状態は数カ月続いていて，この点は神経症性うつ病者によく見られる状況依存的な気分変動とも異なる。さらに，外来で躁状態，軽躁状態が誘発されたことはなく，やはり入院という状況が躁転を誘発した可能性を示唆する。

双極II型の軽躁病誘発ないし躁転については，これまであまり論じられていないが，躁病の発病状況についての論考はいくつかあり，われわれの症例を考察するうえでも参考になる。

3. 躁転の状況についての検討

躁病の発症状況についての代表的な研究としては，Tellenbach[23]のPressionsmanie（圧迫躁病），Blankenburg[8]のBelastungsmanie（負荷躁病）があるが，いずれも病前の負荷状況を問題にしている。特に圧迫，停滞を嫌うマニー型（Typus Manicus）の患者は，こうした状況，すなわち封入性（Inkludenz），負い目性（Remanenz）を病的な形で乗り越え，躁病に至るという。

ただマニー型の場合，躁病相が優位で，うつ状態はあまり目立たない印象がある。また，躁うつの転換にしても，躁からうつへの方向を取ることが多く，顕著なうつから躁へと至る場合は比較的少ないと考えられる。

躁うつ病の病前性格，発病状況を両極的見地から検討した森山[16, 17]は，躁状態の発現様式を大きく2型に分けている。まず，マニー型の病前性格では，「熱中性＞几帳面」が特徴であり，その躁病発症状況は「緊迫＞解放」，その病的状況は「熱狂＞喜悦」と考察している。他方，メランコリー型の軽躁状態は，マニー型と対極に置かれ，病前性格は「熱中性＜几帳面」，軽躁病発症状況は「緊迫＜解放」，病的状況は「熱狂＜喜悦」と表現されている。

躁病の発病状況を検討した大橋[18]の結論もほぼ同様である。つまり，マニー型では負荷状況が，循環気質では感情的衝撃が，メランコリー型では荷下ろし状況が，それぞれ躁病相の誘発に関与しているという。ちなみに，大橋の指摘した「荷下ろし」と森山の言う「解放」は同じ意味であり，ドイツ語の Entlastung に相当する。

われわれの患者では，入院前に仕事をしなければならないという一種の負荷状況が存在する。では，入院後の状況はどう評価されるだろうか。そこで，入院，とりわけ女性看護者中心の大学病院開放病棟が患者にとってどういう意味をもつのかを考えてみたい。Windgassen[24]は，統合失調症患者において薬物療法を含めた治療や入院環境が患者にとってどう体験されるかを検討し，患者の視点を重視しているが，同じことは躁うつ病でも言える。この場合は，われわれの病棟が患者にとってどういう意味をもち，どう感じられるのかである。

まず，入院という状況そのものが，社会から隔離されて，仕事をしなければならないという重圧から当面は「患者」として逃れられることを意味する。しかも，この病棟の構造は内科病棟のそれとほぼ同一であり，しかも内科や外科とも同じフロアにあって自由に行き来できることから，患者は「精神科病棟」に入院したという実感をあまりもたないようだ。加えて，われわれの病棟は，女性看護者中心の開放病棟である。そこでは，絵画療法，音楽療法，スポーツレクリエーション，ミーティングといった活動がさかんで，医療者と患者の関係，また患者間の関係も緊密であり，患者たちを中学・高校時代の心理状況に立ち返らせる効果もある。症例1は入院中に，「ここでは中学生，高校生の気持ちになれることがわかった」と，症例2も「ここの病棟は自分にとっては学校である」と述べていたことが，この辺の事情を裏書きしていよう。したがって，こうした病棟は，物理的にも精神的にも開放的受容的な治療環境と言え，患者にとっては退行促進的に働く潜在性をもっている。

また，他の入院患者の役割も重要である。当病棟では身体的合併症を

もった精神障害者，動きの少ない統合失調症患者とうつ病患者，神経症圏の女性患者が多い。したがって，先に挙げたわれわれの患者たちが，他の患者たちに対して心理的に優位に立つことは比較的容易である。いわば，社会での不遇な状況から，入院したことによって一躍周囲を支配できる存在になれるのである。それは，本人の傷ついた自己愛を満たしてくれる状況でもあり，これが荷下ろしの状況になるとは言えないだろうか。

　特に症例 1 は，この点で示唆的である。最初の入院では躁転まで一週間ほど要しているのに，2 回目は入院して翌日には躁転しているのである。最初の入院は，仕事に対する嫌悪感と，仕事をしなければならないという板挟みの状況から逃れたいという患者の無意識の願望が，期せずして実現することになる。2 度目の入院は，以前の入院状況がわかっているだけに，より早期に，むしろ予期していたように軽躁状態になっている。

　症例 2 では，入院してから軽躁状態になるまでに 3 カ月を要しているが，このときのことを退院後に，「あのときはスーパーマンのような気持ちになった。調子に乗ってしまった。入院して甘えてしまった」と述懐しており，入院前の家庭的にも甘えられない厳しい状況を離れて，入院という受容的な環境に影響され，負荷から解放されたことを図らずも吐露している。

　このように見ると，われわれの症例 1，2 の躁転の状況は，森山が指摘したメランコリー型の解放という発病状況，ならびに大橋のいうメランコリー型の荷下ろし状況に一致する。しかし，病前性格に関して言えば，症例 1，2 ともメランコリー型とは言えない。症例 1 はある種の几帳面さは示すものの，メランコリー型の標識である秩序性や良心性といった規範との一体化は目立たず，むしろ未熟な循環気質といった側面が強い。症例 2 は，本来強迫神経症者であり，対他配慮に乏しく自己中心的であるという点を除けば，融通の利かなさ，細部へのこだわりとい

う点で，メランコリー型との共通性がある。また，この点が重要なのだが，両者ともマニー型ほどの精力性はない。

ところで，負荷躁病にしても，荷下ろし躁病にしても，躁状態の前に負荷が先行しているという側面があり，この負荷状況が個体に一種のうつをもたらしていると見ることも不可能ではない。負荷躁病（マニー型）では，この状態を自力ですみやかに乗り越えてしまうために，うつ状態が固定しないのだとも言える。他方，荷下ろし躁病について言えば，この場合にも Entlastung の前には，Last つまり負荷状況が先行していることはたしかであり，むしろこの場合，負荷にうつが，荷下ろしに躁が対応していると考えられる。そう見れば，いずれの場合も，うつから躁へ移行する前提として，主体にとって負荷は乗り越えられるか，棚上げされている。マニー型とわれわれの患者の違いは，前者が自力で躁状態を導くのに対し，後者では，こうした状況を自分では乗り越えられず，入院という状況を借りて初めて躁状態になる点にある。

他方，閉鎖病棟への入院はどうだろうか。通常，慢性の統合失調症患者の多い，いわゆる単科精神科病院への入院は，必ずしも荷下ろしを意味しない。もちろん，それは病前の負荷状況から一時的に隔離されるという荷下ろしの意味も認められるが，他方で，「精神病院に入れられてしまった」というスティグマと受け取られ，むしろ新たな負荷ともなりうる。実際，見るからに自分とは異質な慢性の統合失調症患者との出会いは，うつ病患者にとって，彼らと同じ精神病患者になってしまったという絶望的な体験と感じられることもある。一度閉鎖病院に入院した経験のあるうつ病患者が再び抑うつ状態になっても，彼の口から，閉鎖病棟だけはやめてほしいと語られることも稀ではない。われわれの経験でも，閉鎖病棟で躁転するケースはあまり見かけない。したがって，入院環境といっても，それぞれの病棟で状況が異なると想定され，入院が躁転促進的に働くのは，大学病院開放病棟の特殊性にも由来するのだろう。

4. 躁転と病前性格

　これまで荷下ろしという状況下での躁転を論じてきたが，こうした躁転を起こしやすい個体側の条件について，もう少し検討してみたい。
　まず，言うまでもないことだが，躁転直前のうつ状態はそれほど深くない点が挙げられる。周知のように，うつが深い状態は，自己世界関連的[15]であり，周囲の影響を受けにくい。しかし，それ以前の段階ないし回復期には，周囲との関連性が保たれ，あるいは取り戻されている。こうした軽うつ状態が躁転の前提である。両症例とも，DSM-IV の大うつ病の基準を満たしているが，制止はそれほど強くなく，軽度からせいぜい中等度にとどまっている。
　次に，病前性格と躁転への準備性との関連について考えてみたい。軽うつ状態では，病前性格が病像に反映されてくるゆえ，病前性格によって躁転のしやすさも異なることが想定される。状況による躁転にとって重要なのは，気分変動性と状況反応性である。
　躁うつ病との関連において，サブクリニカルな気分の波が際立っている個体を循環気質（Zyklothymie）として抽出したのが，チュービンゲン学派の Kretschmer [12]だったが，この概念は気分の回帰性ひいては躁転を説明するうえでも重要である。さらに循環気質とは，周囲と情動的に共鳴（mitschwingen）することにその本質があり，生まれながら状況に左右されやすいと言える。
　躁うつ病の病前性格について，飯田[10]，佐藤ら[21]は正当にも，より先天的な体質に根ざす循環性格を中核において，マニー型，執着性格，メランコリー型を構想している。そうすると，基底にある循環気質と，その後の性格形成ならびに状況とのかかわりから，躁うつ病の経過の多様性をある程度説明することも可能だろう。

ここで，Janzarik [11] の構造力動論に倣って，病前性格と躁転の問題を考えてみたい。Janzarik は，主体を構成する 2 つの軸として，力動と構造を措定する。力動とは，欲動や情動などのエネルギー的側面をなし，構造は表象や思考，行動様式の基体を表わす。

通常は，構造が力動を制御しているが，躁うつ病では，自生的に，ないし状況との関連で，力動の逸脱が生じる。うつでは力動の収縮（dynamische Restriktion）が，躁では力動の拡張（dynamische Expansion）が想定されるが，こうした力動の逸脱の基礎に，軽い気分変動の波があり状況と共鳴しやすい循環気質を置くことも可能だろう。

症例 1 では，社交性，友人関係の活発さ，趣味の広さなど，循環気質の特徴が基底に認められる。症例 2 は明らかな循環気質とは言えないものの，強迫性障害のファサードの陰に持続的な軽うつと一時的な軽躁成分が見出せ，循環気質に準じたサブクリニカルな気分変動を想定できる。このように，気分変動への準備性は両者で見られるが，それではなぜ，状況への反応時間，つまり躁転までの時間に差が出るのか。

われわれはかつて，人格の構造が安定すればするほど，また生得的力動（精力性）が低ければ低いほど，純粋なメランコリーとして定着しやすいことを論じた。逆に，構造が不安定で生得的な力動が高いほど，躁病が出現し，ひいては躁転をきたしやすいと言えよう。

こうした観点からは，症例 1 は循環気質の要素が強く，状況の影響を受けやすい一方で，人格的に未熟で構造が不安定なために，力動に対する構造の制御力も弱く容易に躁転する。つまり，入院という荷下ろしの状況に反応しやすいと言える。症例 2 は，軽い気分変動はあるものの，人格構造が堅固で，状況の影響を受けにくいが，それでも入院中に軽躁状態になったことは，大学病院開放病棟への入院という状況がかなりの誘発力をもっていることを証明しているとも言える。

5. 病像と躁転との関係

　次に，躁うつ病の性格と病像について論じておきたい。一口にうつ病と言っても，その病像は人によって，また時期によってさまざまに変化する。たしかに，制止が強く重篤な病態は，驚くほど一様であるが，うつが軽くなるにしたがい，本来の人格的要素が前面に出てくる。こうして病前人格のありようの違いによって，うつ病像の差異が出てくる。この方面の問題については，精神分析的見地からの研究が注意を引く。

　たとえば，Arieti [5] はうつ病の病像を，過度に良心的で強迫性の目立つ自責うつ病（self-blaming depression）と，他者への依存性が目立つ要求型うつ病（claiming depression）に二大別している。Benedetti [7] も，うつ病の精神力動について論じ，罪責感や自罰傾向の優勢な超自我・うつ病（Überich-Depression）と，依存欲求が前面に出てくるエス・うつ病（Es-Depression），自我理想という無意識的規範に従おうとしてもできないために強い不全感情を抱く自我・うつ病（Ich-Depression）を分けている。さらに，Mentzos [14] は，自己愛の3つの柱を想定し，それぞれが，太古的超自我，早期の両親イマーゴ，誇大的自己のレベルまで退行すると，罪責うつ病（Schulddepression），依存うつ病（Abhängigkeits-Depression），躁病になるとしている。

　このように，精神分析的には，うつ病の病像は大きく強迫性と依存性の両極から把握することができる。では，こうしたうつ病の病像と躁転がどのような関係にあるのかを，症例に即して検討してみたい。

　症例1は本書第1章で論じた未熟型うつ病 [1] の一例であり，末子，調子が良くわがままで依存的，対他配慮に乏しく自己中心的といった病前の特徴をもつ。仕事への嫌悪感と義務感との板挟みから抑うつ的になり入院する。入院した直後から気分は改善し，他の患者たちを扇動して

気の弱い男性患者をいじめるといった退行的な行動が顕著だった。2回の入院とも同様の経過をたどっている。うつ病像について言うと，自責に乏しく依存性や逃避性が目立ち，上述したエス・うつ病あるいは依存うつ病に相当する。入院自体も仕事からの逃避を実現するという側面がある。また躁状態になると，退行的状態と医療者への甘えが目立ってくる。この躁状態は「エス・躁病」と特徴づけることも可能だろう（もっとも，どのような躁状態でもエスが優勢となる側面があり，症例1ではそれがあまり加工されずに，そのまま出ているとも見られる）。

　症例2は本来，優柔不断，自己不確実な強迫神経症者であり，高圧的な父親との葛藤が背景にある。注目すべきは，会社で突然大胆な行動に出たり，父親を攻撃するといった普段の患者とは異なった一時的な情動の突出が入院前に散見されることである。こちらは，仕事をしたくても見つからないという状況から抑うつ状態となる。Peters[19]が強迫神経症を超自我病（Über-Ich-Krankaheit）に含めているように，強迫神経症は超自我の病であるが，症例2ではうつ状態でも，自責が強く，超自我・うつ病，罪責うつ病の病像と言える。入院して数カ月してから軽躁状態となり，他の患者にいろいろ注意をしたり，医療者の態度を批判する。この場合の軽躁状態は，退行が背景にあるものの，いわば自分自身が規則と一体化して他者を容赦しない，他者に対する超自我的な振る舞いが目立つという意味で「超自我・躁病」と特徴付けることもできよう。

　結局，精神分析的な見地からは，症例1では一貫してOralität（口唇性）の優勢を，症例2ではAnalität（肛門性）の優勢を指摘できる。このように病像は対照的であるが，いずれも入院という状況で躁転しており，しかも躁転までの時間は前者で短く，後者で長い。結論を先取りすれば，症例1では人格の構造化が弱く，状況の変化をそのまま反映しやすいのに対し，症例2ではメランコリー型同様，構造が硬く安定しているので躁転しにくいと言える。しかし，いずれにしても，両者ともマニー型のように，自らの力で激しい躁状態へと逸脱することはない。

6. 躁転の予防

　それでは躁転は予防できるのだろうか。ここでは，その後2回目の入院をした症例2を引き合いに出して，その辺の事情を検討する。

症例2（承前）

　41歳の8月，友人関係のトラブルから，9月には調子が落ちたが，翌年1月には，同窓会の事務を手伝った。3月には，精力的に職安を回り，中旬から約1カ月肉体労働に就いたが，以後は優柔不断で引きこもりがちの生活が続いた。「自信がない。職安に行っても少しでも条件の良いところ，楽のできるところと考えて結局決まらない」と，しだいに抑うつ的になる。

　44歳の11月，第2回目の入院。まもなく表情は穏やかとなり，早朝から覚醒してシャツ姿で過ごすなど活気が見られた。「病院は自分にとっては学校，道場のようなもの」と言い，入院期間は4カ月と自分なりに決めていた。面接では心構えのようなものを記したメモを延々と読み上げることが多かった。12月頃からやや調子が高くなり，ミーティングで一方的に話し続け，他の患者の意見に耳を貸さなかったり，特定の女性患者と一緒にいる姿が頻回に見られるようになった。

　このため，抗うつ薬（clomipramine 75mg/day）を中止し，外出や外泊を勧めた。患者は，「まだ完全に良くなっていない」と，初めは渋っていた。早期の社会復帰の必要性を説いて，さらに強く働きかけると，しだいに自ら進んで出かけるようになった。翌年，1月中旬に突然アルバイトを決めてきて，仕事を始めることとなった。平日は外泊扱いで仕事に行き，週末は病棟で過ごすというパターンを1カ月続けた。多少，無

理をしているきらいはあったものの，軽躁状態と言うほどでもなく，家庭でも問題がないため退院となった。

症例1と同様，2回目の入院は本人が望んだものであり，抑うつ状態が改善するまでの期間も短い。このときも，軽躁状態に移行する兆しはあったものの，患者の関心を外，つまり社会復帰に向けることで，前回のように明らかな軽躁状態が出現持続するまでには至らなかった。

このように，うつ状態から軽躁状態に移行する時期が治療の転機となることが多い。この時点で適切な介入がなされ，患者の関心を，病棟内の出来事から家族調整や職場調整，社会復帰といった当面の現実的な問題に向けさせることで，軽躁状態は頓挫し，順調な経過をたどる。

もっとも，社会復帰を早く勧めすぎると，再びうつに陥ってしまう可能性があるので，十分な注意が必要である。言ってみれば，軽躁への移行期は，状況次第で変化しうる不安定な時期であり，治療者は介入の時期を誤らないようにすべきである。

他方，症例1のようなケースは，開放病棟への入院を慎重にする必要がある。入院していったん躁転すると精神療法的な接近が難しくなるからである。なるべく外来での治療を優先し，重篤なうつ状態では閉鎖病棟への入院を考慮すべきだろう。

● まとめ

うつ病の躁転は抗うつ薬の副作用ないし自然経過から説明されてきたが，どのような患者がどのような状況で躁転するのかという問題はあまり主題化されなかった。今回われわれは大学病院開放病棟に入院したために躁転したと思われる双極II型2症例を経験した。症例1は「未熟型うつ病」で，入院後まもなく躁転し，退行した状態で規則破りや弱いものいじめが目立った。症例2は強迫症状が先行したうつ病で，入院後

数カ月して躁転し，医療者や他の患者を非難して自分を正当化することが多かった。

本論では，両症例の躁転の誘因として，大学病院開放病棟への入院が荷下ろし（Entlastung）の状況を導いた過程を示し，入院がうつ病患者にもたらす意味について考察するとともに，発病状況の負荷と荷下ろしを患者のうつと躁に対応させ，躁うつ病ではこうした状況と結合した，うつから躁への変転リズムが見られる場合のあることを指摘した。

▶ 文献

(1) 阿部隆明・大塚公一郎・永野満・加藤敏・宮本忠雄（1995）「未熟型うつ病」の臨床精神病理学的検討——構造力動論（W. Janzarik）からみたうつ病の病前性格と臨床像．臨床精神病理 16；239-248．
(2) Akiskal, H.S., Cassano, G.B., Musetti, L. et al. (1989) Psychopathology, temperament and past course in primary major depressions. 1. Review of evidence for a bipolar spectrum. *Psychopathology* 22；268-277.
(3) American Psychiatric Association (1994) *Diagnostic and Statistical Manual of Mental Disorders. Forth Edition.* APA, Washington D.C.（高橋三郎・大野裕・染矢俊幸訳（1996）DSM-IV 精神疾患の診断・統計マニュアル．医学書院．）
(4) Angst, J. (1985) Switch from depression to mania : A record study over decades between 1920 and 1982. *Psychopathology* 18；140-154.
(5) Arieti, S. (1962) The psychotherapeutic approach to depression. *Am J Psychother* 16；397-406.
(6) Benazzi, F. (1997) Antidepressant-associated hypomania in outpatient depression : A 203-case study in private practice. *J Affect Disord* 46-1；73-77.
(7) Benedetti, G. (1981) Zur Psychodynamik der Depression. *Nervenarzt* 52；621-628.
(8) Blankenburg, W. (1964) Lebensgeschichtliche Faktoren bei manischen Psychosen. *Nervenarzt* 35；536-539.
(9) Howland, R.H. (1996) Induction of mania with serotonin reuptake inhibitors. *J Clin Psychopharmacol* 16-6；425-427.
(10) 飯田眞（1997）双生児研究と精神病理学．臨床精神病理 18；91-103．

(11) Janzarik, W. (1988) *Strukturdynamische Grundlagen der Psychiatrie.* Enke, Stuttgart.（岩井一正ほか訳（1996）精神医学の構造力動論的基礎．学樹書院.）
(12) Kretschmer, E. (1921) *Körperbau und Charakter.* Springer, Berlin, Heidelberg, New York.
(13) Lewis, J.L. and Winokur, G. (1982) The induction of mania : A natural history study with controls. *Archs gen Psychiat* 39；303-306.
(14) Mentzos, S. (1996) *Depression und Manie : Psychodynamik und Therapie affektiver Störungen.* 2. *Aufl.* Vandenhoeck und Ruprecht, Göttingen, Zürich.
(15) 宮本忠雄（1982）妄想研究とその周辺．弘文堂．
(16) 森山公夫（1968）躁うつ病者における性格と発病状況の両極的把握について．精神医学 10；352-356．
(17) 森山公夫（1968）両極的見地による躁うつ病の人間学的類型学．精神経誌 70：922-943．
(18) 大橋正和（1979）躁病の発病状況．In：飯田眞編：躁うつ病の精神病理 3．弘文堂．
(19) Peters, U.H. (1978) Dynamik der Melancholie. *Med Welt* 19；333-338.
(20) Prien, R.F., Klett, C.J. and Caffey, E.M. Jr (1973) Lithium carbonate and imipramine in prevention of affective episodes : A comparison on recurrent affective illness (Report of the Veterans Administration and National Institute of Mental Health collaborative study group.). *Archs gen Psychiat* 29；420-425.
(21) 佐藤新・横山知行・飯田眞（1994）躁うつ病の病前人格の日本的特性——執着性格概念の展開と構造．臨床精神医学 23；13-21．
(22) Stoll, A.L., Mayer, P.V., Kolbrener, M. et al (1994) Antidepressant-associated mania : A controlled comparison with spontaneous mania. *Am J Psychiatry* 151；1642-1645.
(23) Tellenbach, H. (1965) Zur situationspsychologischen Analyse des Vorfeldes endogener Manien. *Jb Psychol Psychother* 12；174-191.
(24) Windgassen, K. (1989) *Schizophreniebehandlung aus der Sicht des Patienten.* Springer, Berlin, Heidelberg, New York, London, Paris, Tokyo, Hong Kong.

第5章
双極性障害と境界性パーソナリティ障害の鑑別と共存

はじめに

　境界性パーソナリティ障害（BPD）という概念はその境界性という用語が示す通り，もともとそれ自体で独立した単位というよりは，精神病と神経症との境界に位置するという消極的な位置付けに由来する。この用語が日本にも定着しだしたのは，1980年のDSM-III導入以降のことであり，自己同一性や対人関係の障害，情動不安定性や衝動制御の障害などを主徴とするパーソナリティ障害の一型として位置付けられた。近年，双極性障害とBPDとの鑑別が重要視されるようになった理由は，微細なパーソナリティレベルないし準症候群性の双極性障害を積極的に評価しようという気運が高まってきたことにある。BPDは双極性障害の超急速交代型（ultra-rapid cycler）[8]ではないかという大胆な主張はその一例となるだろう。たしかにBPDと診断（誤診）されている双極性障害が少なからず存在するし，これは由々しき問題である。またその一方で，両者の合併と考えたほうが治療上理に適う症例もある。ここではまずBPDと双極性障害の関係を吟味したうえで，BPDとの鑑別が必要

な双極性障害と，両者の共存を考慮すべきケースの診断，治療について考えてみたい。

1. BPDの診断とComorbidity

　現代のBPD概念の成立に大きな役割を果たしたのはKernberg[17]である。彼は，1960年代に，境界パーソナリティ構造（borderline personality organization）という概念を提案し，その精神病理が重症の精神病構造とより軽い神経症的構造の中間に位置付けられる患者群について報告した。彼らは，分裂，否認，投影性同一視といった共通の防衛機制を用い，「安定して不安定な（stably unstable）」と形容される臨床特徴を有していた。Kernbergは，境界パーソナリティ構造をひとつの診断的な単位と見たのではなく，異常な人格構造（彼自身は内因性精神病の不全型（formes frustes）であると思っていた）を表現したのである。

　現在のBPDに関するDSM-IVやICD-10の診断基準はGundersonとSinger[11]の仕事から発展したものであるが，彼らはBPDの臨床特徴を記述するにあたり，気分，衝動性，対人関係，社会困難，準精神病性体験といった領域を重視した。これによって，たしかに比較研究や臨床医相互の交流が促進されたものの，必ずしもこの単位の境界が明瞭になったわけではない。その結果，BPDはDSMのI軸においてもII軸においても高いComorbidityを示し，BPDの概念はカテゴリー的な単位というより，複雑な多次元的障害とみなされる。その複合的な症状からすると，II軸障害というよりI軸障害に組み入れたほうが理に適っていると考えられる。

　気分障害とBPDとの関連はしばしば言及され，抑うつ症状がBPDで最も頻繁に観察される症状であることは周知の通りである。Akiskalらは当初，BPD患者においてうつ病の家族歴が高頻度に見られることや，

特にレム潜時の短縮といった生物学的マーカーから，BPD を単極うつ病の非定型な一型とみなしていた[3]。

その他に BPD と合併する I 軸精神障害は，パニック障害，全般性不安障害，強迫性障害である。PTSD に関してもよく合併が話題になり，特に Herman[13] は BPD を PTSD の複合型（complex form）と定義しなおしている。しかしながら，現在では心的外傷は BPD の数ある病因のひとつにすぎず，重篤な心的外傷の生活史はほぼ 3 分の 1 の症例で観察されるにとどまる。

物質依存や摂食障害も BPD の合併症としてよく報告される。BPD の家族には衝動制御の障害（特に物質乱用や反社会性パーソナリティ障害）が多く，BPD は感情病圏というよりは，衝動スペクトラム障害であるという仮説[29]もある。

このように，BPD の Comorbidity をめぐる議論は，PTSD を除けば，気分や衝動性に共通点を見出す考え方が主流で，人格構造面に定位したものではないことに注意しておく必要がある。

2. 双極スペクトラム

周知のように，双極性障害概念の拡大は Akiskal[5] に負うところが大きい。この構想は，1970 年代，リチウム治療の導入にともなって，それまで統合失調症と診断されていた多くの患者が，双極性障害に組み入れられたことに遡る。その後，Akiskal は軽躁病エピソードや人格特徴の躁的な成分を重視することにより，双極性障害を拡大して単極うつ病を縮小させた。さらにはエピソード性の双極性障害を双極 1/2 型や I 型，I 1/2 型，II 型，II 1/2 型，III 型，III 1/2 型，IV 型などと区別したにとどまらず，感情病気質（affective temperament）[4] という持続的な気質レベルの障害として発揚気質（hyperthymic temperament），準感情病性

気分変調気質（subaffective dysthymic temperament），易怒性気質（irritable temperament），気分循環気質（cyclothymic temperament）を取り上げた。感情病エピソードの細分類は彼のオリジナルであるが，感情病気質のほうはKraepelin[19]の基底状態（Grundzustände）の4型，すなわち，抑うつ性素質（depressive Veranlagung），躁性素質（manische Veranlagung），易怒性素質（reizbare Veranlagung），気分循環性素質（zyklothymische Veranlagung）に対応し，それぞれ，躁，うつ，混合状態，躁うつ転換を気質レベルに薄めたものと言える。ほかに物質乱用や，不安障害，むちゃ食い（binge eating）[24]なども双極性障害に組み入れられている。また，小児の素行障害や反抗挑戦性障害，注意欠如多動性障害もしばしば，抑うつや焦燥などの気分変動を示すことがあり，双極性障害の早期の形態ではないかという仮説もある[26]。

Akiskalの双極スペクトラムに関するアメリカの調査によると，その有病率の高さには驚かされる。双極I型が，一般人口の約1%[25]であるのに対し，双極スペクトラム障害として見ると，6.4%というデータがある[15]。また，Angstら[6]は，双極II型障害の累積有病率を10.9%，軽微双極スペクトラム（soft bipolar spectrum）は23.7%という数字を報告している。このなかには，以前はパーソナリティ障害と診断されていた患者も含まれる。

この双極スペクトラムのなかで，BPDの病態と重なってくるのは，感情不安定性や衝動制御の障害を呈しやすい病態である。気質のレベルでは，易怒性気質ないし気分循環気質であり，エピソードとしては双極II型などの躁的因子を内包するうつ病相や超急速交代型などであるが，筆者からすれば，すべて激しい躁とうつの転換を含めた広義の混合状態とみなせる病態と言える。とはいえ，いずれも気分症状が主導的であり，BPDのような持続的な同一性や対人関係の問題などといった人格構造面の障害を一次的にもつわけではない。ここでは易怒性気質，気分循環性気質の臨床特徴を表1に挙げておく。

表1 感情病気質（affective temperaments）[4]

(A) 易怒性気質（irritable temperament）
- 特定できないが早期の発症（21歳未満）
- 習慣的に不機嫌－過敏で怒りっぽい－正常な気分は稀
- 考え込む傾向
- 過度に批判的、不満が多い
- 不機嫌に冗談を言う
- でしゃばり
- 不快気分をともなういらいら
- 衝動的
- 反社会性パーソナリティ、残遺性の注意欠如多動性障害、けいれん性障害の基準を満たさない

(B) 気分循環気質（cyclothymic temperament）
- 特定できないが早期の発症（21歳未満）
- 間歇的な短い周期、正常な気分は稀
- 二相性の状態で、一相から他相へと突然転換する特徴があり、主観的にも行動からもわかる
- 主観的症状
  1. 無気力と、正常な気力が交代する
  2. 悲観や考えすぎと、楽観や心配のない態度が交代する
  3. 精神的な混乱と、活発で生産的な思考が交代する
  4. 自信喪失と誇大的な自信過剰が交代して、自己評価が動揺する
- 行動面の症状（診断的により重要）
  1. 過眠と睡眠欲求の減少が交代する
  2. 内向的な自己陶酔と、抑制を欠いた対人接触が交代する
  3. 言語表出の減少と、多弁が交代する
  4. 理由が説明できない悲しさと、過度の冗談やおどけが交代する
     労働時間が普通ではないため、生産性の量や質において、明らかにむらがある

他方で、BPD（の感情障害）を双極スペクトラムに組み入れ可能かどうかという議論もあるが、これは両者の感情不安定性[18, 20]が共通の起源をもつことを前提にしている。

たしかに、McGlashanら[21]は大規模なBPDの前向き研究において、12%に双極I型の、8%に双極II型の合併を報告しているが、その一方で、BPDの患者の家族に双極I型ないしII型の有病率が高いというデータはほとんどない。最も一貫している所見は、BPDの患者家族は、衝動制御障害（反社会性パーソナリティ、物質依存）の高い有病率を示すということである。

アメリカでの経過研究からも，BPDが大うつ病や双極性障害の典型的な形態に発展するということは報告されていない[10, 22]。最近の研究[12, 30]は，これまでの臨床的印象とは異なり，BPD患者が比較的早く回復する可能性を示しているが，共存する気分障害の治療に成功したからといって，BPDが寛解することは稀である。反対に，BPDの病理が全般に改善すると，気分障害のほうは寛解することが示唆されている。

3. BPDの診断基準に見られる「感情障害」の要素

前述したように，双極スペクトラムの一部は感情不安定性や衝動制御の障害をあわせもつ。実際，双極性障害の患者が病相中にパーソナリティ障害の診断をされると，その合併率がおよそ60%に達するという報告がある。これは，背景にある気分症状が，それまでは代償されていた性格的弱さや精神的葛藤を発現させる培地になることを裏書きしている。普段はさまざまな問題を抱えながらも，依存性を抑えて過剰なまでに社会適応していた患者でも，いったんうつ状態になると，隠れた依存性が前面に出て他者にしがみつくのである。ここに躁的な因子が混入すると，感情易変性や衝動性の問題も浮上し，パーソナリティ障害と誤診されることにつながる。

ここでDSM-IVのBPDの診断基準を1つずつ取り上げ，感情障害との関連を検討し，誤診の背景について考えてみたい。

(1)「現実に，または想像のなかで見捨てられることを避けようとするなりふりかまわない努力」は，軽うつ状態で依存性が前面に出てくるうつ病の症例で観察される。

(2)「『理想化とこきおろし』との両極端を揺れ動くことによって特徴付けられる不安定で激しい対人関係の様式」は，軽躁状態な

いし混合状態で観察される。とりわけ，入院中に主治医との間で，こうした人間関係が発展することがある。

(3)「同一性障害」に関しては，躁，うつの転換が頻回なケースでは，「本来の自分がわからない」と自己像が不安定になることがある。また，生活史上，さまざまな趣味に手を出したり，さまざまな職業についたりと同一性を疑わせる症状の基盤にサブクリニカルな軽躁が関与していることがある。

(4)「自己を傷つける可能性のある衝動性で，少なくとも2つの領域にわたるもの（例：浪費，性衝動，物質乱用，無謀な運転，むちゃ食い）」は，いずれも軽躁状態や双極Ⅱ型のうつ病相でよく観察される行動である。

(5)「自殺の行動，そぶり，脅し，または自傷行為の繰り返し」は，もちろん，うつ病でも認められる症状である。

(6)「顕著な気分反応性による感情不安定性（例：通常は2，3時間持続し，2，3日以上持続することは稀な，エピソード的に起こる強い不快気分，いらいら，または不安）」は，混合状態で観察される。

(7)「慢性的な空虚感」は，持続性のうつ状態や気分変調性障害と関連する。

(8)「不適切で激しい怒り，または怒りの制御の困難」は，易怒的な軽躁状態や混合状態（不安・焦燥性うつ病像）などで観察される。

(9)「一過性のストレス関連性の妄想様観念，または解離症状」に関しては，うつ病相でも自責からの被害妄想は認められるし，病前に葛藤状況を抱えた患者において，軽うつを基盤にした解離症状は観察される。

上記の症状が5つ以上あればBPDと診断されるが，それぞれの診断

項目を一つ一つ検討してみても，すべての症状が気分障害でも出現しうることがわかる。いずれも制止の強いうつ病像というよりは，軽うつ状態，不安・焦燥病像，軽躁的な因子をもつうつ病像などが，鑑別の対象になる。

　Georgeら[9]は，双極I型障害におけるパーソナリティ障害の有病率を検討した数多くの論文をレビューしている。結果にはかなりばらつきがあるものの，双極I型の患者のわずか2%のみにBPDの診断が付いたと結論している。他の研究では，双極II型の患者の12%[7]ないし30%[28]にBPDを認めたという。しかしながら，これらの合併は，上記のように人為的なものでありうる。

　最近行なわれた146例の双極II型障害の12年にわたる経過研究[14]では，平均して50%以上の期間に感情症状（ほとんどはうつ状態）が存在していたという。この数字は，気分障害を基底にしたBPD様症状がBPDと診断される可能性を示している。双極性障害は，慢性の再発経過を取り，生涯にわたって相当の気分症状をもつ。双極性障害とBPDの症状が同時に現われる場合は，まずは双極性障害の診断が優先されるべきである。

4. BPDと双極性障害との鑑別診断が問題になる実際のケース

　ここでは，BPDと双極性障害の重複と診断される可能性のあるケースをいくつか挙げて検討したい。

(a) BPDと誤診される双極性障害 (BPD様双極II型)

　よく問題となるのは，将来に悲観し手首自傷や大量服薬による頻回の自殺企図に及ぶ症例である。いざ入院させてみると，むしろ軽躁的な

面も目立ってくる[1]。また，病棟内で数々の逸脱行為を示し注意される。同時に，治療者の些細な言動に対し見捨てられたと思い込み行動化に及ぶ。特に異性の若い患者であれば，治療者に向けた陽性転移が陰性転移に変化することも稀ではなく，結果的に医師の側も陰性逆転移を抱き，治療構造を揺るがすことになる。この辺の事情は加藤[16]の指摘するBPDの治療経過と重なる。治療者はどうしても表面上の問題行動に目を奪われがちで，背景にある微細な気分変動を見逃すことになりやすい。特に若い医師の場合は，人格の問題として突き放したり，厳格な限界設定を試みて治療関係がますます悪化することがある。

本人も自分の病前性格や生活史について正しい評価ができず，「本来の自分がわからない」といった同一性の障害を疑わせる発言をする。また，上述した患者の治療者に対する転移の状況は，背景にある激しい気分変動の波に影響されてくるくる変わることもあり，「理想化とこきおろし」といったBPDの診断項目を満たすことになる。こうして，衝動制御の障害，気分の易変性，同一性の障害，対人関係の障害といったBPDの診断項目が揃ってしまう。これを踏まえて，不用意にBPDという告知をして患者が絶望的になることも稀ではない。

しかし，詳細に病歴を聴取してみると，幼少期の発達や人間関係は問題なく，学校や職場でもそれなりに評価されていることが珍しくない。患者の問題行動は比較的最近，あるいは受容的な病棟への入院後に出現していることがわかる。診断の決め手は，家族や職場での評価である。

こうした病像を呈しやすいのは，うつ病像に躁的な因子の混入しやすい双極II型と考えられる。内海[27]は，その臨床像をsoft bipolarityとして表2のようにまとめている。これからもわかるように，気分症状の出現様式や関係念慮，行動化はBPDの臨床特徴と大いに重なる。ここではこのタイプをBPD様双極II型と呼んでおく。BPDとの鑑別点は，気分易変性が本来基底にあることに加え，その他の症状は，この気分の変化から導き出せるということである。

表2　抑うつ状態の soft bipolarity [27]

抑うつの出現様式
　不全性（症状発現が不揃いになりがち）
　易変性（変動しやすい，特に endoreactive（内因反応的）な変化）
　部分性（抑うつの出現に選択性がある）
比較的特異な症状
　焦燥（いらいら，ぴりぴり，不機嫌）
　聴覚過敏
　関係念慮
　行動化（過量服薬，リストカット，飲酒，過食など）
Comorbidity が高い
　パニック障害，摂食障害，アルコール依存など
病前性格
　マニー型成分の混入
抗うつ剤への反応
　しばしば軽躁転，病相頻発
　非定型的な反応

　たしかに古典的な躁うつ病，すなわち，躁とうつが比較的明瞭に分極している制止主体のうつ病や爽快躁病よりも，病像変化の激しいタイプ，広義の混合状態とみなせるものが，鑑別の対象となる。この点で超急速交代型（ultra-rapid cycler）が最も BPD に近い病像を取ると言えるが，そこまでいかなくとも，不安定で変化しやすいうつ病像は BPD との鑑別が必要になる。

　また，薬剤の効果も重要で，抑うつ状態に対する安易な抗うつ薬の使用がさらに病像を悪化させ，それが治療関係の悪化につながることがある。すなわち，潜在的な bipolar に対して，混合状態をつくりだしているのである。とりわけ，職場での葛藤状況を抱えた患者などは，症状が遷延しやすく，抗うつ薬の増量や変更のみにこだわっていると，治療関係が膠着し，治療者との間でトラブルが起きやすくなるので注意が必要である。

(b) BPDと合併する双極性障害

(1) BPDに双極性障害を合併するケース

　10代後半からすでに十分な対人関係を築けず，自傷や摂食障害などで事例化してくる患者がいる。恵まれない親子関係や不安定な友人関係，特に異性関係を背景に，過食や自己誘発性の嘔吐，下剤の乱用といった問題行動を繰り返す。こうして抑うつ的になった患者をいざ入院させてみると，治療者に対する陽性転移や受容的な病棟環境から軽躁状態となり，病棟の内外で逸脱行動を示すことがある。いざ，限界設定を試みると，治療者に対する陰性転移へと変化し，抑うつに転じたり，混合状態を呈する。そのため，本来の人格の病理が拡大された形で，気分や行動の大きな振幅を示す。この場合は，BPDと同時に双極性障害への傾病性をもった患者が，入院という荷下ろし状況で抑うつから軽躁へと転換したと考えられる。この場合は，十分な気分安定薬の投与が優先されるが，逸脱行動が激しければ，閉鎖病棟での治療の適応になることがある。いずれにしても，双極性障害のコントロールを優先し，しかるのちに精神療法主体の治療を考えるべきである。

(2) BPDとともに生来性の気分変動を示すケース

　同一性や対人関係の問題といった持続的な人格構造面の特徴を有しながら，感情不安定性や衝動性が背景の気分変動によって増幅される症例がある。10代後半から軽い気分の波を認めることがあり，一部は気分循環性障害の診断基準を満たす。この場合，本人の人格構造面の特徴が気分の変動から説明できるかどうかで，重複診断の可否が決定される。

　上述したBPDと誤診される双極性障害と同様に，さまざまな問題行動を示すが，自傷行為の背景には抑うつ状態が，性的逸脱や浪費の背景には軽躁状態が，不適切な激しい怒りの背景には混合状態が存在する可能性がある。たしかに，行動面の特徴は気分変動で説明できるものの，

それとは別に対人関係の不安定や同一性の障害，分裂や投影性同一視といった防衛機制を認める。治療者はBPDと診断して治療を行なうが，状況と関連なく問題行動が頻発して治療に窮してしまう。こうした気分の変動は患者-治療者関係にも反映し，本来の気分易変性に輪をかけて治療者の些細な言動に激しい攻撃性を向けて治療者も困惑してしまう。

こうした場合，背景にある気分変動に対し，気分安定薬が著効することがある。また，ある程度持続する抑うつ状態に対しては，抗うつ薬が有効なこともある。いずれにしても，感情面に対する効果であり，本来のBPDがもつ自己，他者に対する基本体制が根本的に変わるわけでないが，こうした薬物療法が精神療法の前提となる。

おわりに

BPDが双極スペクトラムに属するという確かな証拠はない[23]。しかしながら，両者が共通の起源を有するかどうかは別にしても，双極性障害かBPDか，あるいは両者の合併かと議論されるケースが増えた印象がある。この現象は，双極II型などの躁的因子を有する不安定なうつ病像が目立ってきたことと軌を一にしており，現代社会の価値観の変化にともなう気分障害の病像変遷[2]と無関係ではないように思える。

すなわち，気分障害への傾病性をもった個体が，双極性障害として早期に事例化しやすくなったことが一因と考えられるが，抗うつ薬の普及によって潜在的な双極性障害が炙り出されやすくなったこともBPD様病像の増大に寄与しているかもしれない。いずれにしても，躁うつ病の優勢な表現形式は，前世紀終盤以来，メランコリーからsoft bipolarへと大きくシフトしている。その流れのなかでBPD様病像も顔を出しているのである。それを踏まえて，臨床上は，感情不安定性や衝動性の背後に双極性障害が潜在する可能性を絶えず念頭に置いて治療していく必要

があろう。

● まとめ

　近年，BPD と双極性障害の鑑別が重要視される背景には，操作的診断に基づいた BPD の安易な診断と，BPD 様症状を呈する双極性障害の増加がある。とはいえ，BPD の診断基準に掲げられたほとんどの症状は感情障害でも観察されるために，両者の鑑別と共存が問題になる。とりわけ，双極 II 型障害（BPD 様双極 II 型）のうつ病相や気分循環気質などの微細な躁的因子を内包する病態で，BPD 様の症状は出現しやすい。この場合は，同一性の障害や特有の防衛機制の有無などに注意を払い，BPD と鑑別して気分安定薬中心の処方をする必要がある。他方，BPD に双極性障害が合併するケースでは，BPD の病理を踏まえた精神療法的な対応に加え，同時に存在する双極性障害にも目配りし，薬物療法的な配慮を忘れてはならない。

▶ 文献
(1) 阿部隆明・加藤敏 (1999) 双極 II 型の躁転に関する考察——開放病棟入院が躁転を導く可能性について．臨床精神病理 20；195-209.
(2) 阿部隆明 (2005) 時代による精神疾患の病像変化——気分障害．精神医学 47；125-131.
(3) Akiskal, H.S., Chen, S.E., Davis, G.C. (1985) Borderline : An adjective in search of a noun. *J Clin Psychiatry* 46；41-48.
(4) Akiskal, H.S. and Mullya, G. (1987) Criteria for the "soft" bipolar spectrum : Treatment implications. *Psychopharmacology Bulletin* 23；68-73.
(5) Akiskal, H.S. (2002) The bipolar spectrum : The shaping of a new paradigm in psychiatry. *Curr Psychiatry Rep* 4；1-3.
(6) Angst, J., Gamma, A., Benazzi, F. et al. (2003) Toward a re-definition of subthreshold bipolarity : Epidemiology and proposed criteria for bipolar II, minor bipolar disorders and

hypomania. *J Affect Disord* 73 ; 133-146.
(7) Benazzi, F. (2000) Borderline personality disorder and bipolar II disorders in private practice depressed outpatients. *Compr. Psychiatry* 41 ; 106-110.
(8) Deltito, J., Martin, L., Riefkohl, J. et al. (2001) Do patients with borderline personality disorder belong to the bipolar spectrum ? *J Affect Disord* 67 ; 221-228.
(9) George, E.L., Miklowitz, D.J., Richards, J.A. et al. (2003) The comorbidity of bipolar disorder and Axis II personality disorders : Prevalence and clinical correlates. *Bipol Disord* 5 ; 115-122.
(10) Grilo, C.M., McGlashan, T.H., Skodol, A.E. (2001) Stability and course of personality disorders. *Psychiatr Q* 71 ; 291-307.
(11) Gunderson, J.G. and Singer, M.T. (1975) Defining borderline patients : An overview. *Am J Psychiatry* 132 ; 1-10.
(12) Gunderson, J.G., Bender, D., Sanislow, C. et al. (2003) Plausibility and possible determinants of sudden "remissions" in borderline patients. *Psychiatry* 66 ; 111-119.
(13) Herman, J.L. (1992) *Trauma and Recovery.* Basic Books, New York.（中井久夫訳（1999）心的外傷と回復（増補版）．みすず書房．）
(14) Judd, L.L., Akiskal, H.S., Schletter, P.J. et al. (2003) A prospective investigation of the natural history of the long-term weekly symptomatic status of bipolar II disorder. *Arch Gen Psychiatry* 60 ; 261-269.
(15) Judd, L.L. and Akiskal, H.S. (2003) The prevalence and disability of bipolar spectrum disorders in the US population : Re-analysis of the ECA database taking into account subthreshold cases. *J Affect Disord* 73 ; 123-131.
(16) 加藤敏（2004）転移の諸相をふまえた境界性パーソナリティ障害の治療的対応――治療者の欲望と転移性外傷．精神科治療学 19 ; 719-727.
(17) Kernberg, O. (1967) Borderline personality organization. *J Am Psychoanal Assoc* 15 ; 641-685.
(18) Koenigsberg, H.W., Harvey, P.D., Mitropolou, V. et al. (2002) Characterizing affective instability in borderline personality disorder. *Am J Psychiatry* 159 ; 784-788.
(19) Kraepelin, E. (1913) *Psychiatrie 8. Aufl.* Barth, Leipzig.（西丸四方・西丸甫夫訳（1986）躁うつ病とてんかん．みすず書房．）
(20) Livesley, W.J., Jang, K.L., Jackson, D.N. et al. (1993) Genetic and environmental contributions to dimensions of personality disorder. *Am J Psychiatry* 150 ; 1826-1831.
(21) McGlashan, T.H., Grilo, C.M., Skodol, A.E. et al. (2000) The Collaborative Longitudinal

Personality Disorders Study : Baseline Axis I/II and II/II diagnostic co-occurrence. *Acta Psychiatr Scand* 102 ; 256-264.
(22) Paris, J. and Zweig-Frank, H. (2001) A 27-year follow-up of borderline patients. *Compr Psychiatry* 42 ; 482-487.
(23) Paris, J. (2004) Borderline or bipolar ? : Distinguishing Borderline Personality Disorder from Bipolar Spectrum Disorders. *Harv Rev Psychiatry* 12 ; 140-145.
(24) Perugi, G. and Akiskal, H.S. (2002) The soft bipolar spectrum redefined : Focus on the cyclothymic, anxious-sensitive, impulse-dyscontrol and binge-eating connection in bipolar II and related conditions. *Psychiatr Clin North Am* 25 ; 713-737.
(25) Robins, L.N. and Regier, D.A. (Ed.) (1991) *Psychiatric Disorders in America*. Free Press, New York.
(26) Sanchez, L., Hagino, O., Weller, E. et al. (1999) Bipolarity in children. *Psychiatr Clin North Am* 22 ; 629-648.
(27) 内海健（1997）うつ状態――精神神経疾患の状態像と鑑別診断．臨床精神医学 26（増刊号）; 39-44.
(28) Vieta, E., Colom, F., Martinez-Aran, A. et al. (1999) Personality disorders in bipolar II patients. *J Nerv Ment Dis* 187 ; 245-248.
(29) White, C.N., Gunderson, J.G., Zanarini, M.C. et al. (2003) Family studies of borderline personality disorder : A review. *Harv Rev Psychiatry* 11 ; 8-19.
(30) Zanarini, M.C., Frankenburg, F.R., Hennen, J. et al. (2003) Longitudinal course of borderline psychopathology : 6-year prospective follow-up of the phenomenology of borderline personality disorder. *Am J Psychiatry* 160 ; 274-283.

第 III 部

うつ病の症状・経過論

第6章
うつ病者の語り
うつ病の経過段階と病前人格を踏まえて

はじめに

　うつ病者は必ずしも声に出してその苦痛を語るわけではない。むしろ，制止が強くて，語りたくても語れないことこそ，うつ病の重要な症状とみなされる。事実，DSM-IV などの操作的診断基準では，患者の陳述よりも客観的な評価のほうが診断のうえで重視されるし，よく語るうつ病者に至っては，その診断が疑問視されることも稀ではない。

　たしかに，個人的あるいは社会文化的な差異をなるべく排した万国共通の症状に依拠したほうが，症状評価の信頼性が増し，統計的な比較も容易になり，治療の標準化も可能となる。これこそ，EBM（Evidence Based Medicine）の目標のひとつと思われるが，一方でうつ病者の意味ある語りは捨象されてしまう。治療者も，疾患の説明や薬物療法の手順といったマニュアル化された語りを患者との間で交わすことで自足してしまうきらいがある。

　とはいえ，うつ病者の語りは，個人によって，社会文化的な背景によって，あるいは年齢によって，病像や病期によって多様である。こうした患者の語りにとどまらず，家族や周囲の人々，治療者の語り，ひい

てはその相互作用を検討することが，患者の状態像の的確な診断と，きめ細かな治療につながるはずである。

1. 力動布置から見たうつ病者の語り

　もしもうつ病が単に心身の疲弊状態であるとすれば，それに関連した全身倦怠感や疲労感などが表現されるにとどまるはずである。ところが実際には，うつ病者の語りは，その内容においても，その形式においても，消耗性疾患の患者のそれとは質を異にする部分が多く，精神的身体的苦痛の直接的な表現を超えて，基本障害に対する防衛的な反応[15]であるともみなせる。たしかに，億劫さのあまり語りたくても語れないことこそが制止の強いうつ病の特徴であり，驚くほどその表現は一様であるが，制止の軽い状態ないし不安・焦燥優位の病像では，個人によってさまざまな語りを聴取できる。

　本章では，このうつ病者の語りに焦点を当てることになるが，その前にこの領域で先駆的な仕事をしている宮本の論考[16]に言及しておかなくてはならない。宮本は躁うつ病を単なる気分や感情の病とはみなさずに，ディスクール（言説）の病として把握しなおし，その円環的な様態がうつ病者の存在様式まで規定することを例証したが，筆者はこの視点を敷延する形で論じたい。そこで導きの糸となるのが，Janzarik の構造力動論[10]を援用する Kick の論考[11]である。これを参考にしながら，うつ病の力動布置を経過に沿っていくつかに分けたうえで，それぞれに対応するディスクールについて検討する（図）。

　Janzarik によれば，うつ病の基本的な力動布置は，収縮（Restriktion）と規定される。つまり，感情と欲動の発現が制限されているということである。この力動の収縮，ならびにこれと表裏一体をなす内的時間の停滞がうつ病の体験を規定する。しかしながら，この収縮も病期によって

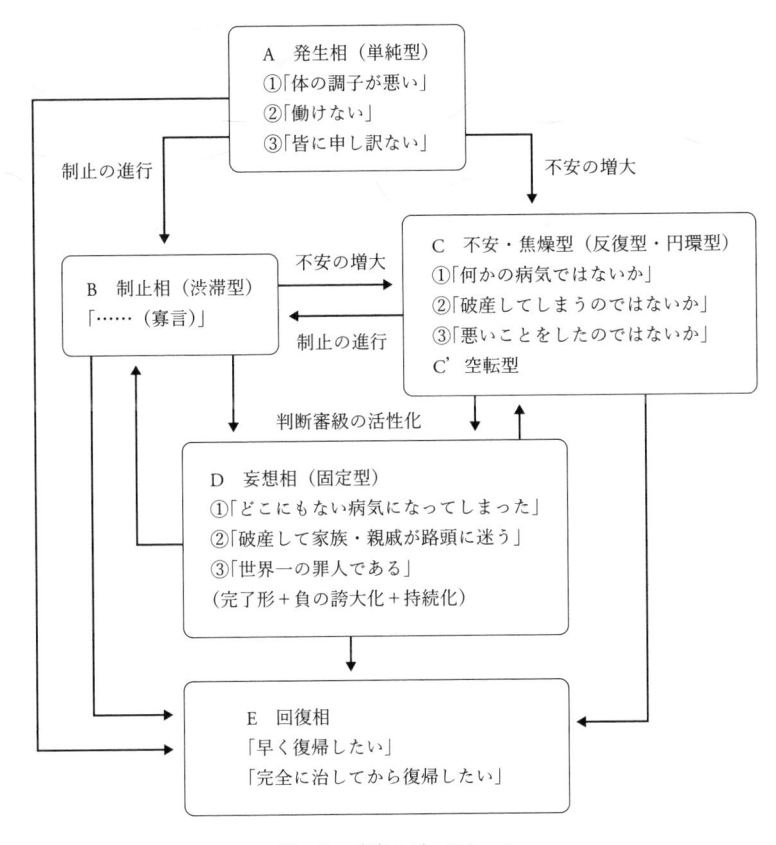

```
                    ┌─────────────────────┐
                    │ A  発生相（単純型）  │
                    │ ①「体の調子が悪い」  │
                    │ ②「働けない」        │
                    │ ③「皆に申し訳ない」  │
                    └─────────────────────┘
         制止の進行         │              不安の増大
                            ▼
  ┌──────────────┐  不安の増大  ┌─────────────────────────┐
  │ B  制止相     │ ──────────► │ C  不安・焦燥型          │
  │   （渋滞型）  │              │    （反復型・円環型）    │
  │「……（寡言）」│ ◄────────── │ ①「何かの病気ではないか」│
  └──────────────┘  制止の進行  │ ②「破産してしまうのでは  │
                                │    ないか」              │
                                │ ③「悪いことをしたのでは  │
                                │    ないか」              │
                                │ C'  空転型               │
                                └─────────────────────────┘
                 判断審級の活性化
                            ▼
                ┌───────────────────────────────┐
                │ D  妄想相（固定型）            │
                │ ①「どこにもない病気になって    │
                │    しまった」                  │
                │ ②「破産して家族・親戚が路頭に  │
                │    迷う」                      │
                │ ③「世界一の罪人である」        │
                │ （完了形＋負の誇大化＋持続化） │
                └───────────────────────────────┘
                            ▼
                ┌───────────────────────────────┐
                │ E  回復相                      │
                │ 「早く復帰したい」             │
                │ 「完全に治してから復帰したい」 │
                └───────────────────────────────┘
```

図　うつ病者のディスクール

その様態が異なり，主体のさまざまな反応と相俟って複雑な病像が形成される。

A. 発生相——単純型ディスクール

　うつ病の発生相では，収縮が感情生活の全体には及ばない。気分が沈

み精神野は縮小してくるものの,欲動の動きはまだ保たれていて,否定的な観念が感情を備給され活性化してくる事態である。そこで語られる「身体がだるい」「働けない」「仕事ができず皆に申し訳ない」といった陳述は,うつ状態の正しい自己評価であり,ここではとりあえず「単純型」ディスクールと名付けておく。この語りは,身体疾患に罹患した患者でも聞かれるもので,うつ病固有のものとは言えない。しかし,さらに症状が進むと,世界や身体,対人関係の否定的な一面のみを過大に評価し,それに囚われ将来に対し悲観するようになる。また,この時期に普段は抑圧されていた神経症的な葛藤が抑うつ気分を背景に賦活されて前景化することもあり,制止が目立たなければ神経症と誤診されることも稀ではない。この時点では,内的時間の停滞がはっきりせず,うつ病の診断が難しいことがある。

B. 制止相——渋滞型ディスクール

さらに力動収縮が進み制止が強まると,端的に「何をやっても面白くない」とか,「何をやろうとしても億劫で身体がついていかない」と表現される。いかなる外界の現象に対しても気分の変化が生じない,あるいは意識的な行動がすべて抑制されてしまうのである。その結果,患者は自己に閉じ込められ,外界との関係も希薄になる。また,心理学的な価値領域が心的な力動によって裏打ちされず,感情をともなって知覚され体験されなくなる。つまり,自己,世界という領域に関する諸観念がもはや活性化されない。思考制止が進展し思考の速度も次第に遅くなってくると,語りも遅延し貧困になってくる。こうして,「渋滞型」[16]のディスクールが出現する。

力動の収縮は直接,身体にも反映され,生き生きと流動する身体は,その動きが止まり患者にとって異質で客体的な物体と化す。「身体が重い,頭が重い,鎧を着ているようだ」と身体への圧迫感として訴えられ

る。他者や外界への遠心的な行為はすべて妨げられ，自己の身体に閉じ込められる。これが，うつ病性自閉[12]の内実である。

　自己領域においても，感情が備給されず，喜びや満足，信頼などの肯定的な感情だけでなく，悲哀や，怒りといった不快な感情も体験野に浮上せず，いわゆる悲哀不能感（Nicht-traurig-sein könnnen）[19]，感情喪失感（Gefühl der Gefühllosigkeit）[18]が生じ，「悲しめない」「何も感じない」と表現される。外界に関連する観念の活性化も妨げられる。対人接触に関しても興味を失い，不確実な状況は回避される。

　このように，自己，身体，世界へと感情的な備給がもはや行なわれなくなると，身体の知覚，自らの行為，外界の現象に対し，「実感がない」という離人感が訴えられることも稀ではない。同時に，力動の収縮は内的時間体験の停滞もともなう。したがって，主体は時間的にも現在に閉じ込められ，未来について考えることはできない。こうした症状はすべて，純粋な力動の収縮をそのまま反映するもので，内因性のうつ病であれば，必ず潜勢的に存在している。

　自身うつ病を体験した精神科医 Kuiper[13]は，このような状態を「立ち，話し，歩いてはいたが，私はそれでも深い眠りの中にいた。これは死ではなかろうか。なぞに満ちた特別の感じだ，どこかぴったり合っていない気がする……みんなは『正常な生活じゃないか。君の病状が重いからそんなふうに思うんだ』と反論したが，私には何一つ役に立たなかった。知覚の問題を引き合いに出すことは無意味だった」と，周囲の人には理解されない知覚と感情の乖離の苦悩を見事に表現している。

C. 不安・焦燥相——反復・円環型ディスクール

　その後の経過で，力動の収縮が部分的に緩み，収縮が不安定化することがある。こうして，制限されていた力動の一部が解放され，感情の備給が動揺し体験野が拡大する。制止相と異なり，他者や世界へと開かれ

るものの,否定的な観念しか精神野に浮上しない。否定的な社会事象が体験に取り入れられる[20]のもこの時期である。病像としては,パニック発作や不安・焦燥の強いうつ病であり,苦しさのあまり,他者に対する依存性が示されることもある。

　この状態で身体がテーマになると,胸の苦しさや身体のしびれなどの愁訴が頻回となり,「何かの病気になったのではないか」という心気的な不安が出現する。自己・他者関係がテーマになると,「悪いことをしたのではないか」という罪責念慮が生じたり,世界関係がテーマになると,外的な所与からの脅威が現実化して,「火事だ,火事だ」と大騒ぎしたり,特に所有がテーマになると,「破産してしまうのではないか」という自らの所有物についての不安が生じたりすることがある。いずれも,持続的というよりは,発作的,浮動的な症状であるが,不安・焦燥の著しい病像で,患者の苦悩は強い。

　不安のテーマはひとつに集約されることもあれば,複数が同時並列的に浮上することもあるが,内的時間の停滞のために,患者はディスクールを先に押し進めて展開することはできない。いきおい,「お金を払えない」「お金を払えない」と同じディスクールが繰り返されたり,「仕事ができなくなり破産してしまう。家が火事になった。悪いことをしてしまった。病気になってお金を払えない。このままだと破産してしまう」と,不安のテーマが次から次へと変遷してはまた元のそれに戻ったりすることになる。ここでは同じテーマを繰り返す語りを「反復・円環型」ディスクールと名付ける。2番目の例は「円環型」[16]ディスクールに当たるが,これもさまざまなディスクールが間に介在しているものの,基本的には反復型のバリエーションである。いずれにしても,この段階で患者はさまざまな懸念に圧倒されてはいるが,その語りが妄想として固定されるには至らない。

　不安の対象がないという事態もありうる。Tellenbach の症例[21]はこう語る。「この悩みのるつぼにどのような燃料が投げ込まれるのか,何

によって点火されるのか，そんなことはどうでもよいのです（たとえ悩みが深められようとも）。対象が見つかれば，まだしも，ある意味ではいいのですが。というのは，抑うつ状態での不安の本当に恐ろしいところは，対象がないということだからです」。こうした対象のない不安状態の語りは，さしずめ反復・円環型の異型としての「空転型」とも言える。

D. 妄想相——固定型ディスクール

　判断審級（超自我，自我理想）のみが活性化する一方で，その他の心的部分では収縮が持続し肯定的な観念の浮上が阻止されると，判断審級とその他の心的領域との間で緊張が生じる。身体関連審級が活性化すると，自分の理想的な健康状態が失われてしまったという評価がなされる。自己・他者の価値にかかわる審級の活性化により，他者関係に対する否定的な評価が現われ，世界関連性の審級が活性化することで自分の財産に関する否定的な評価が生じる。このように，患者の日常的営為の遂行不能，制止を反映した不能（Nicht-können）が判断審級によって厳しい判断を受ける。その結果，ますます力動の収縮が起こって抑うつ状態が深まり，これがさらに判断審級を活性化させるというポジティブ・フィードバックが生じ，これによって患者の不能が一層責められて力動収縮がさらに進む。

　こうした際限のない収縮を回避するひとつの心的メカニズムは，自らの過剰な否定によって判断審級と妥協することである。これは，マゾヒスティックな快楽を獲得する，あるいはネガティブな形で自己愛を保持する試みと言ってもよい。患者は内的時間の流れの停滞を，「……になってしまった」という，もはや取り返しのつかない事態として引き受けたうえで，「どこにもない病気」「世界一の罪人」といった否定的な意味で誇大的な表現を付け加える。このように，文法上の完了形と，内容

上の負の誇大性をともなって持続的に訴えられるディスクール[1,3,4]を「固定型」と名付けたい。なお，不安相でも「……になってしまった」というディスクールが聞かれるものの，不安・焦燥のために一過性に終わり，持続することはない。

　こうした妄想的ディスクールの固定化は，念慮の段階で生じた否定的な事態への恐れが，完了形で誇大的に表現され判断審級との妥協が成立したことを意味し，この時点で不安・焦燥はひとまず落ち着く。妄想にはこうした安定作用もあるので，いったん固定してしまうと治療的な介入が難しくなることもある。

　他方，内的時間の流れの停滞は，こうした価値領域の危機的事態どころか，身体機能そのものの停滞という体験から，ひいてはその存在の否定にもつながる。「腸が動いていない」→「腸がなくなった」という否定妄想の出現である。さらに，自己や世界の存在も否定して，そのディスクールが誇大性を帯びてくると，コタール症候群（誇大的な色調をともなう体系的な否定妄想）に典型的に見られる語りに達し，治療は一層困難となる。

E. 回復相

　この時期は，薬物療法や休養により力動の収縮が解消し，気分や欲動が回復してくる一方で，症状の悪化の可能性も孕んでいるという点で，極期に劣らず治療上の配慮を要する。症状の回復がまだ十分ではないのに社会復帰を焦って活動しすぎたために抑うつ症状が再燃したり，逆に，ある程度の回復を見たのに復帰を渋っているうちに神経症的な症状が出現して遷延したり，あるいはまたうつ状態からの揺り戻しとしての軽躁状態を呈したりと症例によって経過は異なる。したがって，この時期のディスクールは，本人の性格や病前の葛藤をも反映してさまざまであり，一定の傾向を見出せない。しかし，大まかに分けると，「早く復帰した

い」という焦りのディスクールと,「完全に治してから復帰したい」に代表される復帰を渋るディスクールがある。

　この分類はもちろん,理念的なものであって,実際の症例の経過はさまざまである。発生相から制止が重篤化せずに,そのまま回復相に至る例[7]もあれば,制止相から不安・焦燥相,妄想相に発展する例もあれば,制止が目立たずに一貫して不安・焦燥が前景に立つ症例もある。こうした経過の違いは,患者の病前性格や置かれた状況,年齢,躁病相の有無などに規定される。未熟型うつ病[2]や退行期女性のうつ病では不安・焦燥相が顕著であり,妄想相は壮年期以降に多いという特徴がある。社会文化的な視点では,妄想性うつ病の頻度はそれほど変化がないものの,不安・焦燥型うつ病が増えているという印象が強い。加藤[9]は,その要因を,過剰要求する現代社会が患者に対し,制止症状にとどまる内閉相を許さないことにあると見ている。

　次に,こうしたうつ病のディスクールを踏まえ,個別のテーマについて論じていきたい。

2. 病識

　統合失調症や妄想疾患ではよく病識の有無が診断上重視されるが,躁うつ病でも病識の欠如がしばしば観察される。簡単に述べると,病識とは自分が病気であるという認識であるが,一般に病気であると判断する主体が「正常」であって,精神（中枢神経系）を巻き込まない身体が何らかの疾患に罹患しているときに,十全な病識は成立する。それゆえ,精神疾患のただなかでは自分が病気であると認めたとしても,主体の判断能力という点で疑問が残る。たしかに,病識の有無によって,神経症と精神病を区別する見方も存在するが,精神疾患の場合は,十分に回復

して初めて事後的に十全な病識が成立すると言えよう。

　軽躁状態では病識や病感があるとは言いがたく，むしろ「これが本来の調子」と判断されていることが多い。躁状態ではなおのこと，病識はまったくないと言ってよい。自分が「躁状態ではないか」と気にする患者では，むしろ神経症圏の躁的防衛を疑わせる。

　うつ病では，初期に「今までの自分とまったく違う」というある種の疎隔感が述べられ，これが内因性のメルクマールともされる[6]。この初期の疎隔感には，うつ病の身体症状に根ざす身体の違和感を伴うことが多い。こうした病感が典型的に出現するのは，「仮面うつ病」であるが，もっとも患者自身は精神的な病よりも身体疾患を疑い，他の診療科を受診する。その結果，心療内科や精神科を紹介されるのだが，なかには「自分は精神科の患者ではない，身体の病気である」と身体疾患に固執する患者も少なからず存在する。背景には精神疾患に対する偏見やスティグマがあると推定されるが，そうなると，何らかの病気であるという実感はあっても，うつ病であることを認めないという奇妙な状況になる。とりわけ，メランコリー親和型[21]や自己愛的傾向の強い患者では，自らが精神疾患であると認めることにかなりの抵抗があり，診断書に「抑うつ状態」と記載されることすら嫌がる傾向がある。

　制止が強まると思考が渋滞し，自身が病気かどうか考えることは難しくなる。一方，不安・焦燥が高まると，患者は何らかの病気になったのではないかと煩悶する。しかし，内的な時間体験の停滞は時間的な乗り越えを許さないため，患者は今ある状態を振り返って対象化することができず，不安・焦燥のただなかに投げ込まれているだけである。他方，妄想性うつ病では，「自分は病気ではない。治るようなものではない」とある種の疾病否認が認められる。いずれにしても，うつ病の初期では病感が存在するものの，内的な時間体験の停滞を背景とするメランコリーが持続している状態では病識は成立しない。

　また，自分はうつ病であると積極的に語る患者も存在する。これは通

常，回復相以降に聴取されるディスクールである。うつ病であることを自他とも認知することで，この病とうまく付き合っていこうという肯定的な態度とみなせることもあるが，病気であることを強調することで，患者に課されるはずの責任を逃れようとする意図が見え隠れすることもある。他方で，うつ病になったことに原因を求め，自分の責任であると自らを責めたり，あるいは逆に，うつ病になったのは周囲のせいであると他者に責任を転嫁したりする患者もいる。さらには，あからさまに周囲を非難するのではなく，むしろ自分を責めることで周囲に罪責感を抱かせるといった語りをする患者もいる。

3. 死のディスクール

うつ病相のただなかで，あるいは初期や回復期に，患者は「もう死にたい」と口に出したり，突然自殺を図ったりするが，その理由は必ずしも一様ではない。

まず，何らかの不幸なライフイベントから人生に絶望して抑うつ的になり，希死念慮を抱くことがある。さらには，うつ病に罹患して作業能力の低下が生じたために，二次的に仕事面や対人面での破綻を招き，「もうだめだ」「周囲に迷惑をかけて申し訳ない」といった語りが聞かれることもある。いずれも，うつ病の発生相に観察されることが多く，職場や家庭ではほとんど異変に気づかれずに突然自殺を図る症例などもある。回復期の自殺も，ある程度了解可能である。つまり，その原因は患者が復帰後に期待される役割と本人のまだ不十分な能力との乖離を悲観することにある。

また，不安・焦燥の強い未熟型うつ病[2]で激しい自殺企図が見られる背景に，「自分のことをわかってくれない」という家族や治療者に対する怒りが窺えることもある。自傷にとどまらず，衝動的に壁に穴をあ

けたり，器物を損壊するといった他害行動も時に認められる。

　このように，ある程度状況と関連した希死念慮のほかに，メランコリー性希死念慮と呼んでよい，うつ病体験から直接生じる死への衝動がある。しかし，制止相では，自殺企図のエネルギーすら湧いてこない。むしろ，自殺の危険が生じるのは，力動の収縮が部分的に緩む時期である。「生きているのがつまらなくなって」と自殺企図の理由を語る患者がいる。うつ病における中心的な症状である精神運動制止や気分の反応性の低下が著しいと，「何もしたくない」「何をやってもおもしろくない」し，普段であれば楽しめていたはずの趣味にも関心がなくなり，嗜んでいたアルコールですら，まずくて飲めなくなってしまう。食欲や性欲といった基本的な欲求すらなくなる。内在的な時間が停滞し，苦痛に満ちて喜びのない現在が永遠に続くように体験されるのである。欲動の改善が見られ始めたときに，この事態を断ち切る行為が自殺企図なのである。

　Binswanger[5]は，うつ病者の自殺をもっぱら破産であるとか，生からの逃避，一種の断念であると考えてはならないという。自殺という主題は，現存在がそこで奮起しうる最後の主題性，つまり文字通り「きわめてはっきりした」決意へと，自らを時間的に構成しうる「追い越しえない」最後の主題性である。この構成は「最後の努力」によるもので，しかもしばしば，きわめて気力に満ちた，まさに苛酷なまでの努力によるものなのである。

　不安・焦燥の極期に錯乱状態で自殺を図った症例では，後に回想して，「あのとき，どうしてああなったのかわからない」と語られることも稀ではない。本人も混乱した状態のなかで，この「最後の努力」だけが貫徹されるのである。妄想相で「死ねない身体になってしまった」という不死妄想を語る症例でも自殺企図は生じる。内的な時間体験の停滞にともなって永遠の現在が続く「不死」は，客観的な死によってのみ乗り越えられるのである。

　さらには，「死ぬことだけが頭のなかをぐるぐる回っている」「とにか

く死にたい」と表現する症例もある。理由なき希死念慮に見えるが，いずれにしても，力動収縮を乗り越えようとする衝動の反映であろう。

4. 病前の人格構造と語り

　内因性うつ病でも制止が軽いと，本来の人格特徴を反映した語りが前景を占め，特に他の診療科では，うつ病と診断されないことがしばしばである。また，急性期後には人格に見合った治療者側の対応が必要になってくるので，うつ病者のもともとの人格構造に結び付く病像の特徴や経過について知っておくことも必要である。

　近年，Tölle[22]は，うつ病者の入院時調査に基づいて，その頻度の高い人格特徴として，敏感性格，自己愛的性格，抑うつ性格，強迫性格，ヒステリー性格，無力性格，依存性格，回避性格を挙げ，いわゆるメランコリー親和型構造は約3分の1にしか認められなかったと報告している。他方，Mundt[17]も精神病理学的な診断に加えて，精神療法的な観点からうつ病者の人格構造に配慮することに注意を喚起している。以下では彼らの論述を参考に，うつ病者のいくつかの人格構造を取り上げて，その病像と語りの特徴について簡単にまとめてみたい。

A. メランコリー親和型

　メランコリー親和型は，病前から借りを抱えないように気を配り，規範に一致して「……しなければ申し訳ない」という過剰適応的な圧力下にある。たとえうつ病に陥っても，「休んで周囲に迷惑をかけるから休めない」「病気でもないのに休むわけにはいかない」といった理由から，さらに無理を重ねるものの，うつ病に由来する作業能力の低下から，自分に与えた課題と現実の能力との差はますます拡大し，抑うつを深めて

いく。概して保守的なメランコリー親和型の患者は，精神科病棟への入院をスティグマと考え，尻込みしがちである。

しかし，うつ病を医学的なモデルで説明し，患者としての役割を与えれば，彼らは「……しなければ申し訳ない」という圧力から逃れることができ模範患者となる。しかし，規範から離れて，本人の独創性や創造性を要求される芸術療法は，本人に負担となることもある。むしろ，単純な作業療法が患者には受け入れられやすい。また，あまりにも早く葛藤への直面化や，過剰規範的な傾向の修正を試みることは，うつ病の悪化につながる。なぜなら，こうした作業がうまくできないと，治療者が設定した規範を体現できずに「申し訳ない」と自責的になってしまうからである。メランコリー親和型構造では，治療者の些細な一言も批判と受け止め自責へと転換させてしまうので注意を要する。

患者の早期の復帰を願う周囲の雰囲気が患者にとって，「早く仕事をしなければならない」という圧力に感じられることもあるので，急性期後の家族の対応にも注意する必要がある。一般に，こうした患者は，早く復帰して遅れを取り戻したいと焦る傾向があるので，社会復帰も段階的に少しずつハードルを上げていくことが望ましい。

B. 自己愛性人格

自己愛性人格では，自己価値実現の危機からうつ病を発症することがある。たとえば，精力的にキャリアを積み上げることに邁進してきた上昇志向の強い人が職業上の挫折をしたような場合である。彼らは規範指向的なメランコリー親和型とは異なり，自己の理想を実現すべく「……であらねばならない」と他人より抜きん出ることを信条としている。そのため，うつ病相でも要求がましく，競争意識が強いという印象を与える。本人は，自己実現が叶わなかったために自己卑下的になっていて，「もう出世の見込みがない」などと自己愛的な自殺企図の危機にあ

る。この場合，本人の「名誉回復」に焦点を当てた治療者の語りが効果的となる。最初から現実に直面化させたり，患者の妥当な要求や能力に焦点を当てたりして，本人の高い要求水準を下げさせようとしないことが重要である。そうでないと，自己像の否定化や治療関係の不安定化につながってしまう。治療上問題になるのは，誇大的な自己愛による怒りが病像全体を支配することである。彼らがささやかな前進よりも悲劇性のほうを好むことも稀ではない。急性期後には，患者の要求よりさらに高い水準を治療者が設定することが，逆説的に，他人に対し優位に立とうとする努力や競争意識の緩和につながり，現実を受け入れやすくすることもある。

C. 抑うつ性人格

いつも気分がふさいだ状態で，喜びを嫌悪し，悲観的な生活態度を取り，「人生で楽しかったことはない」と考えている人である。外見上，たいていはうまく適応しているが，時に皮肉な態度を取る。彼らは不満足を許すことができず，攻撃性を隠蔽し，受動－攻撃的に振る舞う。精神力動的には，特に口愛性，保護のテーマ，しがみつきの欲求が見られる。

抑うつ性人格でも，神経症的な葛藤から抑うつが深くなって身体症状をともない内因性のうつ病像を取ることがある。彼らは無力性，回避性の人格特徴もあわせもち，他人に対して共生や依存の傾向がある。彼らは半ば意識的に，自分が欲求不満を体験しているのは周囲のせいだという暗黙のメッセージを発することで家族や周囲の人に罪責感を生じさせる。こうした無力的な傾向の人が，疲弊することで生じるうつ状態に対しては，急性期では支持的精神療法が基本であるが，急性期後に患者の回避戦略に焦点が当てられるべきである。不必要な退行や甘やかし，治療環境への依存を防ぐ必要がある。

患者には自分で問題を解決しようとする態度はなく，治療を医療スタッフからの単なる援助とみなしている印象を受ける。こうした患者に対しては，自己に対する信頼や建設的な自己主張を促進するような対応が必要である。往々にして，彼らの子供時代には，こうした態度はむしろ否定的に扱われ，両親も何のモデルも提供していなかった可能性がある。対人関係のあり方，自己像について検討すると同時に，夫婦面接や家族療法も考慮すべきである。

D. ヒステリー性人格

　ヒステリー性人格では，転換症状に次いで抑うつ症状がよく見られる。彼らは「……に見せる」という行動様式を取り，自らの状態を非常に誇張して劇的に語るので，話されたことの内容よりもその表現形式のほうが強い印象を与える。そのため，制止が軽いときは，神経症的な葛藤から抑うつ症状が生じていると解釈されがちで，軽症の内因性うつ病は見逃されることがある。たしかに，病前から多少顕示的だった人が，うつ病に罹患してさらにその傾向を強めることがある。これは，「うつ病における性格の露出」[14]とも言え，制止が進んでくる時期に代償や防衛の働きが無効になる一方で，普段は抑圧されていた本人の否定的な面や神経症的な葛藤が活性化される[23]ためと思われる。たとえば，うつ病に罹患するたびに，「仲の悪い祖母と母親の間に入って辛い」と涙ながらに訴える若い女性が，うつ病が寛解すると，まったくそのことを口にしなくなるということがある。

　治療者は，生活史的な文脈から本人の葛藤を取り上げてその対処能力を向上させるような介入をしがちであるが，内因性うつ病が背景にある場合には，それだけでは抑うつ症状は改善せず逆に遷延する。むしろ十分な抗うつ薬を使用して，抑うつ症状を改善させてから，本人のもつ葛藤を取り上げるべきである。

5. 治療とケア

(1) 治療者の語り

これまでにも，うつ病の急性期の対応については，笠原[8]の小精神療法をはじめとして，さまざまな論考がある。いずれも，うつ病を医学モデルで説明し，休養を取らせることが原則である。しかし，うつ病者の不安に対しては，どのように対処すべきだろうか。とにかく，抗うつ薬が効いてくるまで，刺激せずに鎮静させればよいという考え方もあるが，ここではむしろ，治療者の積極的な関与について検討してみたい。

急性期において治療者はそばに寄り添う形で患者の不安を受け止めるのが原則である。治療者は患者の語りが一巡するまで傾聴し，患者の発言をなぞり，それを十分に受け止めたことを表明する。あわせて，この不安はうつ病というエネルギーの低下する病気から生じているものであり，治療により必ず良くなると保証したうえで，その語りに切れ目を入れる。患者はその後も倦むことなく，同じことを訴えることが多いが，治療者は根気よくこの作業を繰り返す必要がある。こうした試みは一見，無駄に思われがちだが，後に患者からこのときの治療者の対応について感謝されることもしばしばである。

前にも引用したうつ病の既往をもつ精神科医 Kuiper[13] はこう述べている。「私が自分は死んでいるという妄想を抱いていたときは，私を訪ねようとしてくれた人には誰であれ，『来てもらう必要はない。私という人間は存在しないのだから』と言った。同時に訪ねてくる人がいないときには，『やはり，私は死んでいる。誰も私のことをかまってくれない』という結論を引き出すことになった」。接する時間が少なければ患者は見放されたと感じてしまうのである。制止優位の病像であれ，不

安・焦燥や妄想が優位の病像であれ，治療者の寄り添うような関与は重要である。

いったん急性期を脱して，現実に目を向け始めた時点で患者の不安が再び活性化されることがある。病前の職場の状況や家族内葛藤が解決されていないと，不安が悪化したり，治療への無意識の抵抗が生じたりする。この時点で，環境調整や本人の葛藤の解決が行なわれないと，治療が長引くことになる。病像としては軽うつ状態を背景にした神経症症状の出現ないし不安・焦燥の強いうつ病像への移行が多い。本人の語りに注意を払わずに，単なるうつ病の悪化と考え，抗うつ薬を増量したり，抗不安薬を投与したりするだけでは問題は解決しない。この局面で，患者の生活史や病前性格，家族関係のあり方を再検討し，それぞれの症例に応じた精神療法的な介入が必要となる。

(2) 家族や社会の語り

家族にとっても，本人がうつ病と診断されることは苦痛をともなう。そのために家族自身も抑うつ的になることもあれば，逆に患者に対し攻撃的になることもある。特に逃避傾向のある患者の家族には，こうした反応が起きやすい。患者に対する家族の批判はうつ病相を長引かせる要因として重視されている。あからさまな批判はしないまでも，「まだ治らないのか」という暗黙のメッセージにも患者は敏感である。逆に，患者が家族を攻撃できる状況のほうがうつ病の経過は良好である。そのため，家族にはこの攻撃に対し，ゆとりをもって受け止める寛容性が必要となる。患者と家族が一体となって，うつ病に取り組んでいくことが望ましい。

家族にとどまらず，その周囲の人々の役割も重要である。周囲が気を使って，配偶者や家族が患者について何も尋ねられないと，彼ら自身も見放されたと感じてしまう。したがって，家族に対しても共感や支持を

寄せることが重要である。とはいえ，日本ではまだまだ偏見が強く，家族も患者の状況を周囲に隠そうとする傾向があり，その結果ますます孤立してしまう。うつ病に関する知識の更なる普及と患者，家族を地域全体で支える体制の整備が望まれる。

おわりに

　うつ病は「こころのかぜ」として人口に膾炙しつつあり，「まじめな人がなりやすい」「ゆっくり休養すれば良くなる」などといった語りも聞かれるようになった。たしかにこうしたキャンペーンはうつ病を精神病から切り離し，いわば common disease として世間に受け入れやすくしたことは事実である。ただ，その一方で，うつ病＝元気がない，といったある意味で画一化されたイメージも流布し，不安が強く訴えの多いうつ病者は逆に疎外されることが，一般の医療現場でも生じている。今後は，うつ病が慢性疾患の側面もあること，さまざまなタイプのうつ病者が存在すること，休養や薬物療法だけでは良くならない症例も少なくないことなど，病像や経過の多様性についても認知されていく必要があろう。

　「気分」の障害が強調される現代にあって，等閑視されがちなうつ病の語りを論じてきたが，もちろんこれに尽きるものではない。うつ病者の語りは案外豊かで人間存在の可能性の一端を垣間見させてくれる。本章がうつ病者の理解の一助となり，その治療にいささかでも役立てば幸いである。

▶文献
(1) 阿部隆明（1990）「妄想型うつ病」の精神病理学的検討——うつ病妄想の成立条件—病前性格との関連——．精神経誌 92；435-467．

(2) 阿部隆明・大塚公一郎・永野満・加藤敏・宮本忠雄 (1995)「未熟型」うつ病の臨床精神病理学的検討. 臨床精神病理 16 ; 239-248.
(3) 阿部隆明 (2000) 精神病像を伴う気分障害——妄想性うつ病を中心に. 臨床精神医学 29 ; 961-966.
(4) 阿部隆明 (2002) 妄想性うつ病. 精神科治療学 17 (増刊号) ; 167-172.
(5) Binswanger L (1960) *Melancholie und Manie*. Neske, Pfullingen.(山本巌夫・宇野昌人・森山公夫訳 (1972) うつ病と躁病. みすず書房.)
(6) Ebert, D. (1990) Psychopathologie und Verlauf leichter affektiver Psychosen. *Fundamenta Psychiatrica* 4 ; 119-123.
(7) 広瀬徹也 (1977)「逃避型抑うつ」について. In:宮本忠雄編:躁うつ病の精神病理 2. 弘文堂.
(8) 笠原嘉 (1983) うつ病の治療と社会復帰. In:笠原嘉編:精神病と神経症 1. みすず書房.
(9) 加藤敏 (2002) 現代日本における不安・焦燥型うつ病の増加. 精神科 1-4 ; 344-349.
(10) Janzarik, W. (1988) *Strukturdynamische Grundlagen der Psychiatrie*. Enke, Stuttgart.(岩井一正・古城慶子・西村勝治訳 (1996) 精神医学の構造力動論的基礎. 学樹書院.)
(11) Kick, H. (1997) Psychopathologie und Differentialtypologie depressiver Angst. *Nervenarzt* 68 ; 48-54.
(12) Kranz, H. (1962) Der Begriff des Autismus und die endogenen Psychosen. In : Kranz, H. (Hrsg) *Psychopathologie Heute*. G. Thieme, Stuttgart.
(13) Kuiper, P.C. (1988) *Ver Heen : Verslag van een depressie*. SDU, Den Haag.(那須弘之訳 (1997) うつ,その深き淵より. 創元社.)
(14) Mayer-Gross, W. (1922) Enthüllung des Charakters in der Psychose. *Zbl Neurol* 27 ; 405.
(15) Mentzos, S. (1996) *Depression und Manie : Psychodynamik und Therapie affektiver Störungen. 2 Aufl.* Vandenhoek und Ruprecht, Göttingen, Zürich.
(16) 宮本忠雄 (1982) 妄想研究とその周辺. 弘文堂.
(17) Mundt, Ch. (1996) Die Psychotherapie depressiver Erkrankungen : Zum theoretischen Hintergrund und seiner Praxisrelevanz. *Nervenarzt* 67 ; 183-197.
(18) Schneider, K. (1962) *Klinische Psychopathologie*. Georg Thieme Verlag, Stuttgart.(平井静也・鹿子木敏範訳 (1957) 臨床精神医学. 文光堂.)
(19) Schulte, W. (1961) Nichttraurigseinkönnen im Kern melancholischen Erlebens. *Nervenarzt*

32 ; 314-320.
(20) 高田早苗・加藤敏・永野満・阿部隆明（1998）O-157 に感染しているという妄想を呈したうつ病の 1 症例．東京精医会誌 16-1 ; 27-30.
(21) Tellenbach, H. (1961) *Melancholie.* Springer, Berlin, Heidelberg, New York.（木村敏訳（1978）メランコリー．みすず書房．）
(22) Tölle, R (1987) Persönlichkeit und Melancholie. *Nervenarzt* 58 ; 327-339.
(23) Tölle, R. (1988) Neurose und Melancholie. *Schweizer Archiv für Neurologie und Psychiatrie* 139-3 ; 43-58.

第7章
うつ病中核群の概念
精神病理学的視点から

はじめに

　統合失調症の急性期体験は正常心理から截然と区別されるが，うつ病の基本的な症状である抑うつ気分や意欲の低下は見かけ上，日常心理との連続性がある。どこまでが正常範囲の気分変動なのか，どこからが明らかなうつ病なのか，初学者や門外漢にはわかりにくい。非内因性のうつ病が過大評価される一方で，軽い内因性うつ病が見逃されていることも稀ではない。うつ病概念の拡散が指摘されるなか，今一度うつ病の中核群，すなわち伝統的な内因性うつ病の症候論を整理しておくことは無駄ではないと思われる。以下では，歴史的な記述に立ち返り，内因性うつ病の精神病理を簡単にまとめたうえで，"うつ病中核群"すなわち内因性の標識について検討してみたい。

1. うつ病の基本障害とは

　躁うつ病の大枠を確立したKraepelin以降のドイツ語圏では，うつ病

の中心病理を感情面に求める立場と，欲動面の障害すなわち制止を重視する立場に大きく分けられる。

(a) 感情重視派

　Schneider [17] は，感情を基底から感覚的感情，身体・生命感情（生気感情），心的感情（自我感情），精神的感情（人格感情）の4層に分けた Scheler の理論を参照して，内因性うつ病は生気感情のレベルの障害，反応性うつ病は心的感情のレベルの障害（悲哀，不安）と定式化した。内因性うつ病では障害が心的感情にも及び，生気感情の変化によって心的感情の発現が修飾されたり抑制されたりする。生気感情の障害が重度になって心的感情がもはや現われなくなると，感情喪失の感情と呼ばれる。このレベルの障害は動機のない気分変調であり，外界からの影響を受けにくい。Jaspers の了解と説明の二分法を踏襲した Schneider にとって，反応性うつ病は了解的に意味連関のなかに位置付けられるのに対し，内因性うつ病は生活発展の意味連続性，意味連関を中断する。内因性うつ病の気分変調は反応性うつ病や，正常ないし精神病質で観察される気分変調とも質的に異なる。ただし，反応性のうつ病であっても，二次的に生気障害を来たし内因性のうつ病に移行する可能性はある。このように，内因性ないし循環性うつ病は一次的な生気感情の障害とみなされ，気分変調の生気的な性格すなわち生気的悲哀が強調された [18]。

(b) 制止重視派

　一方，Straus [19] はメランコリーの基本的な障害を制止に見て，それは生物学的に基礎付けられると想定した。この制止によって内因性うつ病の時間体験が規定される。彼は Hönigswald の哲学に依拠して，客観的物理的な時間に対置する形で，体験内在時間（erlebnisimmanente Zeit）

と体験超出時間（erlebnistranseunte Zeit）を仮定した。内因性うつ病においては，体験内在時間の停滞や停止が，ひいては活動可能性の生気的制止が生じる。その結果，未来体験の変化にとどまらず，過去の構造変化，すなわち過去の意味の変化も出来する。内的時間の鬱滞とともに，未来への継続的な歩みによる過去の処理の可能性も消えて，過去の決定的な暴力が増大する。このように，Straus は内因性うつ病における時間体験やその障害の基礎を生物学的なものに見定め，体験内在時間の鬱滞は生気的な制止の直接の結果であるとする。

von Gebsattel [10] も Straus 同様，内因性うつ病の生物学的基礎として制止を仮定する。同障害において基本的なのは生成衝迫（Werdedrang）の制止であり，そこから思考制止，意志・感情制止，妄想，強迫が導出される。生成の制止は同時に，実存可能性（Existieren-Können）の制止であり，制止の実存的意味は「空虚における実存」である。それは非現実感や離人感として現われ，気分変調，不安，心気，罪責感，微小観念の基底にも存在する。結局彼にとって，うつ病の本態は生成不可能性であり不能性（Nicht-Können）である。

(c) 時間論への展開

Binswanger [7] も内因性うつ病における時間構造の基本的変化を論じている。決定的なのは，主観的時間意識において，志向的な時間的「対象」である過去，現在，未来がいかに構成されるかである。それぞれは過去把持（Retentio），現前（Präsentatio），未来予持（Protentio）と名付けられる。通常は，それぞれがお互いに緊密に結び付いており，現前は未来予持，過去把持の同時的遂行においてのみ成し遂げられる。内因性うつ病では，この3つの次元とその協働作用が欠損した様式でしか与えられず，時間的対象性の志向的構成が障害される。Straus と異なり，Binswanger は時熟障害を生物学的あるいは生気的な制止から導出するこ

とを拒否する。むしろ時間的な対象性の構成，すなわち志向性の領域における変化を重視する。

(d) 発病状況論

Tellenbach[20]は，メランコリーの源泉としての内因（Endon）を身体と精神の分離に先行して存在する領域に位置付けた。共同世界のコスモスとこの内因とが交差する地点で，発症に特異的な状況が構成されて，メランコリーへの内因的な現存在変化が誘発される。この状況因を自ら招き寄せるのがメランコリー親和型である。メランコリー親和型は勤勉であり，良心的で，義務を意識し，作業において正確であるうえに，自分自身の作業に平均以上の高い要求を課している。メランコリー親和型にとって病態発生的意義をもつ状況は，Inkludenz（封入性）とRemanenz（負い目性）の前メランコリー的布置であり，それぞれ秩序結合性と高い自己要求という人格特徴に対応する。Inkludenzの布置はメランコリー親和型の秩序結合性と噛み合って，限界への閉じ込めを意味する。同様にRemanenzの布置とは，自分自身の作業への高い要求と関連していて，自分自身の要求の背後に取り残されていくことである。2つの状況が極端に先鋭化して，メランコリー親和型が自己矛盾に囚われ出口がなくなると，ここからEndon（内因）の変化，すなわちEndokinese（内因変動）が発じメランコリーが成立する。状況の乗り越え不能性から，生命の流れの停滞，制止，生成・時熟障害が生じる。Tellenbachにとっても本質的なのは，制止であり，内的生成時間の鬱滞であり，現存在の未来への展開の不能性である。

(e) 身体論の展開

Fuchs[9]は身体という空間的観点からうつ病を論じている。その際，

身体性（Leiblichkeit）と肉体性（Körperlichkeit）の弁証法を起点に置く。まず身体性とは，一方で自己身体の感覚の領域，すなわち多様な動きにおいて感じられる身体の空間そのものを含むが，より広義には，身体という媒体，その感覚や四肢によって媒介される限りでの前反省的体験そのものを包括する。それに対して肉体は，まず生理学や医学の解剖学的対象であるが，生き生きとした人格の表現の場でもあり，身体とは相即的な関係になる。

　こうした観点からは，内因性うつ病そのものが現象学的に「身体の物体化」であるとみなされる。生命的な運動の中心的源泉としての欲動が収縮し身体は硬く狭くなる。内因性うつ病とはいわば，身体性の「鬱滞」，身体が狭く硬化することなのである。欲動の収縮は個々の身体部位に集中して胸部絞約感や球感，頭重として具体化することもあれば，身体的狭さの一般化を反映した瀰漫性の不安としても表現される（ドイツ語のAngst（不安）とeng（狭い）は同系語である）。局所的あるいは全般化した圧迫は，運動的で流動的な身体を鈍重な肉体にするために，あらゆる拡張的な方向性が妨げられてしまう。身体は重く阻害するものとして，自らの前に立ちはだかり苦痛を与える妨害物として現われる。うつ病者はこの物体化した身体から逃れることができない。身体的狭隘化のさらなる進行は，パースペクティヴの運動空間を狭くし，結局は固定した妄想につながる。そこで自閉が頂点に達し，妄想主題のなかに世界関係の喪失が主題化され絶対化される。

　以上をまとめると，内因性うつ病では身体レベルでの感情の障害が生じて，気分が抑え込まれ，外界の出来事への反応性も低下する。また，制止によって時間体験が障害され，すべてが決定され変更不能なものとなってしまう。空間的にも自己に閉じ込められ，身体は流動性を失い重い物体として立ちはだかることになる。

2. 構造力動論から見た内因性うつ病の症状形成

　ここでは上の議論を踏まえながらも，Janzarik[14]の構造力動論を導きの糸に内因性うつ病の症状構成を検討してみたい。まず主体を構成する2つの軸として，構造（Struktur）と力動（Dynamik）が措定される。構造が人格構造とも言い換えられ，言語や表象の次元として，自我とも近い概念だとすれば，力動はエネルギー的な側面を表わし，感情や欲動の次元と言える。

　うつ病の基本的な力動布置は収縮（Restriktion）と規定される。これは感情と欲動の発現が制限されているということを意味し，気分の反応性の低下や意欲の低下として現われる。利用可能な心的力動は減少し体験野が縮小する。その結果，人格にとって中心的な心理学的価値領域が心的力動によってもはや備給されず，身体や自己・世界領域に関する表象が顕勢化されない。すなわち，感情喪失感という形で力動や感情性の発現がブロックされ，身体体験の変化，身体近接的な圧迫や不安，自己無価値感，離人体験，接触回避などが生じる。こうしたあらゆる価値領域が顕勢化されないことを反映する症状は，制止の強い内因性うつ病に共通して観察される。

　他方，欲動が未来の何かに対して動員され，まだ存在しないものによって呼び起こされるとすれば，これが制限されることによって，生成（Werden）の流れも鬱滞する。こうして，力動の収縮，ならびにこれと表裏一体をなす内的時間の停滞がうつ病の体験を規定する。このような収縮優位の病像は，診断にそれほど苦労しない。しかし，この収縮が緩んだときに，多様な病像が生じ，うつ病の診断や治療を難しくする。

　収縮は時間経過とともに自然に，あるいは抗うつ薬の刺激によって弛緩する。それにともない，感情備給を受けて体験野が拡大するが，内的

時間が停滞し，未来に向けた思考が悲観的にとどまっていれば，一部弛緩した力動は不安定化し，正常変異に近い偽神経症的不安や焦燥性うつ病といった病像を取る。前者については先取り的な不安，後者については，心気症的不安，不全ないし罪責体験，外的所与からの脅威感を内容とする不安，あるいはテーマのない漠然とした浮動性の不安が，発作性ないし持続性に出現する。こうした力動布置が Kick [15] の言う不安定化した収縮（destabilisierte Restriktion）である。

さらに，諸表象への感情備給が抑制され，本人の作業能力が不十分な一方で，一部解放された心的力動が，判断審級（超自我・自我理想）に過剰負荷されると，心内緊張が高まり，強制された収縮（forcierte Restriktion）という力動布置が生じる。判断審級によって自我が責められることで，抑うつはさらに深まる。力動の圧力がある範囲を超えると，そこから生じる緊張の増大がしばしば，メランコリー妄想の構築につながる。その具体的なテーマは，病前の価値領域の感受性にしたがって，心気，貧困，罪責妄想など，さまざまである。

このように見ると，うつ病の症状はその本態である力動の収縮に直接由来する症状と，その部分的な弛緩にともなう主体の反応としての症状に大きく分けられることになる。前者があらゆる内因性うつ病にある程度共通の症状であるのに対し，後者は主体側の条件すなわち患者の人格構造によって変化する症状である。

3. うつ病症状の整理

ここでは現代の操作的診断基準を俎上に載せ，症状レベルでの内因性うつ病とその他のうつ状態を鑑別できるか論じてみたい。

現代の操作的診断体系は，Kraepelin にならって躁うつ病の範囲を「気分」障害として広く捉えなおし，統合失調症のそれを狭めている。うつ

病の診断についても，たしかに抑うつ「気分」などは重視されても，他のどの症状にも特別な診断的価値が与えられてはいない。いきおい，そこにはさまざまなレベルの抑うつ状態が混入してくる余地がある。

まず，DSM-IV [5] の大うつ病エピソードの診断基準を眺めると，比較的頻繁に観察される症状が並んでいるが，4群に分類することが可能である。

第Ⅰ群は，①抑うつ気分，②興味，喜びの著しい減退，⑥易疲労性，気力の減退，⑧思考力や集中力の減退，のように力動ないしエネルギーの低下から説明できそうな症状である。

第Ⅱ群は植物神経症状であるが，興味深いことに両極性である。つまり，③体重減少ないし増加，食欲の減退ないし増加，④不眠ないし睡眠過多である。

第Ⅲ群として，⑤焦燥あるいは制止（retardation）という精神運動面の症状があるが，これは他の症状群とはレベルが違い，うつ病症状全体の背景をなすものである。

第Ⅳ群はうつ病の思考形態を反映する，⑦無価値感，不適切な罪責感，⑨死についての反復的思考，自殺念慮，自殺企図である。

ちなみに，これらの症状をボン学派の基底症状評価スケール（BSABS）[11] の力動欠損に含まれる直接的な低下症状と比べてみると，Ⅰ群のほとんどの症状が共通しており，その意味でまったく非特異的な症状であることがわかる。さらに，食欲の増加や睡眠過多も直接的な低下症状（力動欠損）に含まれることや，制止（retardation）と見える症状を示す統合失調症も少なくないことを考慮すると，大うつ病の診断は5項目とされるので，力動欠損の症状だけで大うつ病を診断できることになる。したがって，陰性症状主体の統合失調症も大うつ病エピソードのクライテリアを満たす可能性がある。

もう一度Ⅰ群の症状に立ち戻ると，力動の低下症状といっても実際には，全体エネルギーが低下した状態と，エネルギーが十分あるのに

その発現が制限されている事態が想定される。後者こそ，ドイツ語圏で内因性うつ病のメルクマールとして重視されてきた Hemmung（制止）であり，内的な緊張をはらんでいる。この Hemmung は，DSM-IV では大うつ病エピソードの症状のなかに，感情面の症状や睡眠障害などと並んで，retardation（制止）と名を変えて一症状として埋没している。Ebert [8] の述べるように，欲動の制止（Antriebshemmung）と欲動の低下（Antriebsminderung）との区別が英米圏に導入されなかったのである。とはいえ，制止はうつ病にとってかなり特異的であり，上述したように，単なる症状を超えて，うつ病者の時間体験にもつながる根本的な障害である。

　これに対し，全体にエネルギーが低下した状態は弛緩と表現することも可能で，統合失調症の陰性症状でも観察される。このように仔細に見ると，一見力動の低下と見られる症状も，緊張と弛緩の系列に分けられる [4]。

　ちなみに，不眠は緊張の系列に，過眠は弛緩の系列に組み入れられよう。食欲不振については，緊張によって交感神経系の機能が亢進して，食欲が低下する場合もあれば，弛緩によって摂食の気力が出ないこともありうる。一方，食欲増加については，欲動亢進の表現とも解釈できる。精神運動症状については，焦燥はもちろん緊張の系列であるが，DSM の制止（retardation）は，後述するように精神運動の遅延化を意味し，これだけでは弛緩とも緊張とも言いがたい。いずれにしても，ドイツ語圏の制止（Hemmung ── 英訳するとしたら inhibition）は，緊張の系列に属する。

　ところで，DSM-IV [5] のメランコリー型の特徴（表 1）や ICD-10 [21] の身体性症候群（表 2）は，従来の内因性うつ病の病像に相当すると考えられるが，興味深いことに食欲の増加や過眠といった症状は入っておらず，早朝覚醒や食欲不振などの緊張性の症状だけである。したがって，ここに記載されている著しい制止も，むしろ緊張の系列に属すると言っ

表1　メランコリー型の特徴（DSM-IV）

A. 現在のエピソードの最も重症の期間に，以下のどちらかが起こる。
   (1) すべての，またはほとんどすべての活動における喜びの消失
   (2) 普段快適である刺激に対する反応の消失
B. 以下のうち3つ（またはそれ以上）：
   (1) はっきり他と区別できる性質の抑うつ気分
   (2) 抑うつは決まって朝に悪化する
   (3) 早朝覚醒（通常の起床時間より少なくとも2時間早い）
   (4) 著しい精神運動制止または焦燥
   (5) 明らかな食欲不振または体重減少
   (6) 過度または不適切な罪責感

表2　身体性症候群（ICD-10）

①ふつうは楽しいと感じる活動に喜びや興味を失うこと
②ふつうは楽しむことのできる状況や出来事に対して情動的な反応性を欠くこと
③朝の目覚めが普段より2時間以上早いこと
④午前中に抑うつが強いこと
⑤明らかな精神運動制止あるいは焦燥
⑥明らかな食欲の減退
⑦体重減少（1カ月で5%以上）
⑧明らかな性欲の減退
　　　　　　　　　　　　　　……のうち4項目以上

てよい。結局，内因性のうつ病の診断には，緊張の要素が重視されていることが明らかとなる。その反面，一部の双極性障害のうつ病相で，過眠，過食といった非緊張性の症状が観察されることは興味深いが，緊張の強いうつ病でも経過中に弛緩病像を経過して寛解する事実は注目してよい。

　一方，無価値感，罪責感，自殺念慮は，抑うつ状態で観察されることの多い症状で，その思考内容を反映するが，同じ言葉で括られても仔細に見ると，心的感情レベルと生命感情レベルに分けることが可能である。自らの過失に対する反応としての罪責感は心的感情レベルでも生じるが，内因性うつ病の思考内容は身体感情の障害に基づく。世界から分離され身体に閉じ込められることに根ざす身体的罪責感であり，当初は状況に

関連していても次第に生活史的文脈から離れていく。

　自殺念慮に関しても，神経症的な葛藤から派生し状況から了解可能なケースのほかに，メランコリー性希死念慮と呼んでよい，うつ病体験から直接生じる死への衝動がある[3]。しかし，制止の強い時期には，自殺企図のエネルギーすら湧いてこない。むしろ，自殺の危険が生じるのは，制止が部分的に緩む時期である。「生きているのがつまらなくなって」と自殺企図の理由を語る患者がいる。うつ病における中心的な症状である精神運動制止や気分の反応性の低下が著しいと，「何もしたくない」「何をやってもおもしろくない」し，普段であれば楽しめていたはずの趣味にも関心がなくなり，嗜んでいたアルコールですら，まずくて飲めなくなってしまう。食欲や性欲といった基本的な欲求すらなくなる。内在的な時間が停滞し，苦痛に満ちて喜びのない現在が永遠に続くように体験されるのである。欲動の改善が見られ始めたときに，この事態を断ち切る行為が自殺企図なのである。こうした内因性の自殺念慮と神経症レベルのそれを同列に置いてはならない。

4. うつ病の中核群の特徴

　Ebert[8]は，DSM-III-Rで特定不能のうつ病性障害（Depressive Disorder Not Otherwise Specified）（ストレスと関係なく発症したうつ病性のエピソードで，大うつ病エピソードの診断基準を満たさないもの）と診断された症例から，後に典型的な躁病や内因性うつ病を呈したものを選び出し，内因性うつ病の中核症状（Kernsymptom）を明らかにした。それは，①欲動や思考の制止現象，②病気だという主観的確信と疎隔体験，③日内変動，④植物神経症状（睡眠障害，食欲の低下や亢進）である。この知見に沿って患者の具体的な症状をさらに検討してみたい。

　まず①では，主観的な制止の体験が重視され，意図した行動や持続的

な目的志向活動ができないことが含まれる。つまり，活動を開始しようとしたときに体験される内的な抵抗で，ひとつの行動に多大な努力を要し行動が遅延していると感じられるものである。この点で単なる欲動の低下とは異なる。具体的には，「やろうとしても体がついていかない」「食事のメニューが浮かんでこない」などと訴えられる。

制止は内的な時間体験の鬱滞につながる。この体験における典型的なディスクールは，「……になってしまった」あるいは「……になってしまっているだろう」と完了形ないし未来完了形で表現される。しかも通常は，負の方向に誇大化した否定的な内容であり，うつ病性の妄想において典型的に見られる[1]。したがって，抑うつ症状全体が軽くても，こうしたディスクールを持続的に繰り返している場合は，中核群とみなして差し支えない。

また，身体に関する表現も中核群を指し示すことがある[2]。端的には身体の重さの自覚であり，部分的に表現される頭や身体の重苦しさである。制止の強い病相では，単調な表現であるが，不安・焦燥の強い病相では部位が固定せず，さまざまな表現を取ることがある。いずれにしても，身体が自分の力ではどうにもならない物体として立ち現われるため患者の苦悩の重圧は高い。

次に②に関しても，力動の収縮が背景にあると，外界や身体，自己にエネルギーが備給されずに生き生きとした実感が失われ，疎隔感，離人感が生じる。さらには，いつもの自分とは違う，何らかの病気ではないかという身体の違和感につながる。

力動の収縮は日内変動を示すことがある。たとえば，制止の極に至る前後では，外界からの影響はあまり受けずに気分や身体の重苦しさが動揺する。こうした主体の関与しないところでの身体リズムの変動も中核群に特徴的な現象と言える。

食欲や睡眠に関しては，典型的には欲動の制限に規定されて食欲不振や不眠が出現する。

その一方で，過眠はエネルギーの低下やその補充を意味し，興奮をはらんだ病期の揺り戻しとして現われることが多い．過食に関しては，うつに対する対処行動の意味と，躁病に見られる欲動の亢進と等価と見られる場合がある．したがって，過食は躁的な要素をはらんでいる面もあり，双極性うつ病と過食が合併するのは偶然ではない．

繰り返しになるが，内因性うつ病とは力動の低下ではなくて，力動の収縮である．日本語のうつ病の語源となった漢方の気鬱が意味したように，気が流れない，すなわち鬱滞の病なのである．このように，内因性うつ病の中核現象がエネルギーの低下にではなく，その渋滞に本質があるとすれば，これに抗する力も当然存在する．この反発力もうつ病の病像形成に関与している．その一例が力動の収縮が一部解除されることによる不安・焦燥の出現[13]であり，妄想の産出性である．また，日内変動のように上向きのベクトルは絶えず存在する．これらを躁的因子と見れば，かつて宮本[16]が指摘したように，広義の混合状態こそが内因性うつ病を含めた躁うつ病の基本病像をなすとも言える．

内因性うつ病のもうひとつの特徴として，再発性の高さがある．うつ病相が繰り返されると，些細な情動的なストレスがトリガーとなって，あるいは自生的にうつ病相が出現する．たとえ軽症であれ，こうした再発準備性の亢進は中核群の可能性を示す．しかも，こうした再発性を獲得した症例の長期経過を見ると，途中から（軽）躁病エピソードが発現することも稀ではない[6, 12]．その意味で頻回再発群は潜勢的に躁への力動をはらんでいると言っても過言ではない．

以上，中核群について述べたが，最後に症状の模倣はつねに考慮する必要があることを指摘しておきたい．診察場面での患者の訴えのみを聞いていると，結局は中核群ではないのに，上述したうつ病の診断項目が一通り聴取されることがよくある．うつ病の操作的診断基準が流布した今日，症状が無意識に模倣される可能性は高い．この点で，非定型うつ病（表3）の診断には特に注意が必要である．身体の鉛様の麻痺は自己

表3　非定型の特徴（DSM-IV）

A. 気分の反応性
B. 次の特徴のうち2つ（またはそれ以上）
　(1) 著明な体重増加または食欲の増加
　(2) 過眠
　(3) 鉛様の麻痺
　(4) 長期間にわたる，対人関係の拒絶に敏感であるという様式（気分障害のエピソードの間だけに限定されるものではない）で，著しい社会的または職業的障害を引き起こしている。

暗示によって出現し，過眠症状に関しては，睡眠への逃避というヒステリー的な機制も考えられる。抑うつ気分にしても，生活状況と関連していて，やりたくない仕事を無理やりさせられて精神的に疲れてしまい，夕方になると調子が悪くなるということが起こりうる。たしかに双極うつ病の一部はこうした病像を取るが，この基準では非内因性の抑うつ状態が多数混入してくることは避けられない。

おわりに

　最近は古典的なうつ病像が減少し，軽症の非定型的なうつ病が増加していると指摘される。そのなかには明らかに内因性すなわち身体レベルの病像を取るものもあれば，性格レベル，心理的レベルのうつ病像もある。これは表面上の重症度とは必ずしも相関しない。軽症の中核群もあれば，重症の性格因性うつ病もある。その鑑別点は，やはり身体性の兆候ということになる。古典的な意味での制止や，離人感，状況への無反応性や症状の自律性，日内変動，早朝覚醒，食欲不振，身体の重さである。ただし，過眠，過食タイプの双極うつ病や非定型うつ病と，ヒステリー性のうつ病との鑑別は困難な面がある。この点については稿を改め

て論じたい。いずれにしても，うつ病の診断にあたっては，横断面の症状のみを評価するのではなく，病前性格，現在の家族布置，対人関係を含めた生活全体ならびに生活史，長期経過も十分に考慮する必要がある。

● まとめ

　うつ病の中核群とは従来の内因性うつ病の概念と重なり，心身の両面にわたる病である。ドイツ語圏では内因性うつ病の基本障害として制止という欲動面を重視する立場と病的な悲哀という感情面を重視する立場があったが，Janzarik の構造力動論は両者を止揚する。構造と並んで主体を構成するもうひとつの軸として措定された力動は，気分や感情と欲動の二重局面をなし，この収縮（Restriktion）によって内因性うつ病の基本病態が規定される。すなわち，気分や感情の動きが制限されれば，抑うつ気分や離人体験，状況に対する反応性の低下が生じ，欲動や発動性が制限されれば，制止症状として時間体験の障害ならびに身体の肉体化が出現する。結局，古典的な意味での制止や，離人感，状況への無反応性や症状の自律性，日内変動，早朝覚醒，食欲不振，身体の重さなどが内因性を示す標識となる。

▶文献

(1) 阿部隆明（1990）「妄想型うつ病」の精神病理学的検討——うつ病妄想の成立条件—病前性格との関連——．精神経誌 92；435-467．
(2) 阿部隆明（2002）うつ病の心気・身体関連症状．精神科治療学 17-7；817-823．
(3) 阿部隆明（2003）うつ病者の語り．In：新世紀の精神科治療．中山書店．
(4) 阿部隆明（2008.）現代のうつ病像——症状構成とライフステージ．臨床精神病理 29-2；157-166．
(5) American Psychiatric Association (2000) *Quick Reference to the Diagnostic Criteria from DSM-IV-TR.* Washington D.C..（高橋三郎・大野裕・染矢利幸訳（2002）DSM-IV-

TR　精神疾患の分類と診断の手引き（新訂版）．医学書院．）
(6) Angst, J., Sellaro, R., Stassen, H.H. et al. (2005) Diagnostic conversion from depression to bipolar disorders : Results of a long-term prospective study of hospital admissions. *Journal of affective disorders* 84 ; 149-157.
(7) Binswanger, L. (1960) *Melancholie und Manie.* Neske, Pfullingen.（山本巌夫・宇野昌人・森山公夫訳（1972）うつ病と躁病．みすず書房．）
(8) Ebert, D. (1990) Psychopathologie und Verlauf leichter affektiver Psychosen. *Fundamenta Psychiatrica* 4 ; 119-123.
(9) Fuchs, Th. (2000) *Psychopathologie von Leib und Raum.* Steinkopff, Darmstadt.
(10) Gebsattel, V.E.v. (1937) *Zur Frage der Depersonalisation : Ein Beitrag zur Theorie der Melancholie.* Springer, Berlin.
(11) Gross, G., Huber, G., Klosterkötter, J. et al. (1987) *BSABS Bonner Skala für die Beurteilung von Basissymptomen.* Springer Verlag, Berlin Heidelberg.
(12) 石原さかえ・岩井一正（1993）双極病の長期経過に見られる躁病への極性シフト——内因性精神病の経過力動に関する研究．精神医学 35 ; 1049-1057．
(13) 加藤敏（2004）現代日本におけるパニック障害とうつ病——今日的な神経衰弱．精神科治療学 19 ; 955-961．
(14) Janzarik, W. (1988) *Strukturdynamische Grundlagen der Psychiatrie.* Enke, Stuttgart.（岩井一正・古城慶子・西村勝治訳（1996）精神医学の構造力動論的基礎．学樹書院．）
(15) Kick, H. (1997) Psychopathologie und Differentialtypologie depressiver Angst. *Nervenarzt* 68 ; 48-54.
(16) 宮本忠雄（1992）躁うつ病における混合状態の意義．臨床精神医学 21 ; 1433-1439．
(17) Schneider, K. (1920) Die Schichtung des emotionalen Lebens und der Aufbau der Depressionszustände. *Zs ges Neurol Psychiat* 59 ; 281-286.
(18) Schneider, K. (1962) *Klinische Psychopathologie.* Georg Thieme Verlag, Stuttgart.（平井静也・鹿子木敏範訳（1957）臨床精神医学．文光堂．）
(19) Straus, E. (1928) Das Zeiterleben in der endogenen Depression und in der psychopathischen Verstimmung. In : Straus, E. (1960) *Psychopathologie der menschlichen Welt.* Gesammelte Schriften. Berlin, Göttingen, Heidelberg.
(20) Tellenbach, H. (1961) *Melancholie.* Springer, Berlin, Heidelberg, New York.（木村敏訳（1978）メランコリー．みすず書房．）

(21) WHO (1992) *The ICD-10 Classsification of Mental and Behavioral Disorders.*（融道男・中根允文・小宮山実監訳（1993）ICD-10 精神および行動の障害——臨床記述と診断ガイドライン．医学書院．）

第8章
うつ病の心気・身体関連症状

はじめに

　かつて二大精神病のひとつとみなされていたうつ病は，最近の操作的診断分類では，感情障害ないし気分障害として広く捉え返され，その軽症の病態にも目配りされている。ただ，精神疾患の分類のマニュアルである以上，感情や気分の病理が重視されており，身体症状より精神症状に力点があることに変わりはない。他方で，うつ病の軽症化とともに精神症状より身体症状が前景に出現する仮面うつ病の存在が指摘され，主に，プライマリーケアの現場で話題になってきたことも事実である。

　こうして，昨今，軽症のうつ病が広く認知され，一般開業医のレベルでも，適切に治療されていることも多い。とはいえ，制止や抑うつ気分，食欲不振，不眠などの定型的な症状が並行して認められる場合は，診断に苦労しないものの，不安が著しく身体症状を執拗に訴える患者は，うつ病と認知されずに，心気症やヒステリーなどの診断で精神科に紹介されてくることも稀ではない。

　実際，うつ病で訴えられる身体症状には，厳密に分離することは難しいものの，主に自律神経症状を介した客観的な症状と，うつ病固有の心

気症状として把握される主観的な症状があり，後者ではさらに，内実の異なる多様な心気症状が区別される。

ここではまず，うつ病と身体症状の関連がどう論じられてきたかを展望し，次いで，うつ病の身体症状と心気症状の成立についてうつ病の精神病理とからめて検討する。最後に治療のポイントについても簡単に言及する。

1. うつ病と身体症状

現代のうつ病概念は Kraepelin に由来するが，当時は Manisch-depressives Irresein という命名に見るごとく，Irresein（狂気）すなわち精神病的側面が重視されており，心気妄想は言及されても，一般的な身体症状についてはあまり関心が払われていない。その後，Schneider [20] は，うつ病の基本障害として身体的感情（leibliches Gefühl）の異常を重視した。彼は，「憂鬱は生気的な感情，限局したあるいはびまん性の身体的感情としてある。患者は，心臓や胃の部分を指してここにあるのだといい，その憂鬱を圧迫，局在的緊迫感，身体各所が重いというように表現する。さらに大抵の者は甚だざまざまの身体感覚，すなわち頭や手足の疼痛，関節痛，視力障害，一般感覚異常等を訴え，客観的には，これに対応して体重減少や発汗や消化障害などがしばしば見られる。身体的訴えがもっぱら現われるので，その場合は大抵の患者は誤って内科的または婦人科的治療を受けるが，医師が診察しても身体的には何も見出せないので，『ヒステリー』と診断されることが多い」と述べ，うつ病の身体症状を身体的感情の障害が直接反映されたものと見ており，後に仮面うつ病と呼ばれる病像をすでに記載している。

第二次世界大戦後，うつ病の内因性の概念が見なおされるなか，Weitbrecht [25] は，過敏で無力な人で長期にわたる身体的，精神的スト

レスがかかると,気分変調と心気的な自律神経症状を訴える症例があることを指摘し,内因反応性気分変調症(endoreaktive Dysthymie)と名付けた。Sattes [19] も,心気症状の優位なうつ病者では,過敏,心配性,控えめなどの病前性格と,自律神経系の不安定さをともなう細長型の身体的基礎が認められ,抑うつが軽度であることを確認した。

　一方,Hertrich [8] は軽症うつ病の状態像として,身体症状の出現頻度が高く希死念慮や妄想形成もなく就労可能なケースを指摘した。同じ頃,抑うつ症状が目立たず,身体症状や他の精神症状が前景に出るうつ病がKral [13] によって仮面うつ病(masked depression)と命名された。このように,抑うつが深くない軽症のうつ病と,身体症状ないし心気症状との関連が広く注目を集めるようになった。

2. 仮面うつ病と心身症

　本邦でも1970年代から仮面うつ病が注目され始めた。新福 [22] はその本態を論じるにあたり,うつ病は心身がともにそれによっている「より根源的なもの」に生じる変化によって,精神的次元,身体的次元の両次元に症状が出現することを指摘した。また,筒井 [23] はうつ病の症状構成について,気力や気分の低下が主体の情緒障害像,意欲の低下や行動の抑制が主体となる精神障害像,生命力の低下にともなうさまざまな身体障害像の3つの柱を想定し,前二者が精神症状として出現し,後者が身体症状として表現されると述べた。

　うつ病で観察される症状は身体の多領域にまたがる。列挙すると表1のようになり,自律神経を介した症状が少なくない。このような身体症状が前景に出て,抑うつ症状がマスクされている仮面うつ病を,新福は①うつ病の前駆期ないし初期の段階で見られるもの,②軽症うつ病で身体症状が顕著なもの,③全経過を通じて身体症状が主症状を示すもの,

表 1　うつ病の身体症状 [18, 24]

全身性の症状	全身倦怠感，疲労感
消化器症状	味覚異常，歯痛，食欲不振，嚥下困難，食道狭窄感，のどに何か詰まった感じ（Globus melancholicus），悪心，嘔吐，胸やけ，げっぷ，胃部停滞感，腹部膨満，ガス貯留，腹痛，便秘，下痢（消化性潰瘍，過敏性腸症候群）
循環器症状	動悸，頻脈，胸部圧迫感，胸部痛，胸部不快感，たちくらみ，四肢の冷え，ほてり（高血圧）
呼吸器症状	呼吸困難感，ため息，過呼吸（気管支喘息）
運動感覚器症状	頸部不快感，肩こり，目のかすみ，複視，流涙，目の奥の痛み，聴覚低下感，聴覚過敏，耳鳴，耳痛，発声困難，背部痛，腰痛，手足のしびれ，痛み
泌尿生殖器症状	頻尿，排尿困難，排尿時痛，性欲減退，不感症，月経不順，睾丸痛
自律神経症状	口渇，発汗，めまい，頭重感，頭痛

④心気的うつ病で身体症状が主症状となるもの，⑤特殊な周期性疾患でうつ症状が消退するにつれて身体症状が顕著となるもの，という５つのタイプに分類した。この分類を見ても，仮面うつ病は臨床単位というよりは，状態像概念に近いことがわかる。しかも，客観的な症状と心気症状が必ずしも区別されていない。

　ちなみに，近年こうしたタイプのうつ病が増加した背景について，宮本 [14] は，それなりの社会的地位や職業的権能を築き上げてきた男盛りのうつ病患者が，心理的に破綻するよりは身体的に破綻するほうを無意識に選ぶことを指摘している。他方で，うつ病の身体症状こそ，社会・文化的な影響を受けないうつ病の共通した症状であるという見方も存在する。いずれにしても，仮面うつ病は，精神症状としてのうつが軽いこととセットで論じられてきたことに注目したい [3]。

　また，こうした自律神経系を介した症状形成は，心身症における身体疾患の発現にも通じるところがある。事実，消化性潰瘍や高血圧などの身体疾患を既往歴にもつうつ病者は少なくない [21]。また，心身症の患者に想定される，感情を言語化できないという alexithymia という特徴は，

仮面うつ病の患者によく見られるという報告[17]もあり，同一の個人が，あるときは心身症に，またあるときはうつ病に罹患するという事態が起こりうる。

ところで，心身症では症状の器官選択が問題にされるが，うつ病の身体症状ではどうだろうか。出現頻度の高い全身倦怠感や消化器症状，疼痛とりわけ頭痛などは，うつ病という疾患の直接的症状と想定され，人間学的な意味について論じられることは少ないし，実際，あまり個人的な意味のないことが多い。むしろ，比較的頻度の少ない症状のほうにこうした意味が見出されることがある。その例として，筆者の経験したなかでは，中学時代に一過性の心因性頻尿を呈し，長い無症状期をはさんで中年期にうつ病相で頻尿を訴えた患者や，直腸癌の夫の介護中にうつ病となり便意頻回という症状を訴えた女性患者などが挙げられる。前者では泌尿器系を抵抗減弱部位と想定できるし，後者では人工肛門で苦しんでいる夫への同一化と解釈できる。

3. 身体症状と心気症状

表1を見てもわかるように，うつ病の身体症状は，客観的に確認できない自覚的症状として訴えられることが多い。こうした身体症状と心気症状はどう区別されるのか。かつて吉松[26]は心気症の成立について，①心身の些細な不調，②病的なとらわれ，③疾病恐怖，④他者への訴え，の4要素を指摘したが，臨床的に心気的ないし心気症状と呼ぶ際には，①，②の要素のみが揃えば十分である。実際，疾病恐怖なしに頻回に身体症状を訴える患者も心気的と呼ばれるし，他者への訴えが目立たずに「癌になってしまった」と確信している患者も心気妄想を問題にされる。もっとも，身体症状との区別が問題となるのは前者で，この症状に過度にとらわれて他者に執拗に訴えるという主体の態度が問題になる

限りで，明らかな心気症状とみなせる。

躁うつ病の心気症状については，de Alarcón [5] や Brown ら [4] が心気群のほうが非心気群に比べて年齢が高いことを指摘しているし，心気主題を訴えるうつ病者の病前人格については，Janzarik [9] が，制縛的で，知的，心的分化度が低く，意識の大半が自分に向けられるという特徴があると述べている。また，岡島 [15] は心気症状をともなううつ病をその病像の特徴から，不安・焦燥群，依存群，罪責群の3群に分類している。ただ，これらはいずれも入院例に関する調査であり，身体症状が前面に出る軽症うつ病とは異なり，どちらかというと重症群が対象であると言える。

そこで，うつ病の心気症状について，軽症例を含めて，包括的に検討する必要に迫られる。かつて Janzarik は内因性うつ病の基本的な力動布置を「収縮」と呼んだ。つまり，感情や欲動の発現が制限されているということである。これは精神症状的には「制止」と言い換えられるが，当然身体症状にも反映し，自律神経系を介しての症状が発現する。むしろ，内因性うつ病であれば，程度の差はあれ，こうした身体症状が必ず存在している。

しかし，容易に気付くように，制止が強ければ，身体症状を語るという行動そのものが抑制されるために，必ずしも心気症状として結実しない。したがって，身体症状が執拗に語られるためには，制止が軽い，あるいは軽減化する必要がある。仮面うつ病において抑うつが目立たないというのは，身体症状を語る前提として，うつ病の精神症状の中核にある制止が軽くなければならないことを意味しているのである。いきおい，仮面うつ病の多くは軽症うつ病と結び付く。他方で，制止が軽くなる一方で，不安・焦燥が強まる病像もあり，この場合も身体症状が極度の不安をともないながら執拗に語られる。さらには，完全に制止が取れて，脱抑制の状態となって，心気的な不安が述べられる場合もある。これは一種の混合状態 [16] ともみなすことができ，気分的には

表2　制止の軽重から見た心気・身体症状をともなううつ病

A. 軽うつ群（仮面うつ病，初期ないし制止軽減期）
B. 不安・焦燥群
(C. 混合状態群)

不機嫌なこともあれば，高揚しているように見えることもある。Freud も，心気的な訴えが自我リビドーの病的な発現であり，それゆえ，心気症者が誇大的な色調を帯びて，ひいてはさまざまな権利要求をする場合があることを指摘しており，心気症状は躁的成分と結び付きやすいこともたしかである[15]。

このように，制止の軽重あるいは有無という観点から，身体症状を主として訴える（躁）うつ病には，軽うつ群，不安・焦燥群，混合状態群のタイプがあることになる（表2）。

以上が身体症状の語られる必要条件であるが，ではなぜうつ病で価値中立的な身体症状が心気症状へと転化するのか。そこにはうつ病特有の事情が見えてくる。たしかに神経症圏の心気症状は，前述した吉松による心気症の構成要素のいずれについても，患者の精神的態度に帰されるが，うつ病の場合はその固有の病理から説明できる。以下では，こうした心気症状の一般的な発現様式に沿って，うつ病と神経症圏の病態とを対比的に論じたい。

(1) 心身の不調

些細な身体の不調感を訴え客観的な身体にさほど問題のない心気神経症と異なり，うつ病における心身の不調はその基本的な身体病理の直接の表現でもある。それがあたかも感冒症状を訴えるような印象を与える限りでは，単なる身体症状と言ってよい。また，心気神経症では他の主

題はさておき，心身の些細な不調のみを過大に評価してしまう精神的態度に特徴があるが，うつ病では，微小過失に見られるように，否定的な出来事を過大に評価する独特の思考が，身体を含めたあらゆる局面で発揮される。こうした微小身体症状が疾病恐怖につながることもある。

(2) 病的なとらわれ

　これは，うつ病者にとって身体がどう立ち現われるかということに関係する。結論を先取りすれば，身体への病的とらわれは，うつ病において生きられた前反省的な身体が物体化し，病者が肉体へと閉じ込められることに由来するが，ここでは Fuchs [6,7] の議論が参考になる。

　彼は身体性（Leiblichkeit）と肉体性（Körperlichkeit）の弁証法から出発する。身体性とは，一方で自己身体の感覚の領域を，それゆえ多様な動きにおいて感じられる身体の空間そのものを含み，しかしより広い意味では，身体という媒体，その感覚や四肢によって媒介される限りでの前反省的体験そのものを包括する。それに対して，肉体はまず，生理学や医学の解剖学の対象であるが，生き生きとした人格の表現の場でもあり，身体とは相即的な関係になる。

　こうした観点からは，メランコリーそのものが現象学的に「身体の物体化」であるとみなされる。生命的な運動の中心的源泉としての欲動が収縮し身体は硬く狭くなる。メランコリーとはいわば，身体性の「鬱滞」，身体が狭く硬化することなのである。収縮は個々の身体部位に集中する（胸部絞約感や球感，頭重）こともあれば，一般化した身体的狭さに由来する瀰漫性の不安としても表現される。局所のあるいは全般化した圧迫は運動的で流動的な身体を鈍重な肉体にしてしまう。その結果，あらゆる拡張的な方向性が妨げられてしまう。身体の肉体性は，日常の営為において行なわれるように，もはや溶融したり顕勢抑止されたりせず，重く，阻害するものとして現われる。

それゆえ，身体の肉体化が意味するのは，患者にとって身体がもはや世界を開示するものではなく，自らの前に立ちはだかり苦痛を与える妨害物として現われるということである。このように，うつ病者は物体化した身体から逃れることができない。それどころか，世界や他者からの根本的な分離は，早期の基本的な罪責の経験を再活性化する。狭い身体への囚われによって生じる，原初的に対象のない不安，世界との生き生きとした関係の喪失は，子供の身体的罪責体験や分離不安に対応する。罰として，両親との関係から排除されるという不安がよみがえるのである。

　この身体の物体化までは，内因性のうつ病にある程度共通した事態であり，力動の収縮を反映する現象である。患者にとっては，「自分の身体がいつもと違ってしまった」と体験される。この状態は，制止が優位な自己身体の離人症であり，うつ病では潜勢的にたえず存在すると仮定されるが，必ずしも心気的に語られるわけではない。

(3) 疾病恐怖

　こうした制止が優位の段階から，自生的な力動の変化や抗うつ薬による刺激，状況からの圧力によって，力動の収縮が部分的に破綻し体験野が拡大する[11]と，不安・焦燥が高まり，自己身体の離人症のディスクールは，「何かの病気ではないか」「癌になったのではないか」といった心気念慮のディスクールに変化する。こうした病像では，浮動性の不安やパニック発作が出現することも稀ではない。この点が単なる心気症と異なる点である。もちろんすべての症例でこうした変化が生じるわけではなく，貧困や罪責主題より心気主題が選択されることについては，Janzarikの述べる個人の価値構造[9]や加藤の述べる社会文化的背景[10]がからんでいる。

　こうした心気不安の一部は心気妄想へと変化する。この場合，身体関

連審級(自我理想)の活性化が生じていて，自分の理想的な身体状況に遅れを取ってしまった，もう取り返しがつかないという辛い事態を自虐的に過度に否定することで，自我理想と妥協するという戦略が窺われる。ここでは，ある種の倒錯したマゾヒズムの快感すらある。すなわち，「不治の病になった。自分のような病気はどこにも存在しない」という負の誇大性を特徴とするディスクール[1]の出現である。妄想にはある種の安定作用もあり，この段階になると，不安・焦燥もひとまず落ち着く。

ちなみに，疾病恐怖の要素はうつ病の心気症状にとって必須ではない。むしろ，何らかの疾患を恐れていることは窺われず，ひたすら身体症状を訴える点に特徴のある症例も多い。

(4) 他者への訴え

制止の強い病的なとらわれの段階や安定した心気妄想では，その内容は必ずしも心気症状として語られない。宮本は，躁うつ病者のあり方を自己世界関連的(eigenweltbezogen)と把握したが，これは制止が優位の状態で，Fuchsの述べるような自己の肉体に閉じ込められたうつ病者によく当てはまる。したがって，上でも述べたように，心気症状が他者へと語られるためには，制止が軽くなる必要がある。また，他者に執拗に語られて初めて心気症状と認識されるわけで，うつ病の他者関係が心気症状の成立に重要となる。この点では，やはりうつ病者の依存性の問題がクローズアップされる。

もともと依存と自立の病理を抱えるうつ病者は，制止が軽くなる時点で本来の依存性が露になることがある。たとえば，会社で不適応を起こしうつ病に陥り，薬物療法でかなり改善したものの，いざ復帰という段階になって，やはり戻りたくないが不況で転職も難しいという葛藤の解決の手段として身体症状を訴え，本人自身の問題を隠蔽し「これさえ治

れば復帰できる」と主張している場合である。それどころか，どうして治らないのかと治療者を攻撃することも稀ではない。これは依存の裏返しの表現とみなせ，ヒステリー性の転換症状と解釈できるが，純粋なヒステリーとは，本人の苦痛が比較的強いという点で異なる。不安・焦燥の強い病像は未熟型うつ病[2]や病前に強力性をもつ執着性格者に見られるが，精力性に乏しいメランコリー親和型のうつ病者の場合は，軽い制止を中心とした病像である。未熟型では依存性がそのまま，執着性格者やメランコリー親和型では抑圧された依存性が，前面に現われたと解釈できる。

また，高齢者では，抑うつはそれほど深くないと思われるのに，歩けない，立てない，力が入らないなどといった運動症状を訴えることがある。その背後にはうつ病者の内的時間が停滞することに由来するNicht-Könnenn（できないこと）があり，本人は「……できない」という否定的な認知にとらわれていて，その承認を他者に求めているのである。ところが，一人になると歩けたりする。これも依存性の表現とみなせるが，うつ病の体験に由来する症状のため，特に偽ヒステリー性行動様式[12]と呼ばれる。

上記の精神病理とそれを反映した代表的な症状や病像について表3にまとめておいた。これと先の軽うつ群と不安・焦燥群を組み合わせるとさまざまな病像ができあがる（もちろん，①②はうつ病に共通の病理であるが，②は上述のように目立たないことが多いので省く）。たとえば，身体症状が主体の仮面うつ病はA①と表現されるし，仮面うつ病で自律神経症状を他者に執拗に訴える症例はA①④，不安・焦燥が高まるものの疾病恐怖は示さず自律神経症状の訴えにとどまるものはB①，心気念慮を執拗に他者に訴えるケースはB①③④，高齢者で心気妄想と偽ヒステリー性行動様式が混在する症例はA①③④などと示すことができる。また，時期が違えば，同一患者に異なった性質の心気症

表3 うつ病の心気・身体関連症状

	心気症状の構成要素（うつ病の病理）	関連身体症状
①	心身の不調（生命力の低下，「微小身体症状」）	自律神経を介した身体症状
②	病的なとらわれ（制止，身体の物体化）	自己身体の離人症
③	疾病恐怖（不安・焦燥の発見，身体関連価値の顕勢化の強化，感情的備給のない体験野の拡大→身体関連審級の活性化）	心気念慮→心気妄想
④	他者への訴え（依存性の表現）	頻回な身体的愁訴，偽ヒステリー症状，転換症状

状が現われることもある。

4. 診断と治療

　このように，うつ病の心気・身体症状を細かく検討すると，その背後にはさまざまな精神病理が隠れていることがわかる。単に心気的なうつ病と一括せずに，その本質を見極め，精神療法的アプローチを含めて，それぞれの病理に応じた治療戦略を立てることが大切である。
　仮面うつ病などの軽症うつ病の場合は，身体症状以外のうつ病症状や日内変動を正確に評価したうえで，抗うつ薬を投与し休養させることが重要である。他方，問題となるのは，不安・焦燥の強い病像や，制止が目立たずよくしゃべり，本人や家族，それどころか他科の医師もうつ病とは思わない症例である。身体症状を執拗に訴え，検査しても異常がないとしてよく精神科に紹介されてくる。この場合も，よく話を聞けば，その他のうつ病の症状が存在していて，それまでの社会適応は悪くないことがわかる。治療的には，もちろん休養と薬物療法が基本であるが，身体症状に対しては，本人の話を十分に聞いて辛さに共感し，「うつ病」から由来するものであることを説明し，必ず治ることを強調し安心させ

るのが原則である。いずれの場合も，急性期が過ぎた後で，職場や家庭に問題のある場合は，早めに介入し調整する必要がある。

　偽ヒステリー症状に対しては，本人の主張を受け入れながらも症状を主題化せずに，場合によっては非言語的にアプローチすることも必要になる。「歩けますか」と尋ねて，「歩けない」と動こうとしない場合，歩くことには触れずに，「……に行きましょう」と軽く促し同行すると歩けたりする。疾病利得があると考えて治療者がヒステリー者に対するような態度を取ることは禁物である。本人はできないと確信しているので，苦悩を理解してもらえないと考えて絶望的になるからである。特に高齢者で，抗うつ薬への反応が不十分だったり薬物を十分使用できなかったりして，こうした症状が遷延する場合は，無痙攣性電撃療法（mECT）で劇的に改善することがある。

　明らかにヒステリー化して疾病利得を獲得している場合は，十分な抗うつ薬を使用しながらも，抑うつの軽くなった時点で，早めに現実に直面化させるべきであろう。

● まとめ

　うつ病で訴えられる身体症状には，主に自律神経症状を介した客観的な症状と，うつ病固有の心気症状として把握される主観的な症状がある。前者については，仮面うつ病や軽症うつ病を引き合いに出して心身症との関連も論じた。後者については，軽うつ群と不安焦燥群に大きく分類できることを指摘したうえで，吉松の心気症の定義を導きの糸に，うつ病の精神病理とその多様な心気症状との関連を考察した。その際，心身の不調はうつ病の自律神経症状に基づくこと，身体症状への病的なとらわれは，うつ病において生きられた身体（Leib）が物体化され病者が肉体（Körper）に閉じ込められることに由来すること，疾病恐怖は不安・焦燥の出現と関連があることを指摘した。他者への訴えに関しては，う

つ病者の依存性の表現であることを踏まえ，頻回愁訴や偽ヒステリー症状，転換症状を取り上げた。最後に治療のポイントについて触れた。

▶ 文献

(1) 阿部隆明（1990）「妄想型うつ病」の精神病理学的検討——うつ病妄想の成立条件——病前性格との関連——．精神経誌 92；435-467．
(2) 阿部隆明・大塚公一郎・永野満・加藤敏・宮本忠雄（1995）「未熟型」うつ病の臨床精神病理学的検討．臨床精神病理 16；239-248．
(3) 荒井稔・荒井りさ（1998）軽症うつ病（仮面うつ病）．In：広瀬徹也・樋口輝彦編：臨床精神医学講座 4 ——気分障害．中山書店，pp.361-371．
(4) Brown, R.P., Sweeney, J. and Lotsch, E. (1984) Involutional melancholia revisited. *Am J Psychiatry* 141；24-28.
(5) de Alarcón, R. (1964) Hypochondriasis and depression in the aged. *Geront Clin* 6；266-277.
(6) Fuchs, Th. (1999) Scham, Schuld und Leiblichkeit. *Fundamenta Psychiatrica* 13；153-161.
(7) Fuchs, Th. (2000) *Psychopathologie von Leib und Raum*. Steinkopff Verlag, Darmstadt.
(8) Hertrich, O. (1962) Beitrag zur Diagnostik und differentialdiagnostik der leichteren depressiven Zustandsbilder. *Fortschr Neurol Psychiatr* 30；237-272.
(9) Janzarik, W. (1957) Die hypochondrische Inhalte der cyclothymen Depression in ihrer Beziehungen zum Krankentyp und zur Persönlichkeit. *Arch Psychiat. Nervenkr* 195；351-372.
(10) 加藤敏（1980）うつ病の妄想形成——妄想主題の複数性とその進行をめぐって．臨床精神医学 9；331-340．
(11) Kick, H. (1997) Psychopathologie und Differentialtypologie depressiver Angst. *Nervenarzt* 68；48-54.
(12) Kraus, A. (1985) Phänomenologie pseudohysterischer Verhaltens- und Erlebnisweisen Melancholischer. *Fortschr Neurol Psychiat* 53；469-475.
(13) Kral, V.A. (1958) Masked depression in middle aged men. *Canad Med Assc J* 99；1-5.
(14) 宮本忠雄（1978）現代社会とうつ病．臨床医 68；1771-1773．
(15) 岡島美朗（1995）躁うつ病の心気症状に関する臨床精神病理学的研究．精神経誌 97；623-652．

(16) Petrilowitsch, N. (1957) Die hypochondrische Euphorie. *Arch Psychiat Nervenkr* 198 ; 380-398.
(17) Posse, M. and Hallstrom, T. (1998) Depressive disorders among somatizing patients in primary health care. *Acta Psychiatrica Scandinavica* 98 ; 187-192.
(18) 更井啓介（1990）躁うつ病の身体症状．In：大熊輝雄編：躁うつ病の臨床と理論．医学書院，pp.97-107．
(19) Sattes, H. (1955) *Hypochondrische Depression.* Inaug. Adress, Halle.
(20) Schneider, K. (1934) *Psychiatrische Vorlesungen für Ärzte.* Georg Thieme Verlag, Leipzig.（西丸四方訳（1977）臨床精神病理学序説．みすず書房．）
(21) 島田達洋・加藤敏・岡島美朗・阿部隆明（1997）消化性潰瘍が先行する内因性うつ病の臨床的検討．臨床精神医学 26 ; 369-376．
(22) 新福尚武（1970）一般臨床におけるデプレッション――仮面デプレッションの診断と治療．金原出版．
(23) 筒井末春（1982）仮面デプレッションのすべて．新興医学出版社．
(24) 筒井末春（1990）壮年期のうつ病．In：大熊輝雄編：躁うつ病の臨床と理論．医学書院，pp.254-264．
(25) Weitbrecht, H.J. (1952) Zur Typologie depressiver Psychosen. *Fortschritte der Neurologie, Psychiatrie und ihrer Grenzgebiete* 20 ; 247-269.
(26) 吉松和哉（1978）心気症の概念とその治療．臨床精神医学 7 ; 1127-1141．

第9章
気分障害(うつ病)におけるパニック発作の精神病理

はじめに

　パニック発作は，さまざまな精神疾患や生理学的な背景から出現する現象であり，それ自体は DSM-IV でも言及されているように，疾患特異的なものではない。パニック障害とうつ病との関連についてはかなりよく検討され，comorbidity の観点からいくつかの報告がある[4,13]。しかし，薬物療法的に共通する面があるとはいえ，パニック障害における不安発作と，気分障害のそれがまったく同じものなのかどうかは説明を要するところである。とりわけ，パニック発作が気分障害から独立して存在する症例と，気分障害の経過中にパニック発作の出現する症例とでは，その発生機序が異なることが予想されるし，うつ病の経過中に出現するパニック発作にしても，症例によって精神病理的な意味が違ってくる可能性がある。

　かつて広瀬[7]は，抑うつを合併しない純粋なパニック障害が先行した後に，完全な無症状期をはさんでパニック発作をともなわない制止優位のうつ病が出現する症例を，「"不安発作－抑制型"うつ病」と名付

け，この不安発作をうつ病の前駆症状ないし仮面うつ病の病相とみなすとともに，不安と抑うつを両極とする症状スペクトラムを提示した。本章では，こうしたパニック障害とうつ病が時間的に独立した症例ではなく，気分障害の経過中に生じたパニック発作症例に焦点を当てて，気分障害の精神病理からパニック発作を検討する。その前にまず，パニック障害とうつ病性不安を簡単に比較しておきたい。

1. パニック障害の症状構成とうつ病性不安

　パニック障害では，突然出現する動悸，胸痛，窒息感，めまいなどの自律神経症状が基礎にあり，そこから非現実感や，自制心の喪失，死，発狂への恐怖といった二次性の恐怖が生じている。いわゆる DSM-IV のパニック障害は，こうした発作症状の予期しない出現と，発作を体験したことに由来する精神や行動の変化を診断基準としている。症例によっては，さらに心気症，広場恐怖，抑うつの発展を見る。つまり，パニック障害は発作的自律神経症状，それとほぼ同時に生じる二次性の恐怖，発作後の神経症症状との 3 分節からなる。

　他方，うつ病でも，基底に自律神経症状が存在し，さらに心気症状や引きこもり傾向といった症状が出現するが，パニック障害との大きな差異は，不安が必ずしも発作性に出現しないということである。結論を先取りすれば，その発症形式から，抑うつは目立たずに自律神経症状や不安症状が前景化するタイプと，明らかなうつ病症状が先行してから，あるいはそれと同時に身体症状ならびにパニック発作を呈するタイプに大別できる。前者は病前にストレス状況をともなうことも多く，うつ病の初期や軽症例に見られやすい。おそらく，広瀬の「"不安発作－抑制型" うつ病」の不安発作もこのヴァリエーションかと思われる。後者は不安・焦燥の著しい状態や回復期でよく観察されるし，混合状態下でのパ

ニック発作にも当てはまる。

以下では，Janzarik[9]の構造力動論を導きの糸に，その辺の事情を考察する。

2. 構造力動論から見たうつ病とパニック障害

Janzarik は，主体を構成する2つの軸として，構造（Struktur）と力動（Dynamik）を措定する。構造が人格構造とも言い換えられ，言語や表象の次元として，自我とも近い概念だとすれば，力動はエネルギー的な側面を表わし，感情や欲動の次元と言える。この立場からすると，うつ病の基本的な力動布置は，収縮（Restriktion）と規定される。つまり，感情と欲動の発現が制限されていることを意味し，現象としては制止にほぼ対応する。また，力動の収縮によって，未来に向けた欲動の働きも制限され，内的時間の停滞が生じる。このように力動の収縮とそれと表裏一体をなす内的時間の停滞がうつ病の体験を規定する。しかしながら，この収縮も病期によってその様態が異なり，主体のさまざまな反応と相俟って複雑な病像が形成される。

他方，パニック発作とは一時的な興奮症状であり，制止とは相反関係にある。Janzarik 自身はパニック発作にあまり言及していないものの，不安症状を部分的な力動の拡張（Expansion）とみなす Frommer[5]を参考に，ここではパニック発作の力動布置を「発作的突出」と呼んでおきたい。このように，うつ病の中心症状である制止とパニック発作が両立しないとすれば，後者が出現する時期や条件について何が言えるのか。

筆者[3]は最近，Kick[10]の構想を発展させて，うつ病の症状推移について，発生相，制止相，不安・焦燥相，妄想相，回復相に分ける見方が症状の把握や治療方針の決定に有用であることを示したが，ここではそれを踏まえて，それぞれの時期におけるうつ病像とパニック発作の出

現可能性を検討したい。

3. うつ病の経過とパニック発作

A. 発生相

　うつ病の発生相では，収縮が感情生活の全体には及ばない。気分が沈み精神野は縮小してくるものの，欲動の動きはまだ保たれていて，否定的な観念が感情を備給され活性化してくる事態である。抑うつは目立たずに，自律神経症状を介した身体症状がそのまま語られたり，顕在的な葛藤ないし普段は抑圧されていた神経症的な葛藤が抑うつ気分を背景に賦活され，不安症状として訴えられたりすることも稀ではない。Kral[11]が最初に報告した仮面うつ病も，こうした病像が念頭にあったはずである。ただし，症例によっては，このレベルにとどまるものと，次第に典型的な内因性うつ病像を呈するものに分かれる。
　ここでは，パニック発作から始まった軽症うつ病を呈示する。

症例 1

57歳，男性，会社員。

生活史
5人同胞の第2子，現在は専業主婦の妻とその両親，子どもたちと同居している。高校卒業後，現場の仕事に従事し勤続30年以上。精神科既往歴はない。

病前性格
真面目，几帳面，対他配慮あり（弱力的なメランコリー親和型）。

現病歴

　X年前3月，細心の注意を要する職場に異動した。以来，持続的な高血圧と職場に限定されたパニック発作が生じるようになった。動悸，発汗，嘔気，胸痛，めまいがありながらも，何とか仕事を続けようと無理を重ねるうちに，不眠，食欲不振，意欲低下，集中力障害などの抑うつ症状が加わってきた。4月中旬，近医を受診し降圧剤や抗不安薬の投与を受けるも，症状の改善がなかった。6月初旬，高血圧の治療目的でA病院内科に入院し精神科も併診となった。2週間ほどで高血圧は消失，抑うつ症状とも軽減し退院となった。7月から仕事を再開したところ，再び同様の状態となり，何度か休養を繰り返した。2年後，異動が認められ，身体症状，精神症状とも消失した。

　心身症的側面の強い症例である。不平も言わず黙々と仕事をこなす患者において，職場での心理的なストレスが，高血圧やパニック発作の症状形成を促進している。高血圧はある程度持続的な症状であるが，パニック発作の出現は職場に限られており，広場恐怖は認められない。抑うつは，これらの症状と並行して出現するが，必ずしも重症化せず，こちらも状況関連性を保っている。このように，発生相では，自律神経系を介した身体症状が出現し，場合によっては発作性の形態を取る。この状態で，制止相や不安・焦燥相に移行せずに回復するのが，うつ病性精神症状の展開があまり見られない仮面うつ病である。この場合のパニック発作では自律神経症状が主体で，神経症化が生じにくいことは注意されたい。ちなみに，後述する症例2ほど重症化しないのは，病前性格が弱力性のメランコリー親和型[14]であることが大きいと思われる。

B. 制止相

　力動収縮が進み制止が強まると，端的に「何をやっても面白くない」

とか,「何をやろうとしても億劫で身体がついていかない」と表現される。いかなる外界の現象に対しても気分の変化が生じない,あるいは意識的な行動がすべて抑制されてしまうのである。その結果,患者は自己に閉じ込められ,外界との関係も希薄になる。また,心理学的な価値領域が心的な力動によって裏打ちされず,感情をともなって知覚され体験されなくなる。つまり,自己,世界という領域に関する諸観念がもはや活性化しない。

　力動の収縮は直接,身体にも反映され,生き生きと流動する身体はその動きが止まり,患者にとって異質で客体的な物体と化す。「身体が重い,頭が重い,鎧を着ているようだ」と身体への圧迫感として訴えられる。他者や外界への遠心的な行為はすべて妨げられ,自己の身体に閉じ込められる。対人接触に関しても興味を失い,不確実な状況は回避される。このような力動収縮の制止の強い状態では,力動の発作的突出,すなわちパニック発作は生じにくい。

C. 不安・焦燥相

　力動の収縮は,自然経過や休養,抗うつ薬の効果により次第に弛緩してくるが,この段階で収縮が不安定化することがある。抑うつ気分や悲観的思考が残存するのに,欲動面だけ先に回復ないし刺激されたときに不安・焦燥が生じる。こうして,制限されていた力動の一部が解放され,感情の備給が動揺し体験野が拡大する。あるいは最初から制止が目立たずに,不安・焦燥優位のうつ病像もある。制止相と異なり,他者や世界へと開かれるものの,否定的な観念しか精神野に浮上しない。この段階で,浮動性の不安や自律神経症状をともなう発作性不安が出現する。また,こうした不安が二次的に心気念慮や貧困念慮,罪責念慮として表現されることもある。

症例 2

男性，55歳，会社員。

生活史

7人同胞の末子。高校卒業後，一流企業に就職。7年前に関連会社に出向し現在は管理職。妻と子供の3人暮らし。

病前性格

完全癖，几帳面，責任感が強い，社交的，熱しやすい。

現病歴

　X年末，会社の合併話が持ち上がって仕事が忙しくなった。休日も出勤し仕事を自宅に持ち帰る日々が続いた。

　X+1年3月頃には，心配事が増え，疲労感，不安・焦燥感が強くなった。4月に会社が合併。この頃より，食欲低下，不眠が目立ってきた。テレビや新聞にも興味がなくなり，自宅では横になることが多く，出勤しても集中力，決断力が低下して能率が上がらず，会社に迷惑をかけると思うようになった。

　5月上旬のある朝，受診を勧める妻と口論になり，呼吸困難，発汗，全身の震え，四肢のしびれが突然出現し，10分ほど続いた。この間，「日本中の人々に迷惑をかけてしまう」「財産が没収されてしまう」などと妻に訴えていた。その夜，家族と今後のことを相談しているうちに，突然，呼吸困難，全身の震え，四肢のしびれなどが出現し，「死ぬかもしれない」と感じたという。救急病院を受診し，諸検査を受けたが異常はなかった。

　翌日，A病院精神科初診。「このままだと会社で発作が起きる」「会社を辞めたい」と不安・焦燥が強いため，そのまま緊急入院となった。当初は「会社のことを考えると落ち着かない」と述べていたが，抗うつ薬の投与により次第に食欲，不眠，意欲の改善が認められた。1カ月ほどすると，「会社に復帰したらまたつぶれてしまう」という不安を漏らす

一方で,「あんなに仕事をさせて……。自分は会社に警鐘を鳴らした」とも語った。その後,抑うつ症状は順調に回復して2カ月ほどで退院となった。

　元来,執着性格をもつ患者が過労を契機に不安・焦燥優位のうつ病像を呈している。その不安・焦燥の極でパニック発作が出現していた。発作的な自律神経症状とともに,「死ぬのではないか」という二次性の恐怖も認められる。他方,罪責念慮,貧困念慮も垣間見られ,全体的な病像は典型的な内因性うつ病のそれである。注目すべきは,患者の発言のなかに会社に対する攻撃性が認められる点であり,パニック発作の背景に怒りを想定することも不可能ではない。したがって,基底にある内因性の気分変動のみならず,職場に対する怒りが,この病像の成立に一役買っているものと思われる。

D. 妄想相

　判断審級（超自我,自我理想）のみが活性化する一方で,その他の心的部分では収縮が持続し,肯定的な観念の浮上が阻止されるために,患者の日常的営為の遂行不能が判断審級によって厳しい判断を受ける。その結果,ますます力動の収縮が起こって抑うつ状態が深まる。これを回避するひとつの心的メカニズムは,判断審級を前にして自らを過剰に否定して妥協することである。患者は内的時間の流れの停滞を,「……になってしまった」という,もはや取り返しのつかない事態として引き受けたうえで,「どこにもない病気」「世界一の罪人」といった否定的な意味で誇大的な表現を付け加える。こうした妄想的ディスクールの固定化は,念慮の段階で生じた否定的な事態への恐れが,完了形で誇大的に表現され判断審級との妥協が成立したことを意味し,この時点で不安・焦燥はひとまず落ち着く[1]。妄想にはこうした安定作用もあるので,こ

の段階になるとパニック発作は生じない。

E. 回復相

　この時期は，薬物療法や休養により力動の収縮が解消し，気分や欲動が回復してくる一方で，症状の悪化の可能性もはらんでいる。症状の回復がまだ十分ではないのに社会復帰を焦って活動しすぎたために抑うつ症状が再燃したり，逆に，ある程度の回復を見たのに復帰を渋っているうちに神経症的な症状が出現したりする。こうした復帰の問題が現実化するなかで，パニック発作が出現することも稀ではない。

症例 3

35歳，男性，会社員。
生活史
4人同胞の第4子として出生。幼少時より手のかからない子どもで，反抗期はなかった。成績優秀で一流大学大学院を修了し，大企業に就職する。妻と子供2人がいる。
病前性格
真面目，几帳面，神経質。
現病歴
　X年1月，職場異動があり仕事量が増大した。何度も上司から仕事ぶりを注意されるうちに，立ちくらみ，不眠，動悸，食欲不振が出現し，メンタルクリニックを受診。うつ病の診断を受け，抗うつ薬，抗不安薬の投与が開始となった。しかし，その後も職場でのストレスは続き，3月上旬には胸痛，動悸が頻繁になったため，主治医の勧めに従い，1カ月の休職となった。仕事から離れたことで気が楽になり，食欲，睡眠とも改善し，動悸や胸痛も消失したが，復帰が近づいた4月下旬頃から再

び症状が悪化し，5月下旬に入院となった．

　入院当初は比較的落ち着いていたものの，特に職場復帰への焦りが強い一方で，上司に対する恐怖感も表明し，時に発作性の胸痛や動悸，呼吸困難などを訴えた．いったん軽快しても，復帰のことが不安になるたびに同様の症状が出現していたが，家族面接や職場の調整を繰り返すことで，落ち着きを取り戻し，9月上旬に退院となった．

　これまでまったく挫折のなかったエリートが，仕事の負荷と厳しい上司との関係から抑うつ状態を呈したケースである．休養によりいったんは軽快するものの，職場復帰を考えるたびに，不安・焦燥を強め，時にパニック発作を認めた．本例では，仕事をしなければという強迫的な構えと，上司に対する恐怖感との葛藤状況が存在し，その苦しさがそのまま不安・焦燥として症状化されていて，身体化以上の加工をこうむらない．

　以前われわれ[2]は，「未熟型うつ病」が不安・焦燥を呈しやすいことを指摘したが，この例でも未熟な要素を認める．末子として庇護的に育てられながらも高い知的能力ゆえに，ほとんど葛藤のない人生を送ってきた患者が就職して初めての挫折体験を機にうつ病に陥っている．かつて広瀬[6]が報告した逃避型抑うつと異なり，逃避を潔しとせず，現実に直面するたびに不安・焦燥を強めて，回復の後退を繰り返した．

F. 軽躁相（混合状態）

　うつ病の回復期には，しばしば軽い躁的な揺り戻し（hypomanische Nachschwankungen）が観察される．症例によっては軽躁的な状態がある程度安定して持続し，このうつから軽躁への移行期にパニック発作が生じることもある．

症例 4

25 歳，男性，会社員。

生活史

2 人同胞の第 2 子，長男。高校卒業後に就職したが，人員整理のため解雇され，無職。

病前性格

几帳面，熱中性，完璧主義。

現病歴

　X 年 1 月，会社を解雇になり，しばらく抑うつ的だったが，5 月上旬より動悸，呼吸困難，めまいなどをともなうパニック発作を訴え，毎晩のように急患室を受診するようになった。抗不安薬を投与されていたが，一時的な効果しかなかった。多弁傾向，不眠などから軽躁状態が疑われ，炭酸リチウムが投与されてまもなく落ち着いた。

　このケースでは，思考，欲動面の亢進が見られる一方で，心気性の不安も存在する。傳田ら[4]も，双極性障害でうつの回復期や，躁状態からうつ状態への移行期にパニック発作が出現することを報告しているが，躁的因子が力動の発作的突出を助長していると見れば，このパニック発作を一種の混合状態と解釈することも可能だろう。こうした病像は，かつて Petrilowitsch [12] によって記載された心気躁病（hypochondrische Euphorie）に近い。

　以上，うつ病の経過段階を便宜的に分類し，それぞれの時期にパニック発作を呈する症例を挙げたが，この諸段階は必ずしも明確に区切れるわけではない。発生相から不安・焦燥相への移行や不安・焦燥相と回復相の往復などもしばしば観察される。いずれにしても，うつ病におけるパニック発作の発生には，収縮の部分的解除，すなわち制止の緩みが前提のひとつになっていることを強調しておきたい。

4. うつ病においてパニック発作が生じる背景

　上述したような前提があるからといって，必ずパニック発作が生じるわけではない。ここでは，その他の条件について検討してみたい。
　まず個体側の要因として，構造の安定性の低さと生得的力動（dynamische Ausstattung）の高さが重要である。簡単に言うと，構造の安定性は規範との結合性や不安耐性，衝動統制と，生得的力動の高さは生まれつきのリビドー水準の高さ，すなわち精力性と関連する。構造の安定性は若年期ではまだ低いし，脳器質的要因の加わる初老期以降でも低下する。性格的に未熟な患者も構造安定性が低いと言え，いずれの場合も，力動収縮が不安定化しやすく，パニック発作を呈しやすい。ちなみに，症例1，2は初老期例，症例3は未熟な要素を認める壮年期患者である。この点で，構造の安定性が高く，生得的力動価の低い壮年期のメランコリー親和型は，パニック発作を起こしにくいとも言える。
　また，外からの力動の負荷は力動の発作的突出を招きやすくする。つまり，抗うつ薬を含めた薬物による刺激や，身体的疾病もパニック発作の出現に関与するが，とりわけ状況からの心理的負荷が重要である。もちろん，これにうまく対処できない個体との相互作用のなかで，こうした病像が析出してくるが，長らく不況下にあった日本において，仕事量が増える一方でリストラの恐怖のために安心して休めない職場環境が，不安・焦燥型うつ病（加藤）[8]やパニック発作を呈するうつ病の増加の一因になっている可能性は十分ある。われわれの挙げた症例1～3は，図らずも職場環境に関連してパニック発作を起こしていたが，異なる性格や年代の個人に対し，病像は微妙に異なりながらも共通してパニック発作を生じさせていることは興味深い。

おわりに

　パニック発作をともなううつ病の場合，パニック発作，抑うつそれぞれの背景への目配りが必要である。たしかに薬物療法的にはSSRIがパニック発作，抑うつの双方に効果があるため，病像を仔細に検討せずとも，自然に両症状が収まっているケースも少なくない。しかしながら，本論で示したように，最近増加している職場関連性のパニック発作をともなううつ病は，職場の問題を解決しない限り遷延する傾向がある。今回は詳述できなかったが，こうした遷延例に関しては，本人の置かれた状況や性格などにも十分配慮した環境調整や精神療法が望まれる。

● まとめ

　構造力動論（Janzarik）的に見たパニック発作の様態は，「力動の発作的突出」と把握されるが，うつ病の基本的な力動布置である「収縮」とは相反する現象である。したがって，うつ病においてパニック発作が出現するためには，力動の突出を可能にするべく，収縮が弛緩する必要がある。この条件を満たす時期は発生相，不安・焦燥相，回復相，軽躁相であり，逆に制止相，妄想相ではパニック発作は生じにくい。また，パニック発作を惹起しやすい個人的要因として，構造の不安定性と生得的力動の高さが重要であり，若年期や初老期以降，未熟な性格などが問題となる。これに，外部要因として心理的負荷が加わると，さらにパニック発作の出現が助長される。最近では，とりわけ仕事をめぐる葛藤が力動の負荷をもたらし，パニック発作の発現を促進している例が多く，ひいては「不安・焦燥型うつ病」の増加の一因となっている可能性がある。

▶**文献**

(1) 阿部隆明（1990）「妄想型うつ病」の精神病理学的検討——うつ病妄想の成立条件——病前性格との関連——．精神経誌 92；435-467．
(2) 阿部隆明・大塚公一郎・永野満・加藤敏・宮本忠雄（1995）「未熟型」うつ病の臨床精神病理学的検討．臨床精神病理 16；239-248．
(3) 阿部隆明（2003）うつ病者の語り．In：加藤敏編：新世紀の精神科治療7 ——語りと聴取．中山書店．
(4) 傳田健三・北川信樹・嶋中昭二ほか（1996）抑うつ状態を伴う panic disorder の臨床的研究．精神医学 38；709-717．
(5) Frommer, J. (2003) Die Bedeutung des strukturdynamischen Ansatzes für eine Theorie der Neurosen und Persönlichkeitstörungen. *Nervenarzt* 74；23-29.
(6) 広瀬徹也（1977）「逃避型抑うつ」について．In：宮本忠雄編：躁うつ病の精神病理 2．弘文堂．
(7) 広瀬徹也（1979）不安と抑うつ——"不安発作−抑制型"うつ病をめぐって．In：飯田眞編：躁うつ病の精神病理 3．弘文堂．
(8) 加藤敏（2002）現代日本における不安・焦燥型うつ病の増加．精神科 1；344-349．
(9) Janzarik, W. (1988) *Strukturdynamische Grundlagen der Psychiatrie.* Enke, Stuttgart.（岩井一正・古城慶子・西村勝治訳（1996）精神医学の構造力動論的基礎．学樹書院．）
(10) Kick, H. (1997) Psychopathologie und Differentialtypologie depressiver Angst. *Nervenarzt* 68；48-54.
(11) Kral, V.A. (1958) Masked depression in middle aged men. *Canad Med Assc* 99；1-5.
(12) Petrilowitsch, N. (1957) Die hypochondrische Euphorie. *Arch Psychiat Nervenkr* 198；380-398.
(13) 坂上紀幸・清水宗夫（1998）不安とうつ病．In：広瀬徹也・樋口輝彦編：臨床精神医学講座 4 ——気分障害．中山書店．
(14) Tellenbach, H. (1961) *Melancholie.* Springer, Berlin, Heidelberg, New York.（木村敏訳（1978）メランコリー．みすず書房．）

第10章
うつ病における解離

はじめに

　本章のテーマはうつ病の解離であるが，歴史的には，うつ病とヒステリーとの関連という形で主題化されてきた。この問題が特に活発に議論されたのは，近代精神医学の枠組みが確立した約100年前のドイツである。当時，Kraft-Ebing [24] や Specht [31] が，ヒステリーによって生じる典型的なメランコリー病像を Hysteromelancholie と呼んでいたし，Ziehen [34] も躁うつ病に属さない Hysterische Depression を論じていた。他方，Kraepelin [20] は，ヒステリーの状態像と躁うつ病との緊密な関係を強調し，躁うつ病におけるヒステリー性症状として，さまざまな現象を列挙していた。すなわち，失神やめまい発作，完全な形のヒステリー性けいれん発作，舞踏病様の振動けいれん，心因性振戦，しゃっくり，号泣けいれん，夢中歩行，失歩，咽喉反射や結膜反射の低下，感覚障害，特に痛覚脱失と，膝と足のクローヌスなどである。

　現代では，操作的診断基準の普及と相俟って，従来のヒステリーという概念は診断や統計項目からは消えつつある。特に DSM-IV [9] では，これが解離性障害，転換性障害，演技性パーソナリティ障害などと分割

されて，それぞれ別な分類のなかに納められている。いきおい，うつ病との関連も，合併（comorbidity）という，いささか陳腐な疫学的な研究テーマとなっている。

ちなみに，ヒステリー症状自体は，Hoche[14] が定式化したように，原則的には誰にでも，状況しだいで出現しうる（hysteriefähig）ので，うつ病においてヒステリー症状，ひいては解離が見られるとすれば，その場合の促進要因や出現条件が問われねばならない。

以下では，こうした点を含めて，うつ病における解離の様態やその類似現象，治療について論じるが，その前にまず，解離という言葉自体が多義的なので，誤解を避けるために，あらかじめ一言しておきたい。

1. 解離について

解離（dissociation）の概念は本質的に Janet[16] に遡る。彼によれば，精神生活は心理自動現象（automatismes psychologiques）と名付けられる心的諸要素によって構成される。これらの諸要素はいずれも決まった刺激状況に向けられ，表象と情動を包括する複雑な行為傾向からなる。通常は，これらの心理自動現象は意識に統合され，意志の統御を受けているが，心的外傷となる負荷条件のもとで，まとまっていた諸自動現象は分裂し，残りの意識から分離され，固有の力動に担われて作用することがある。そのつどの個人の心的統合能力は，一般には新たな情報に対して，また特に心的外傷となる経験に対しても働くが，遺伝的な気質特徴ならびに早期の経験や現実の特殊な身体的条件によって規定される。Janet の言う解離は，外傷心理学的な方向性をもつものの，心的エネルギーの低下によって，種々の精神機能のコントロールが失われる状態を意味し，本質的には解離への体質的な傾向が重視されている。したがって，実際には素質－ストレス理論であり，個人の解離性障害への病前脆

弱性に決定的な役割が与えられている。

　BreuerとFreud[10]は，本能衝動の抑圧のメカニズムから，ヒステリーの症状形成を説明した。抑圧されたものは身体症状に転換されるか意識から解離される。この場合の解離とは，解決困難な葛藤にさらされた場合，それにまつわる観念や感情が関与しない精神の部分から切り離されて，過去の記憶，同一性と直接的感覚の統制に関する統合が全面的あるいは部分的に失われる事態を指す。

　伝統的な精神医学では，精神分析のヒステリー概念が重視されて，解離は，転換，ヒステリー性格と並んで，広義のヒステリーの枠内で論じられることが多かった。これらヒステリー的現象像の共通点は，無意識に自分自身を実際とは別なものとして表現することにある[29]。

　ところが，上述のように，操作的診断基準が普及することによって，ヒステリーという曖昧ではあるが便利な概念が消失し，解離と転換の位置付けにも大きな変化が生じた。しかも，ICD-10[33]とDSM-IVではこれらの扱いが異なることとなった。たとえば転換性障害は，DSM-IVでは典型的な身体表現性障害のひとつとして分類されているのに対し，ICD-10では運動と感覚の解離性障害となる。このように，ICD-10は，Janetの早期の考察に倣い，心的諸機能の統合障害という意味での「解離」を一貫した分類原理とする[18]のに対し，DSM-IVは解離性障害を大分類として独立させる一方で，転換性障害を心気症などと同じく，説明できる器官医学的基礎を欠いた身体症状を主徴とする身体表現性障害の下位分類に組み入れた。

　ちなみに，狭義の解離と転換は対人関係における意味が異なり，西園[27]の表現を敷衍すれば，前者は対人関係からの逃避であり，後者は身体症状による現実世界とのある種のコミュニケーションである。

　ここでは，ICD-10の解離（転換）に準じて，従来のヒステリーを含む広義の解離現象とうつ病との関係を論じる。

2. うつ病における解離（転換）出現のメカニズム

　まず，うつ病において解離（転換）が出現する状況について考えてみたい。Janzarik [17] に従えば，うつ病の基本的病態は，力動の収縮 (dynamische Restriktion)，すなわち気分や欲動の発現が阻止されることにあり，これが抑うつ気分や気分的反応の低下，精神運動制止となって現われる。これ自体は生理学的な過程であり，無意識の意図が促進的に働くことはあっても，それだけでは説明がつかない。制止の強いうつ状態になると，外部に対する働きかけもなく，むしろ Kranz [21] の指摘するような自閉的な世界にとどまる。ただ，制止がさらに重篤化すると昏迷状態へと至り，ヒステリー性の昏迷との鑑別を要することはある。

　うつ病において解離（転換）のメカニズムが発動するとすれば，制止の状態に対する主体の側の無意識の対処行動という側面が大きい。上述のように，制止が強ければ，この対処行動そのものが発現しないので，うつ病で解離症状がよく観察されるのは，重症度で言えば，軽症のうつ病であり，筆者 [4] が以前提示したうつ病の経過論に基づけば，制止相よりも，制止がまだ弱い発生相や制止の緩んでくる回復相ということになる。ここで，それぞれの時期の解離（転換）について考えてみたい。

　うつ病の発生相では，力動の収縮はまだ弱く，感情生活の全体には及ばない。気分が沈み精神野は縮小してくるものの，欲動の動きはまだ保たれている。この時期に普段は抑圧されていた神経症的な葛藤が抑うつ気分を背景に賦活されることがあり，遁走などの症状形成に結実することがある。真面目，几帳面で通常は仕事をきちんとこなしながらも，日頃から厳しい上司との関係に悩んでいた会社員が，軽い抑うつ状態を背景に姿をくらますのは，その一例である。

　回復相では，薬物療法や休養により，気分や欲動が回復してくる一方

で，まだ作業能力は十分に回復しておらず，症状の悪化の可能性もはらんでいる。この時期に，ある程度の回復を見たのに，病前の葛藤状況が思い出されて復帰を渋っているうちに，身体的愁訴が出現して，うつ状態が遷延することもある。

3. うつ病の病前性格とヒステリー性格

前節では，うつ病で解離（転換）が出現する時期について論じたが，必ずしもすべての例で同症状が出現するわけではない。一般には，従来のヒステリー性格で解離（転換）が出現しやすいとは言えるが，うつ病でも主体の側の無意識の対処行動が問題であるとすれば，同様に考えられる。結論を先取りすれば，解離を呈しやすいうつ病者は典型的なヒステリー性格とは言えないまでも，病前から軽い顕示的な傾向を示すことが多い。もっとも最近ではヒステリー性格に代わって，「演技性パーソナリティ障害」が用いられる傾向があるが，ここでは，歴史的な経緯を踏まえて，ヒステリー機制ないしヒステリー性格とうつ病の病前性格との関連について考えてみたい。

これについては精神分析の多大な貢献があるが，諸家の間で解釈が若干異なる。Freud がエディプス願望の防衛の結果，そのエネルギーが転換もしくは解離されてヒステリー症状を作ると考えたのに対し，Marmor [26] はヒステリー症状を呈する人は口愛期固着があるとした。これを受けて，Chadoff ら [11] がヒステリー性格の特徴として，演技性，魅惑性，情緒不安定性，言語の誇張，依存性を挙げている。これまで論じたうつ病と解離（転換）の関係を念頭に置くと，ここでは Freud よりも後二者の議論が参考になる。

他方，Green [12] にとって，ヒステリーとは潜在的抑うつに対する病的防衛である [25]。すなわち，自己の価値が傷付き，虚脱状態になると

いう意味での抑うつに対する防衛なのである。それによって，自分の価値を得ようとして望む対象に依存的になり，性愛化するというのである。この見解も，軽うつ状態におけるヒステリー症状によく当てはまる。

うつ病者の性格特徴に関しても，精神分析の研究が大変参考になる。Abraham[6]によれば，うつ病者は肛門愛前期のサディズム段階に固着していて，葛藤状況に陥ると口愛期に退行してうつ病が発生するという。口愛期空想，合体願望がうつ病者に潜在する要求であるとすれば，上記のヒステリー者の性格構造との共通点が見出せる。違いは，こちらは，口愛期固着が常態化しているのに対して，うつ病者ではうつ病に陥って初めて口愛期に退行するという点である。

こうした議論も踏まえ，飯田ら[15]はうつ病者の隠れた依存欲求を強調する。彼らは実際の双生児研究の蓄積に基づいて，うつ病者の共通の基盤として循環気質を想定し，その特性を気分の動揺性と対象希求性に見た。うつ病の発病と病像を規定するのは，生育過程における性格形成の違いであり，主たる養育者から発達早期に適切な依存欲求が満たされなかったものは，健康な循環性格への発達が阻まれ，その病理型とも言うべき，気分障害への脆弱性をもつ性格が形成されるとしている。

この対象希求性はヒステリー者と共通するが，うつ病者では，メランコリー親和型[32]や執着性格のように，これが規範との同一化によって抑え込まれるか，逃避型抑うつ[13]や未熟型うつ病[1]のように，対象希求性を過度に満たされて育ち，いずれにしても生活史上に大きな葛藤は見られない。抑うつ状態に至って初めて，隠れていた依存性が露になるのであり，この辺りが，幼少期から葛藤をはらんだ人生を送り，それが症状形成と密接に絡むヒステリーとの差である。

前述のように，もともと対人関係において，依存と自立の病理を抱えるうつ病者では，制止が軽くなる時点で露になった本来の依存性が転換としての身体症状を媒介にして発揮されることが多い。身体症状を執拗に訴えて周囲の配慮を要求したり，それどころか自分の身体症状を真剣

に取り上げない治療者や家族に対して攻撃性を向けたりすることが，特に若年者では稀でない。メランコリー親和型や執着性格のように依存を抑圧してきた人では，うつ病が軽くなった時点で隠れた依存性が出現したと解釈されるし，依存性が過度に満たされてきた未熟型うつ病者では，些細な欲求不満から他者の好意を期待するとともに，それが満たされないと逆に他者を激しく攻撃するのである。純粋な神経症圏の転換症状とは，本人の苦痛が比較的強いという点で異なる。

　一方，うつ病に陥った高齢者の回復過程では，他者に対する攻撃のように大げさな依存というよりは，昏迷や健忘という静かなアピール性が無意識に選択される場合もある。

4. うつ病の状態像と解離（転換）

　解離が解決困難な葛藤からの逃避であるとすれば，うつ病も同様の機制に担われていると言っても過言ではない。すなわち，発症の前野で心身の疲弊状態に陥った際に，自然に身体が休養状態に入ることがうつ病の発症であるとも言える。現象としても昏迷という類似した状態像になることがある。とはいえ，うつ病では無意識の心理的機制よりも，さらに原始的な生理的なレベルの現象が問題になろう。

　前述のように，ヒステリー的な現象すなわち解離，転換，ヒステリー性格に共通する機制として，自分を無意識に別な状態に見せかける，すなわちSchein（見かけ）の病理を抽出できるが，いずれも現状を潔しとしない顕示的な態度が背景にある。うつ病の場合にヒステリー症状が問題になるとすれば，抑うつ状態をそのまま受け入れられずに不本意と感じ，何とかこの状態に対処しようとする戦略が背景にある。その帰結として，遁走や健忘，依存，身体化が生じるが，過度の自責，自殺企図，妄想などの症状にも時にヒステリー成分が垣間見られることは注目して

よい。

　そのうち，狭義のヒステリー症状に関しては，本邦でも古くから指摘されてきた[7]。柴田[30]は躁うつ病と遁走との関係を論じ，こうした症状を呈するうつ病者は本来平均以上の能力をもつ意志人であって，その自意識は優れた作業能力によって支えられているが，その減弱は自責を生むとしている。そしてうつ病的障害による思考・作業の制止が自己不全感を生じ始めると，自意識との間に内的葛藤が発生する結果，自己嫌悪や無力感を生じ遁走に至るとした。同様に，うつ病で時に見られるヒステリー性の昏迷や亜昏迷も，対人関係からの逃避という文脈で考えられる。しかしながら，解離性障害のなかでも最も重篤とみなせる人格の多重化は稀である。

　これに対し，転換症状はむしろ対人関係のなかで見られ，とりわけ保護的な環境では退行をともなうことが稀ではない[2]。その意味では，解離症状を呈する患者より依存傾向が強いと言えるかもしれず，しかも幅広い年齢層で見られる印象がある。

　繰り返しになるが，ヒステリー症状を呈するうつ病者は，本来多少とも顕示的な傾向がある。感情障害がベースにある場合，この顕示的な成分を躁的因子ととらえることも，あながち不当ではない。この因子が病前は優れた能力や自己評価，自負心の高さにつながっている。こうした人がうつ病に陥ったときに，自己不全感と自意識の葛藤を生んでヒステリー症状を呈するのである。そう見れば，こうした症例のほとんどが，双極スペクトラムに属することに納得がいく。特に女性では，軽微双極型（soft bipolar）[8]とヒステリー性格が矛盾なく同居しているケースをよく見かける。

5. うつ病の偽ヒステリー症状

　うつ病では，前節で述べたヒステリー症状とは別に，現象的には類似しているが内実の異なる偽ヒステリー症状が出現する。たとえば高齢者で，抑うつはそれほど深くないと思われるのに，「歩けない」「立てない」「力が入らない」などと，転換症状様の訴えをすることがある。その背後には，うつ病者の内的時間が停滞することに由来する「できないこと（Nicht-Können）」があり，本人は「……できない」という否定的な認知にとらわれていて，その承認を他者に求めているのである。ところが，一人になると歩けたりする。こうした現象は偽ヒステリー性行動様式と呼ばれる[22, 23]が，病前に軽い顕示的な傾向を認められる点では，ヒステリー症状を呈するうつ病者とも共通する。

　また，うつ病では器質的な所見を欠く身体症状がよく訴えられる。たしかに，そのアピール性から，転換症状にも見えるが，実際はうつ病の自律神経症状を介した客観的な身体症状と言えるものと，うつ病の精神病理に根差す心気症状がある[3]。これに関連して，特に注意が必要なのは，不安・焦燥期[4]での身体的愁訴である。

　この時期は，力動の収縮が気分面にとどまり，抑うつ気分は認められる一方で，欲動の動きはむしろ活発であり，病像が不安定化する。制止相と異なり，他者や世界へと開かれるものの，否定的な観念しか精神野に浮上しない。病像としては，パニック発作や不安・焦燥の強いうつ病[5, 19]である。動悸や呼吸困難，めまいなどの執拗な訴えに対して，諸検査を行なうも異常がなく，一般医を悩ませる症例などはこのタイプである。精神科の受診を勧められても，「精神科の病気ではない」と怒り出すこともあれば，誰も理解してくれないと絶望的になり自殺企図へと至ることがあるので注意が必要である。

ところで，転換性障害ではその身体症状の象徴的意味が認められたり，心身症では症状の器官選択が問題にされたりするが，うつ病の身体症状ではどうだろうか。出現頻度の高い全身倦怠感や消化器症状，疼痛とりわけ頭痛などは，うつ病という疾患の直接的症状と想定され，人間学的な意味について論じられることは少ないし，実際，あまり個人的な意味のないことが多い。むしろ，比較的頻度の少ない症状のほうにこうした意味が見出されることがある。その例として，筆者の経験したなかでは，中学時代に一過性に心因性頻尿を呈し，長い無症状期をはさんで中年期にうつ病相で頻尿を訴えた患者や，直腸癌の夫の介護中にうつ病となり便意頻回という症状を訴えた女性患者などが挙げられる。前者では，泌尿器系を抵抗減弱部位と想定できるし，後者では人工肛門で苦しんでいる夫への同一化と解釈できる。

6. うつ病における解離（転換）ならびに類似症状への対応

身体症状を執拗に訴えるものの，検査しても異常がないために，精神科に紹介されてくる症例がある。よくよく話を聞けば，その他のうつ病の症状が認められることがあり，それまで社会適応の良かった例が多い。治療的には，もちろん休養と薬物療法が基本であるが，身体症状に対しては，本人の話を十分に聞いて辛さに共感し，「うつ病」から由来するものであることを説明し，必ず治ることを強調し安心させるのが原則である。

特に，症状の訴え方の変動性から，一見ヒステリーを思わせる若い女性の軽微双極性障害の治療には注意が必要である。彼女らの訴えを真剣に受け止めないと，自殺という不慮の転帰につながりかねない。気分安定薬の処方が著効する場合があるので，背景にある気分的因子を注意深く検討すべきである。

急性期が過ぎた後で，職場や家庭に問題のある場合は，解離（転換）症状が出現する前に，早めに介入し調整する必要がある。明らかにヒステリー化して，疾病利得を獲得した場合は，十分な抗うつ薬を使用しながらも，抑うつの軽くなった時点で，現実への直面化をさせるべきであろう。

　偽ヒステリー症状に対しては，本人の主張を受け入れながらも症状を主題化せずに，場合によっては非言語的な対応が必要になる。「歩けますか」と尋ねて，「歩けない」と動こうとしない場合，歩くことを話題にした「できる，できない」をめぐる言語的なアプローチよりも，何気なく同伴するといった行動的な対処のほうが有効である。すなわち，「……に行きましょう」と軽く促し同行すると歩けたりする。疾病利得があると考えて，治療者がヒステリー者に対するような態度を取ることは禁物である。本人はできないと確信しているので，苦悩を理解してもらえないと考えて，絶望的になるからである。一見転換症状と紛らわしいが，本人の苦悩を十分に受け止める必要がある。特に高齢者で，抗うつ薬への反応が不十分だったり薬物を十分使用できなかったりして，こうした症状が遷延する場合は，無痙攣性電撃療法（mECT）で劇的に改善する[28]ことがある。

おわりに

　解離症状や転換症状の背後に感情障害を認めるケースは稀ではない。表面上の症状に惑わされて，いわゆるヒステリー者に対する対応を取ると，患者が絶望し，自殺企図に至る例すらある。特に訴えの多い患者で抑うつが軽い場合に操作的な診断を行なうと，うつ病が見逃されることがあるので注意が必要である。その一方で，抑うつそのものがヒステリー症状とみなせるのに，さまざまな抗うつ薬が試され，症状が遷延し

ている症例も散見される。いずれの場合も，本来の性格や生活史などを十分検討し，診断，治療は複眼的かつ慎重に行なう必要があろう。

● まとめ

　うつ病において，しばしば遁走や健忘，昏迷，転換などのヒステリー症状が観察される一方で，うつ病に固有の偽ヒステリー症状が出現することも稀ではない。いずれも制止の軽い状態像が背景をなし，発生相や不安・焦燥相，回復相で問題となる。病前人格には軽い顕示的な傾向を認める一方で，隠れた依存性が想定されるケースが多く，うつ状態になると，自己不全感と高い自意識の間に葛藤を起こし，現状を潔しとしない無意識の対処行動としてのヒステリー症状が出現する。また，そのアピール性のため，転換と見える現象が，うつ病の身体症状や同病に固有の心気症状の場合もある。明らかなヒステリー症状を呈する患者に対しては，うつ状態が軽くなった時点で現実への直面化を図ることが大切であるが，偽ヒステリー症状と判断される際には，本人の苦悩を十分受け止めて，十分な量の抗うつ薬や気分安定薬の投与，環境調整を考慮する必要がある。

▶ 文献
(1) 阿部隆明・大塚公一郎・永野満・加藤敏・宮本忠雄（1995）「未熟型」うつ病の臨床精神病理学的検討．臨床精神病理 16 ; 239-248.
(2) 阿部隆明・加藤敏（1999）双極 II 型の躁転に関する考察——開放病棟が躁転を導く可能性について．臨床精神病理 20 ; 195-209.
(3) 阿部隆明（2002）うつ病の心気・身体関連症状．精神科治療学 17 ; 817-823.
(4) 阿部隆明（2003）うつ病者の語り．In：加藤敏編：新世紀の精神科治療 7 ——語りと聴取．中山書店．
(5) 阿部隆明（2004）気分障害（うつ病）におけるパニック発作の精神病理．精神

科治療学 19 ; 969-975.
(6) Abraham, K. (1912) Anzsätze zur psychoanalytischen Erforschung und Behandlung des manisch-depressiven Irreseins und verwandter Zustände. *Zentralblatt für Psychoanalyse II 6.*
(7) 赤田豊治（1958）内因性鬱病とヒステリー．精神経誌 60 ; 1436-1471.
(8) Akiskal, H.S. and Mullya, G. (1987) Criteria for the "soft" bipolar spectrum : Treatment implications. *Psychopharmacology Bulletin* 23 ; 68-73.
(9) American Psychiatric Association (1994) *Diagnosis and Statistical Manual of Mental disorders. Fourth Edition.* APA, Washington D.C.（高橋三郎・大野裕・染矢俊幸訳（1996）DSM-IV 精神疾患の診断・統計マニュアル．医学書院．)
(10) Breuer, J. and Freud, S. (1893) Über den psychischen Mechanismus hysterischer Phänomene. Vorläufige Mitteilung. *Neurol Zbl* 12 ; 4-10.
(11) Chodoff, P. and Lyons, H. (1958) Hysteria, the hysterical personality and hysterical conversion. *Am J Psychiatry* 114 ; 734-740.
(12) Green, A. (1973) *Le Discours Vivant : La Conception Psychanalytique de l'Affect.* PUF, Paris.
(13) 広瀬徹也（1977）「逃避型抑うつ」について．In：宮本忠雄編：躁うつ病の精神病理 2．弘文堂．
(14) Hoche, A. (1916) Über Hysterie. *Arch Psychiat* 56 ; 331.
(15) 飯田眞・横山知行・佐藤新ほか（2003）双生児研究からみた躁うつ病の発症モデル．臨床精神医学 32 ; 1339-1347.
(16) Janet, P. (1889) *L'Automatisme Psychologique.* Alcan, Paris.
(17) Janzarik, W. (1988) *Strukturdynamische Grundlagen der Psychiatrie.* Enke, Stuttgart.（岩井一正・古城慶子・西村勝治訳（1996）精神医学の構造力動論的基礎．学樹書院．)
(18) Kapfhammer, H.P. (2001) Somatoforme Störungen. *Nervenarzt* 72 ; 487-500.
(19) 加藤敏（2002）現代日本における不安・焦燥型うつ病の増加．精神科 1 ; 344-349.
(20) Kraepelin, E. (1913) *Psychiatrie 8. Aufl.* Barth, Leipzig.（西丸四方・西丸甫夫訳（1986）躁うつ病とてんかん．みすず書房．)
(21) Kranz, H. (1962) Der Begriff des Autismus und die endogenen Psychosen. In : Kranz, H. (Ed.) *Psychopathologie Heute.* Georg Thieme Verlag, Stuttgart.
(22) Kraus, A. (1985) Phänomenologie pseudohysterischer Verhaltens- und Erlebnisweisen Melancholischer. *Fortschr Neurol Psychiat* 53 ; 469-475.
(23) Kraus, A. (1996) Pseudohysterie Melancholischer. In : Seidler, G.H. (Ed.) *Hysterie Heute.* Enke, Stuttgart.

(24) Kraft-Ebing, R von (1903) *Lehrbuch der Psychiatrie. 7 Aufl.* Enke, Stuttgart.
(25) Laplanche, J. (1974) Panel on hysteria today. *Int J Psychoanal* 55 ; 459-469.
(26) Marmor, J. (1953) Orality in the hysterical personality. *J Am Psychoanal Assoc* 1 ; 656-675.
(27) 西園昌久（1978）ヒステリー．In：現代精神医学体系 6B ──神経症と心因反応 II．中山書店．
(28) 岡田吉史・小林聡幸・野口正行・阿部隆明・加藤敏（2002）偽ヒステリー症状が目立った老年期うつ病に電撃療法が奏効した 2 例．精神科治療学 17 ; 757-762.
(29) Peters, U.H. (1977) *Wörterbuch der Psychiatrie und Medizinischen Psychologie. 2 Aufl.* Urban & Schwarzenberg, München.
(30) 柴田収一（1958）躁鬱病と渇酒症および遁走．精神経誌 60 ; 809-841.
(31) Specht, G. (1906) Über Hysteromelancholie. *Zentralbl Nervenheilk Psychiatr* 17 ; 545-557.
(32) Tellenbach, H. (1961) *Melancholie.* Springer, Berlin, Heidelberg, New York.（木村敏訳（1978）メランコリー．みすず書房．）
(33) World Health Organization (1992) *The ICD-10 Classification of Mental and Behavioral Disorders : Clinical Descriptions and Diagnostic Guidelines.* WHO, Geneva.（融道男・中根允文・小見山実監訳（1993）ICD-10 精神および行動の障害──臨床記述と診断ガイドライン．医学書院．）
(34) Ziehen, T. (1911) *Psychiatrie. 4 Aufl.* Hirzel, Leipzig.

第11章
妄想性うつ病の精神病理学的検討
うつ病妄想の成立条件（病前性格との関連）

はじめに

　狂気の内包が縮小しているのに対して，その外延はますます拡大している[56]と言われる。かつては「くるい」の最たるものとされた内因性精神病も，近年では統合失調症[59]にせよ，躁うつ病[29,37]にせよ，精神病的内包の稀薄化，つまり軽症化さえ話題に上っている。その原因として，向精神薬の導入や早期治療も考慮されてよいが，むしろ個人と社会との関係によるところが大きいと思われる。

　うつ病に関しては，神経症圏の抑うつ状態との区別が難しいケースが増え，対他配慮に欠け，要求水準のみ高く，葛藤が著明なうつ病や，身体症状を前景に呈する仮面うつ病が注目されている。これらの病像には個人の精神的成熟の遅延や，現代社会特有の困難さが見てとれよう。いずれにせよ，このような趨勢を反映し，DSM-III-R[3]の登場以来，気分障害という，より広い概念が掲げられ，従来の内因性うつ病も，大うつ病，特にメランコリー型のなかに包摂されている。いきおい，この病態のもっていた人間学的に豊かな内実が薄められてしまっているように見える。それと符節を合わせて，うつ病における精神病としての最後の砦，

つまり妄想に関する精神病理学的研究も，その使命を終えたかのように激減している。これら数少ない研究にしても，対象はいわゆる三大妄想ではなく，「非定型」な迫害妄想が中心となっていて，この事情はドイツ語圏でも本邦でも変わらない。

他方，英米圏では，より実際的な臨床上の要請により，「妄想を伴わないうつ病」と，「妄想を伴ううつ病」とをサブタイプとして分離しようという動き[4, 10, 18]がある。しかも，その差をうつ病の重症度ではなく，個人の脆弱性（vulnerability）[18]と関連させている。たしかに，抑うつのレベルはかなり深いにもかかわらず，妄想を形成しないうつ病が存在する一方で，いとも簡単に妄想を形成してしまう症例が少なくないというのが臨床的実感である。

この点について，これまでの研究は，うつ病の妄想をその基本障害の究極的表現と見て，内容，形式面をいわば静態的に検討するにとどまり，何が妄想を生じさせ，何が抑制するのかという妄想成立のダイナミズムにまで踏み込んでいない。この欠落を埋めるべく，本論文では，妄想性うつ病を呈した入院症例を対象にした調査も踏まえて，うつ病の妄想の発生機状態と，妄想成立の可能性の条件を考察する。

まず，その予備的な作業として，これまでのうつ病妄想の研究を概観し，問題点を整理しておきたい。

1. うつ病妄想に関する研究の問題点

(a) うつ病妄想の「原発性」をめぐって──気分と罪責

妄想をともなうメランコリーについては，すでに19世紀にGriesingerが報告しており，またKraepelin[48]も重症メランコリーを報告しているが，Jaspers[36]の登場によって，妄想とうつ病は分離されてしまう。つ

まり統合失調症に生じるのが原発性の真正妄想（echte Wahnideen）であり，うつ病には妄想的観念（wahnhafte Ideen）しか生じないとされた。統合失調症の診断に際し，経過よりも症状構成を重視するSchneider[70]に至って統合失調症概念が拡大されるとともに，妄想をともなう躁うつ病は一部，統合失調症に組み入れられる。その結果，うつ病の妄想は，その気分から了解できることになってしまう。このような背景のもと，20世紀前半のドイツでは「妄想とうつ病は両立せず，固定した妄想は統合失調症を疑わせ，妄想成分はうつ病を非定型にする」という捉え方が一般的[53]となってくる。

しかしSchneiderにしても，統合失調症以外に原発妄想の生じる可能性を認めており，その後Weitbrecht[86]やHuber[28]が，循環性うつ病における原発的な妄想の存在を主張するようになる。いずれにしても，「原発性」という概念をめぐる混乱があったのはたしかである。

そもそも，原発妄想（H.W. Gruhle）ないし真正妄想とは，上述したように統合失調症に確保されてきた概念である。しかし統合失調症の場合にしても，まったく病的兆候がなく，いきなり妄想が生じるのは稀で，「その説明に人格の変化が必要」[36]だったり，妄想「気分」が先行ないし並存していることが多い。すなわち気分，より正確には情態性の変化こそ重要であるという点を考慮するなら，躁うつ病の妄想と径庭がなく，「原発妄想」という用語の適否が問われるべきであろう。

したがって，ここでは妄想の原発性の問題を，妄想と気分ないし情態性との関連に置き換えて検討してみたい。

Jaspersに遡る「うつ病の妄想は気分と一致する」という定式化は，DSM-III-Rのなかにも「気分と調和する精神病像」としてその痕跡をとどめている（たしかに，そこでは，「気分と調和しない精神病像」も挙げられてはいる。しかしこれには一部，統合失調症様の症状も含まれていて，うつ病の診断に問題のあるケースが多いと思われる）。ただ気分と妄想が調和するといっても，その関係は理論上，3通り存在するはず

である。①気分の障害を一次的なものとし，妄想はそれから導出される，②妄想が一次的現象である，③両者ともうつ病の根本的事態の反映と見る，という3つがそれに当たる。

①は本邦でも井上[30]が「生気的不全感」から三大妄想を導いたように，20世紀前半のドイツ語圏で一般的な見方である。

②は罪責体験を妄想の萌芽と見，これをうつ病の中核に据える方式で，Glatzel[20]がその代表である。

③は罪責体験ひいては妄想ならびに気分も，時間性の障害という，うつ病の基本的事態の反映と捉えるものである。

ところでSchneider[70]の「うつ病の三大妄想は人間の原不安が露呈したものである」という命題は，必ずしも気分からの導出性を念頭に置いているわけではない。つまりメランコリーという事態がこれらの主題を触発すると解釈でき，その点では彼の意に反して③に近い。

②③は，いずれも罪責体験の問題と関連している。うつ病における罪責体験は，統合失調症における被影響体験と同様，その病態の本質へ通じるとされる。たとえば先に挙げたGlatzel[20]は，あらゆる循環病の妄想（zyklothymer Wahn）は罪責妄想であり，うつ病者の罪責確信（Schuldgewißheit）がすでに罪責妄想なのだという。このような妄想的罪責確信がうつ病の基底にあれば，「循環病は字義通りの妄想病」となる。その際，彼によれば，罪責，貧困，心気妄想においても，非難や貧困，病気にさらされるのはいつも自分に責任があるからだと体験されているという。つまり，うつ病の基本症状は罪責確信であり，迫害妄想も自己非難が他者からの非難となって，それが外面化（Externalisieren）[19]した結果生じてくるのである。

他方，木村[46]は，罪責体験の本性を「取り返しのつかぬ」という時間性に見て，この前述語的意味方向が，身体面，経済面，倫理面で主題を獲得したものが，それぞれ心気，貧困，罪業妄想だと指摘している。また，この「取り返しのつかぬ」という事実性，変更不能性がうつ病妄想の確

信性を構成していて，その確信度は統合失調症妄想のそれに勝る[34]とも言われる。しかし，「取り返しのつかぬ」事態が到来したときに，これを自らに引き受けるか，他者に帰すかでは病像に違いが出よう。

　Glatzel 以後，研究者の関心は Paranoide Depression（迫害妄想性うつ病）に移っていく。この場合も罪責中心の考え方で，自責の投影が問題となる。まず初めに，Alonso-Fernandez[2] はうつ病における迫害妄想を6型に分け，詳細に検討している。その際，興味深いのは，投影型と並んで，躁うつの混合状態や，躁極とうつ極間のパラノイド性の媒介状態を挙げている点である。つまり単なるうつ状態ではなく，躁へ向かう力動が働いて迫害妄想が成立している。結論を先取りすれば，誇大性ひいては強い自己中心性への推進力が一役買っている。純粋なうつ病が妄想を形成する場合は，病前性格の精力性ないし自己中心性が問題となり，ここにひとつの共通点が見出される。

　その後は，うつ病者における投影型の迫害妄想に焦点が絞られてくる。たとえば，Simkó[77,78] は Schuld-Dynamik（罪責力動）という概念を導入して，この Dynamik が負荷軽減方向に向かうのが迫害妄想，負荷増強方向に向かうのが自殺だとしている。また，Garcia[16] は，うつ病の基本障害から迫害妄想に至る過程をシェーマ化しながら論じている。しかし，他のうつ病妄想との関連は，今ひとつ明確でない。

　ところで，うつ病妄想をメランコリーの究極の姿として考察する著者が多いなか，宮本[57] はうつ病を妄想病と規定しなおす。つまり，言語論的アプローチを援用したうえで，躁うつ病者の妄想的言説（ディスクール）を，文の進行が並列的な内容の繰り返しになってしまうという意味で，サンタグム（連辞）のパラダイグム（範列）化として定式化し，このような自己を中心にした堂々めぐりの構造が，うつ病全体を貫いているとする。

　ここから6項目のうつ病妄想の臨床的特性が導かれる。つまり，①自分を中心にした同心円的循環，②時間的進展の欠如，③「物語」の不成

立，④血縁的共同体に限定される妄想野，⑤妄想野における意味ある人物の不在，⑥「遠心的」な症状の方向性，である。いずれも，うつ病妄想の特徴をあますところなく捉えており，しかも注目すべきは，うつ病者の妄想を非妄想性うつ病とも通底するディスクールの構造から把握しているという点である。しかしわれわれの興味は，なぜ妄想という現象がこのような構造から浮上してくるのかにある。たしかに，うつ病者のディスクールは自己世界に関連的（eigenweltbezogen）であるが，妄想を形成する例と，しない例では，自己に対する意識の微妙な差異が存在するのではないか。

(b) うつ病妄想の主題選択

うつ病者の主題選択に最初に言及したのは，周知のように Janzarik [31-33] である。彼は病者の価値構造や生活史と，うつ病の三大主題との関連を説く。彼の主張によると，元来勤勉で自分の活動がその所得と結び付いている職業の人，自営業者や農業従事者の場合は貧困主題が出現しやすいし，過度に心配性で心気的，しかも知的分化度の低い人は心気主題，情緒的感受性に優れ，責任感が強く，対他配慮型の病者は罪責主題を形成しやすいという [46]。

彼の説明は非常に了解的でなるほどと思わせるが，必ずしも「妄想」を論じているわけではないことに留意する必要がある。なぜなら「自分が病気になって入院費が払えなくなり家族が路頭に迷う」式の貧困観念や，「自分は癌ではないか」といった心気念慮は，内因性うつ病に限らず一般のうつ状態にあまねく出現しうるものであって，その点で病前の価値構造と主題との関係はすこぶる明白である。

しかし，妄想に至るとどうか。たしかに，うつ病の初期の主題は一見，生活史的に了解可能に思えるが，その進行とともに日常の文脈を離れ，了解不能になっていく。ここで Lange [53] のように，うつ病の精神病的

過程をもちだし，Janzarik の力動の収縮（dynamische Restriktion）と関連付けて事足れりとしてしまっては，うつ病における妄想の意味を見落としてしまうことになろう。病前の価値構造が妄想に反映されるとしても，妄想として定着するまでには何か促進因子が必要と思われる。

その後は，この三大主題も，Glatzel のようにすべて罪責体験へと結び付けられていく。しかし，一部のうつ病者のなかには，まったく自責をともなわずに妄想を伴う例も存在するし，また比較文化的研究からも，自責のないうつ病が多数を占める文化圏が存在する[63]と指摘されている。

この点を踏まえて，加藤[40,42]は比較文化的手法を用い，「悪の象徴系」という概念を導入する。その際，これをその表現様式の差違から，悪を他者との関係性の位相で表明する「罪の象徴系」と，悪を実在性の位相で表現する「ケガレの象徴系」に分類し，罪責主題を前者の活動に，心気，貧困主題を後者の活動に帰する。

したがって，文化による2つの象徴系の比重の違いから，妄想の主題選択に差が出ることは当然予想されるが，われわれが知りたいのはむしろ妄想出現率の差異である。これについては詳しい比較文化的調査が必要だが，少なくともドイツと我が国では差があると思われる。これは文化の差，ひいては自己主張の強さ，権利に対する意識の違い，論点の先取りになるが，「うつ性」の受け入れ態度の違いではないかというのがわれわれの見解である。

(c) うつ病の認知論的研究

これまで見たように，うつ病の本性を罪責体験に見る流れが主流であるが，罪責感受性が病前から存在するのか，それともメランコリーの病相期に初めて浮上してくるものなのか，という点に関する実証的研究はほとんどなかった。このような問題意識から出発したのが，うつ病の認

知論的研究である。

そもそも臨床心理学において，認知論的研究が増えだしたのは60年代半ばからであり，これは心理学全体の認知論的転回と符節を合わせている。その際，うつ病者の罪責感は，帰属形式（attributional style）の研究[9,67]にとって格好の対象だったことは否めない。

このような流れは，アメリカに発し，Beck[5]，Ellis[12]ら精神分析の出自をもつ臨床家と，Rehm[68]やSeligman[74]ら学習心理学の理論家が中心となっている[43]。特に，Beckの「否定的思考（negative thinking）」やSeligmanの「学習性絶望感（learned helplessness）」が有名である。そのエッセンスは，前うつ病者は外界の不幸な出来事を，外的な原因よりも自分の責任に帰する傾向が強いということである。すでにKlein派のSchwarz[72,73]は状況に対する人間の態度として，depressive viewとparanoid viewの二極を仮定し，抑うつ（自責）と迫害（投影）とを対比させているが，認知論的研究はまさにこの発展形である。

またSteinmeyerら[81]は，否定的出来事の原因帰属の様式を，うつ病患者において調査している。彼らによると，双極うつ病者の場合，自己帰属率は病中に比べ，病後で圧倒的に減少するのに対して，単極うつ病者の場合はそれほど変化しない。つまり，単極型は病前より特有の否定的思考パターンをもっていて，病相期にその傾向を増大させるのに対し，双極型では病相期に否定的思考をするとはいえ，病前にこのようなパターンは見られないことが推定される。さらに敷衍すれば，単極うつ病者は病前より罪責に対する感受性が強いことになる。この辺の事情は，Tellenbach[84]の「メランコリー親和型」における対他配慮，負い目（Schuld）への感受性と相通じる。

(d)「うつ性を受け入れる態度」と妄想形成

ところで，この罪責感受性は，罪責妄想の形成しやすさとも関連してい

るのであろうか。すでに矢崎[85]は,「罪責妄想」をもつに至る患者の多くは循環気質者であったのに対して,病前,メランコリー親和型に近い性格の持ち主は,罪責妄想を呈するまでに至らず,「罪責感情」をもつにとどまっていたと述べている。他方,Tellenbach の『メランコリー』[84]ではメランコリー親和型と罪責妄想の関係が今ひとつはっきりしない。前半部ではメランコリー親和型を抽出しておきながら,後半部では双極型を含めたメランコリー者一般を扱っている印象を受ける。

　この点に関し,Blankenburg[7]がひとつの示唆を与えている。彼はうつ病における妄想の発生を自らの「うつ性(Depressivetät)」を受け入れる態度に関連させる。つまり自分のうつ性をそのようなものとして受け入れることと,それを何か事実的なもの,それを動機付けているものに還元せずにはいられないこととは別だという。おそらく前者が身体症状主体のうつ病,後者が妄想へと発展するうつ病に相当しよう。この差は,当然,病前性格に現われると言ってよく,彼自身は後者をメランコリー親和型構造と関連させている。

　しかし症例に即して検討すれば,うつ性(「取り返しのつかない」という事態とほぼ同義と考えてよいだろう)の受け入れの様式は3通りあるように思われる。つまり,①そのまま引き受ける,②自らに帰す,③他者に転ずる,であり,この3様式と病前性格ならびに妄想との関連は後で詳しく検討する。

(e) 妄想の定義をめぐる問題

　妄想という用語は日常臨床で広く用いられるが,これと並び称される精神病理学的症状である幻覚が,「対象なき知覚」として,特に外部知覚に関しては容易に検証可能であるのに比べ,真偽の判断が特に難しい。通常は,「誤った判断」とほぼ同義に用いられるが,これは多次元的な現象[17]であり,いざ正確に定義するとなると,さまざまな問題を含ん

でいることがわかる。

　その際，典拠とされるのは，Jaspersの妄想定義で，今日まで影響力を残している例の3標識，つまり，①主観的確信性，②訂正不能性，③内容の不可能性である。したがって通常は，主観的確信を伴った判断が現実と一致しない場合に，妄想とされる。言い換えれば，妄想は内容によって確認され，形式上は，多くの確信をともなう判断と区別できないことになる。それゆえ，内容の真偽が確認できない場合，妄想の検証ははなはだ困難となる。特に，間主観的に確認できない，自分自身についての判断がそうである。

　このような問題意識から出発したのがSpitzer[79,80]で，彼は自分自身についての判断の確信性と，妄想の確信性は形式上同じだとし，自分の内的状態についての確信を，間主観的に見て明らかに現実に相違する場面にまで広げたものを，妄想と定義する。彼の立場からすれば，うつ病妄想の一部や，自己能力に関する評価の低下などは，自分の精神状態についての正しい言明ということになろう。

　ところで，従来，妄想知覚は統合失調症に固有なものとされ，Schneiderの一級症状のなかに含まれているのは周知のことである。そもそも，この概念を最初に提示したのはJaspersであるが，彼は妄想知覚を他の一次的な妄想体験，つまり，妄想表象（着想），妄想意識性と並べて論じており，漠然とした意味意識から関係妄想に至るひとつのスペクトルとして考えていた。

　またBerner[6]によれば，妄想知覚は，むしろ躁うつ病圏の病態によく観察される現象だという。妄想知覚が二節性の現象かどうかという，Schneiderに対するMatussek[54,55]の議論は措くとしても，この現象そのものは，たしかに躁うつ病者にも見られる。その際，病的基底的な原発性気分変化，あるいはこれと相即する潜在的な罪責確信から，罰せられるのでないかという不安感を背景に，患者の周囲の出来事に対する感受性が高まる。それゆえ，被害妄想をともなううつ病において，妄想知覚

が出現しやすい。

　ここまで概観してきた諸研究から，うつ病の妄想に関しては以下のような問題設定ができる。

　　（1）妄想性うつ病と非妄想性うつ病とでは，病前性格に差違があるかどうか。
　　（2）罪責体験をうつ病妄想全体の基底に認めることができるか。
　　（3）病前の罪責感受性が罪責妄想に結実するのか。
　　（4）うつ病者の「うつ性」に対する態度は以下の3通りが考えられるが，妄想との関係はどうか。
　　　①あるがままに受け入れる。
　　　②自分に責任を帰す。
　　　③他者に責任を転ずる。
　　（5）病前に葛藤をもち状況反応的に生じる妄想と，抑うつの進行とともに出現してくる妄想では内実が異なるのではないか。

2. 対象と方法

　調査の対象は，1984年4月から1989年7月の間に入院歴のあるうつ病患者102例で，資料は患者カルテに記載された記録である。ただし，65歳以上の患者や，認知症症状をともなう患者は最初から除外した。また取り上げた症例は，いずれも症例検討会で「内因性うつ病」という診断の一致をみたものであり，さらにカルテの記載から，DSM-III-Rのメランコリー型の診断基準を満たしている（「DSM-IVのメランコリー型の特徴を伴うもの」をも満たす）ことを確認した。
　次に，対象の病前性格について調査した。これまで提唱されてきたう

つ病の病前性格は，Kretschmer [51] の循環気質に始まり，下田 [75] の執着性格，Tellenbach [84] のメランコリー親和型性格（Typus melancholicus）を経て，現在，未熟な性格（病像としては逃避型抑うつ [24]，葛藤反応型 [38] など）が取り沙汰されている。しかし，これまでうつ病の病前性格に関する統計は，Möller と von Zerssen [60] の心理計測的な一連の研究を除けば，ほとんど知られていない。まして妄想性うつ病と病前性格の関連についての統計は皆無である。その理由はおそらく，病前性格を厳密に分類する困難さと，症例によっては各臨床医間で診断が微妙に異なることにあろう。それゆえわれわれの試みも，不十分のそしりを免れるものではないが，一応の目安にはなると考えている。

まず，後述する観点から，病前性格を以下のように分類した。すなわち，「循環気質」「執着性格」「メランコリー性格」「マニー性格」「未熟性格」「その他」の6型である。この分類はかなり恣意的で，それぞれの性格間の部分的重複は否定できないが，ある程度の理念型と考えていただきたい。

次に，それぞれの性格について詳しく説明する。最初に，これまで論じられてきた躁うつ病者の性格特徴を主に3つの観点から整理した。すなわち，気分，几帳面，熱中性の3要素である。

これら3要素のうちで，気分に力点を置くのが循環気質で，「社交的，陽気，親切，温厚」という「環境と共鳴し」それに「とけこむ」傾向，対象との自然な一体化傾向 [61] をもち（ドイツ語の Stimmung（気分）という言葉そのものが，語源的に「対象と調子が合う」「対象と一体化する」という意味をもつ），同時に軽い気分の変動をともなう。いわば双極性障害の「薄められた」形で，社会的な観点より生物学的観点に重心がある。したがって循環気質とは本来，体質的な概念であり，この上に個人の性格が後天的に形成されてくる。そのため，他の「性格」とは矛盾しない。

他方，几帳面という標識は，周知のように，Tellenbach [84]，下田 [75]

ともに強調しているうつ病者の病前性格特徴であり，特に Tellenbach は単極うつ病者のすべてにこの特徴が見出されるとさえ述べている。また Kretschmer が循環気質として報告したうつ病者も，几帳面，抜け目なさといった傾向をあわせもっているという。この点を考慮すれば，几帳面ひいては秩序愛こそ，うつ病者に親和的な性格と言えよう。強迫神経症者も几帳面ないし秩序への偏愛を示すことがあるが，この場合あくまでも自己完結的であるのに対し，うつ病者は「他者のための存在（Sein für andere）」[84]という点で際立っている。

熱中性は，下田の言う執着性格の主要な 2 側面のひとつである。従来，几帳面という特徴がメランコリー親和型との比較において強調されてきた[23]きらいがあったが，笠原[38]も指摘するように，下田自身はむしろ熱中性，凝り性，執着性といった活動面を強調していることを忘れてはならない。ここで注意したいのは，メランコリー親和型が単極うつ病者の病前性格として構想されたのに対し，執着性格は躁うつ病者の病前性格だという点である。Tellenbach もこの点に留意していて，執着性格における几帳面という側面を評価しながらも熱中性の混入は双極型につながると述べている。

たしかに，熱中性はむしろ執我的ないし自己中心的傾向に結び付きやすく，「他者のための存在」とは矛盾するように見える。しかし一見，対他配慮を示しているようで，実は自己中心的原理に基づいて行動しているにすぎない症例の存在を考えれば，説明がつく（結論を先取りすると，この熱中性の有無こそ，うつ病妄想の成立に大きな役割を果たしている）。

このように執着性格のなかには，几帳面と熱中性の 2 契機が内在しているのだが，ここに着目して執着性格を解体し，これら 2 契機の配分の差から，うつ病の病前性格を 3 型に整理したのが森山[61, 62]である。彼は「几帳面＞熱中性」ないし「弱気＞強気」という特徴を備えた性格を「メランコリー型」，「几帳面＜熱中性」ないし「弱気＜強気」を「マ

ニー型」,「几帳面＝熱中性」ないし「弱気＝強気」を「循環型」と呼びかえる。また一方で彼は，躁うつ病者に内在する両極性を執我欲と捨我欲の対立に見て，前者が強いものを「執着性格」に，後者が強いものを「循環性格」に対応させている。

　われわれも基本的には森山の分類に賛成であるが，「メランコリー型」という用語が「メランコリー親和型」や DSM-III-R の「メランコリー型」と紛らわしい。そこで,「メランコリー型」「マニー型」をそれぞれ「メランコリー性格」「マニー性格」と暫定的に呼んでおく。また執着性格のもつ本来の両義性を生かし，これを森山の言う「循環型」に限定して用いる。「メランコリー性格」にせよ，「執着性格」にせよ，几帳面で対他配慮的側面をもつが，前者では規範を遵守し逸脱を好まず，いつも自分の身を引く傾向が強いのに対し，後者では背後に精力性の要素があり，どこまでも自分を貫こうという強い意志がある。また「執着性格」において，対他配慮以上に自己信念を優先させ，さらに精力性が強まると，「マニー性格」に至る。

　ここでわれわれの分類した性格と，従来のうつ病者の病前性格概念との関係を一瞥しておきたい。笠原[38]は，日本人のメランコリー親和型の特徴を，弱力型で内的葛藤に乏しいと述べているが，これはそのままわれわれの「メランコリー性格」に当てはまる。しかし Tellenbach 自身のメランコリー親和型についての記載を見ると，几帳面さと並んで，自己の仕事に対する過度に高い要求水準と，それに合わせて努力するという徹底性も挙げていて，決して弱力型ではない。とすると，執着性格との異同が問題となるが，われわれは対他配慮と自己中心的傾向の配分の差が，両者を分けているのではないかと考える。つまり，メランコリー親和型ではあくまでも「他者のための存在」であるのに対し，執着性格では必ずしも他人のために行動しているわけではなく，自己中心的傾向が強い。

　したがって，本来の（ドイツにおける）メランコリー親和型は，われ

表 1 病前性格の区分

性格区分 性格特徴	気分 共鳴性	几帳面	熱中性 精力性	対他配慮	その他の特徴	
メランコリー 性格	＋	＋＋	－	＋＋	「メランコリー 親和型」	他者優先 内的葛藤の欠如
執着性格	＋	＋＋	＋ ＋＋	＋＋ ＋〜－		執我，頑固
マニー性格	＋	＋〜－	＋＋	－	おおまか，熱狂的，信念を貫く，軽躁的	
循環気質	＋＋	＋〜－	＋〜－	＋	社交的，明朗	
未熟性格	＋〜－	－	＋〜－	－	依存的，わがまま，要求水準が高い	

われの言う「執着性格」のうちで対他配慮傾向の強い群と言える。また「マニー性格」は，Zerssen[88]の「躁病親和型（Typus manicus）」，あるいは Pélicier[66]の「躁病親和型性格（Personalidad maniaca）」とほぼ同義である。

　これまで論じてきたうつ病性格の系列とは別に未熟性格がある。これは，若年者に多く，依存的で要求水準の高い性格と言え，上記の3性格まで成熟しないものをいう。病態もその他のメランコリーに比べて浅いように思える。ただし自己中心的という点では執着性格と共通する（注——われわれはのちに「未熟型うつ病」を提示したが，ここでの未熟性格はその病前性格よりも広い意味で用いている（本書第1章参照））。

　なお，先にも指摘したように，循環気質とその他の性格とは矛盾しないため，両者が混在するケースも少なくない。その際われわれは便宜上，「メランコリー性格」「執着性格」「マニー性格」という標識を重視した。したがって，ここで循環気質として取り上げた群は，気分や共鳴性の要素の強いものに限定した。このような病前性格の基準を表にして示す（表1）。

以上を踏まえて，対象群全体の特徴を把握し，次いで妄想をともなううつ病症例を中心に，精神病理学的検討を加えた．

3. 調査結果

　まず入院患者の性，年齢，病型，妄想の有無を見たのが表2である．双極うつ病は26例（25.5％），単極うつ病は76例（74.5％）で，新福ら[76]の報告（昭和40〜45（1965〜1970）年の内因性うつ病の入院例では，周期性33例（44％），循環性31例（41.3％）となっている）に比べて，単極型が圧倒的に多い．これが時代の動向を反映しているのかどうか即断できないが，日常臨床からすれば納得がいくように思える．

　初発年齢のピークは，双極うつ病で20代，単極うつ病で30〜50代となり，これまでの諸家の報告とも一致する．また妄想の出現率も102例中20例で20％弱となり，新福らの17％という数字と非常に近い．またKuhsら[52]は20〜40％という数字を挙げている．

　さらに，各うつ病を病前性格別に分類したのが表3である．単極うつ病では，「執着性格」が最も多く21例，次いで「メランコリー性格」16例，「循環気質」15例，「未熟性格」15例の順だった．これはあくまで入院例なので，比較的重いケースに限定されている．そのため軽症例も含めた全体の分布は多少異なることが想定される．他方，双極うつ病では，循環気質がやや多いものの，種々の性格が存在しており，双極うつ病の病前性格は健康人の性格の分布と有意差がないというMöllerとZerssen[60]の報告と一致しているかもしれない．

　さて次に，本論文の主題とする妄想性うつ病であるが，単極型では76例中17例（22.4％），双極型では26例中3例（11.5％）だった．しかし，単極型といっても，将来的には躁病相を呈する可能性のある症例を含んでいると思われるので，単極型に妄想が生じやすいとは言え

表2　発病時の年齢分布

初発年齢病型	10代 男女	20代 男女	30代 男女	40代 男女	50代 男女	60代 男女	計 男女
双極うつ病（妄想を伴うもの）	0　3 (1)	6　5	2　3 (1)	4　2		1 (1)	13　13 (1)(2)
単極うつ病（妄想を伴うもの）	2　0	3　8	8　6 (1)(3)	11　11 (1)(2)	10　13 (2)(6)	2　2 (2)	36　40 (4)(13)
計	2　3 (1)	9　13	10　9 (1)(4)	15　13 (1)(2)	10　13 (2)(6)	3　2 (1)(2)	49　53 (5)(15)

表3　病前性格の分布

		妄想あり	妄想なし	計	
単極うつ病	執着性格	8	13	21	執着性格, 循環気質ともメランコリー性格, 未熟性格に対して有意に妄想随伴例が多い (p<0.01)。ただし, 執着性格と循環気質の間に有意差はない。
	メランコリー性格	0	16	16	
	循環気質	6	9	15	
	未熟性格	0	15	15	
	その他	3	6	9	
	計	17	59	76	
双極うつ病	マニー性格	1	2	3	各性格間に有意差はない。
	執着性格	0	5	5	
	メランコリー性格	0	4	4	
	循環気質	1	6	7	
	未熟性格	1	2	3	
	その他	0	4	4	
	計	3	23	26	

ないだろう（統計的にも有意差なし）。むしろ，ここで問題にしたいのは，病前性格と妄想との関連である。たとえば単極うつ病の場合，「執着性格」「循環気質」ではそれぞれ21例中8例（38.1%），15例中6例（40%）と妄想を形成しやすいのに対し，「メランコリー性格」「未熟性格」では0%と顕著な差がある（執着性格，循環気質ともメランコリー性格，未熟性格に対して1%水準で有意に妄想が多い。ただし，執着性格と循環気質の間には有意差がない）。なお，男女別では女性のほうに妄想をともなう例が多い（5%水準で有意差あり）が，これについては別の機会に論じたい。

　ところでうつ病の場合，妄想の認定は時として非常に難しい。この点については，後に詳しく考察するが，とりあえずは，主観的確信度の強い判断で，容易に訂正されず，内容が常識的範囲を超えているものとした。それゆえ軽い罪責感や，心気念慮のようなものは除いた。

　ここで妄想性うつ病20例の臨床像をもう少し詳しく見ておきたい。

　発病契機はほとんどの症例に認められたが，葛藤の自覚が著明で自責の念が強く，自己関係づけや被害妄想が出現したケースが7例あった。その他の妄想内容は，心気6例，罪業6例，貧困5例の順となった。しかし，外界を指向しているという意味で，自己関係付け，関係妄想，被害，注察，追跡妄想を含めて，外界指向型の妄想とすれば，これらの現われる症例は11例に達した。かつてvon Orelli[65]は罪業妄想の減少と，心気，不全，迫害妄想の増加を指摘したが，この傾向は本調査でも認められる。

　また，病相の持続期間と妄想との関係を考えると，短期間のものに被害妄想，比較的長期のものにいわゆる三大妄想が出現しやすい傾向があった。また三大妄想を呈する患者のなかにも，自責感の強い者と弱い者が区別された。

　また，妄想に対する抗うつ薬の反応も，初期の妄想には良好で，他のうつ病症状と消長をともにするが，長期化している妄想には効果が少なかった（1例のみ，初期の妄想が例外的にかなりの期間（1年以上）持

続していたが，これについては以前，別の論文[1]で検討した）。
　以上の結果を簡単にまとめておく。

　　(1) 病前に執着性格と循環気質をもつ患者に妄想が生じやすい。
　　(2) 病初期に状況反応的に，自己関係付けないし被害妄想を生じる一群がある。
　　(3) うつ病圏の病態と考えられるが，自責が弱く，被害妄想が顕著な一群がある。
　　(4) 病前に葛藤をもたず，抑うつの進行にともなって三大妄想が生じる一群があり，その際，自責をともなう群と，自責をともなわない群とに分けられる。
　　(5) 躁うつ混合状態に心気妄想を生じた例がある。

　上記項目については，次節で詳しく検討する。

4. 症例による検討

　以下の症例は，匿名性の保護のため，論旨に関係のない範囲で細部を変更していることをあらかじめお断りしておく。

I 群――状況反応的妄想性うつ病

　まず，うつ病の初期に，被害妄想，あるいは自己関係付け，ないし「関係妄想」を呈し，葛藤を自覚し，抗うつ薬に著明に反応する一群がある。

症例1

43歳，男性，自営業。

生活史

自営業を営む両親から，5人同胞の第3子として生まれる。高校卒業後，しばらく会社勤めをするが，まもなく家業を継ぎ，現在に至る。両親と妻，子供2人と暮らしている。

家族歴

精神疾患の遺伝負因はない。

病前性格

社交的，義理がたい，世話好き，粘り強い，完全癖，思い込みが激しい。生来の循環気質のうえに，執着性格が加わったものと考えられる。

現病歴

42歳の4月，親友であるA氏を自治会の会長に推して実現した。この4月の自治会役員の懇親会で酒に酔って，「自分がやらないと自治会がだめになってしまう。自分が次の会長になる」と話したという。

翌年4月，約束通り患者が会長になったが，それ以来，「会長になれば家をつぶされる。陥れられるのではないか」「前会長がもう1年やりたかったのに，自分がなったことで恨まれているのではないか」と思うようになったという。そのうち，「周囲の人たちが，会長になった自分を怒っているのではないか」と漏らし始めた。

5月初めより，不眠，食欲不振，頭重感，嘔気，不安，焦燥感も出現してきた。5月末頃からは，街へ出ると，「通行人が自分のことをひどい人だと見ている」ような気がし，近所の人々が自宅を指して，「だいぶ古い家だね」「今暇か」などと話すのを聞くと，「自分の家をつぶそうとしているのではないか」と考えるようになった。

6月に入ると，周囲の人々に対する被害的な自己関係付けがさらに発展し，不安な状態が続いた。「役員会で，今までタバコを吸わなかった

人がタバコを吸っている。それは，私を8年前にあった放火事件の犯人に仕立てようとしているのだ」と考えたという。

　6月中旬には，仕事も手につかなくなり，「前会長がすべてを仕掛けている」と思い，「どこかに逃げないといけない」「おれ，死ぬかもしれないぞ」と家族に初めて打ち明けた。この頃，親しい友人のところに頻繁に出かけ，自分の疑いを聞きただしていたが，逆に周囲への猜疑心を強めるようだった。

　6月下旬には，「自分に無言の電話がかかってきて，何かされる」と思い，家族の知らないうちに，突然，東京まで出かけたが，「アリバイがないと困る」ので，その日のうちに帰ってきた。その後も「陥れられて，死ななくてはならない」と不穏なため，A病院を受診し，4日後に入院となった。

　初診時より，amoxapine 75mg／日を投与されており，入院時には頭痛，不眠，食欲不振はかなり改善していた。気分的にも安定し，他の患者とトラブルを起こすこともなく，周囲に対する関係付けもなかった。ただ「家をつぶされる」という訴えは，1週間ぐらい持続していたが，これもまもなく消失した。外泊しても落ち着いているため，7月下旬に退院となった。

● まとめ

　循環気質を基底にもつ執着性格者が，自治会の会長を引き受けたことを契機に発症。引き受けるべきではなかったという後悔が顕著で，症状としては不眠，食欲不振，不安，焦燥に加えて被害的な自己関係付けが前景を占めた。しかし体系化は示さず，amoxapineに反応し約1カ月で症状は消失した。

　上記症例は，笠原ら[39]，高橋[82]，堀野ら[26]が報告している depressive

paranoids に相当するものと思われる。その際の特徴[26, 39]を挙げておく。

(1) 好発年齢は，退行期・初老期に多い。しかし 30 歳代もある。
(2) 基本病像は，単極うつ病である。
(3) 性格は，メランコリー親和型性格ないし執着性格である。
(4) うつ病相に一致した迫害被害妄想が出現する。その妄想の主題は，日常的次元に限られ，超越性，神秘性に欠ける。意識障害はない。
(5) 罪責的主題が多少とも底流をなす。

われわれの症例もこれらの基準をほとんど満たすが，ここでは病前性格を問題にしたい。すでに，木村[47]は，単極うつ病で非定型病像を取る患者には，一見，自己犠牲的な利他的態度を示しながら，徹底した自己中心的原理によって行動する特徴があることを認めているし，高橋も，彼らには，迫害されるのは不当だという構えがあると述べている。実際，葛藤を回避し，弱力性で自己中心的傾向が比較的少ないうつ病者が妄想を形成するとは考えにくい。したがってこのタイプのうつ病者は病前性格として，表面上の対他配慮と自己中心的傾向をあわせもっていると言ってよい。彼らは一方では葛藤のなかで自責を感じながらも，そのような事態を引き受けることができないのである。

この点について，Blankenburg[7]も同様の見解を述べている。彼の場合，迫害妄想をともなう単極うつ病だけでなく，妄想性うつ病者一般を対象にしているが，その記述はわれわれの立場と非常に近い。彼によれば，妄想性うつ病者の多数に，典型的な「メランコリー親和型」に加えて，自己愛的，敏感的傾向，特に軽いヒステリー傾向があるという。また生気的うつ病者では，自己に責任のない状況の変化によって Remanenz（負い目性）が成立するのに対して，妄想性うつ病者では，自ら Remanenz に巻き込まれていくという。つまり解決できない葛藤の

前提をわざわざ引き寄せて，自ら Inkludenz（封入性）から逃走しようと試み，妄想に至るのだという。

　彼の言わんとするのは，メランコリー親和型構造＋執我的傾向を，すなわち対人面での罪責感受性が強いうえに自己中心的傾向をもった患者である。彼らが自ら招いた葛藤に陥り，そこから逃走する結果として妄想に至るという図式は，この群の5症例いずれにも見られる。その場合，自責を残しながら，処罰する主体が外部に投影される形の迫害妄想が混在する。その辺の事情は Garcia [16]，Simkó [78] らがすでに論じているので，ここでは繰り返さない。

II 群──自生的妄想性うつ病（抑うつの進行とともに妄想の出現する群）

　さて今度は，病前に葛藤をもたず，状況反応的には説明できない単極うつ病者の三大妄想について考察したい。その前に，I 群においてはさほど問題にならなかったが，うつ病に特徴的な妄想をともなう II 群をその他のうつ病から分離する場合，まずうつ病妄想の定義そのものが再検討されねばならない。そこで最初に症例を用いながらこの問題に立ち入り，妄想の発生機状態に焦点を当てて，妄想性うつ病と非妄想性うつ病の裂隙ならびに妄想の促進要因を俎上に乗せる。

● 症例 2

女性，31 歳，農業。
生活史
地方の農家に，4 人同胞の第 3 子（長女）として生まれ育つ。農家に嫁ぎ，3 児を得る。夫とともに農業に従事し，夫の両親と同居している。
病前性格
几帳面，内気，我を通す。

現病歴

　30歳の4月，長男が小学校へ入学し，これからは勉強もみてやらなければならないと思い始めた。間もなく，義父が消化器疾患のため入院した。このとき，患者は生まれたばかりの長女を背負い，毎日，病院に通い看病を続けた。6月は仕事もかなり忙しかったという。

　6月下旬から，急にふさぎこんで眠れなくなり，7月上旬，夫に連れられてA病院の外来を受診した。その際，不眠，食欲不振，気力低下，希死念慮があり，「判断力がない，何もできない」「自分は馬鹿になってしまった。だからこの先やっていけない」と訴えた。投薬を受けたものの，「どうせ治るものではないから」と，半量程度しか服用していなかったらしい。8月中旬には妹に「自分では死ねないから殺してくれ」と電話し，夫に「農薬をどのくらい飲んだら死ねるか」とか，「井戸に飛び込んで死にたい」と漏らすため，8月下旬，入院となった。

　入院後は，毎日のように「自分は馬鹿で頭がからっぽだから，どうしようもない。これまでは，同じパターンの繰り返しだから，やってこれた。でも，この先どうにもやっていけない。病気ではないから，入院しても治らない。一生，痴呆老人の施設にでも入って暮らすほかはない」と訴えつづけた。ひいては「自分の病気は日本中どこを探しても見つからない」と語りだした。不眠，食欲低下，抑うつ気分について尋ねても，否定するかと思うと，「馬鹿だから，出された物は全部食べます」と答えることもあった。10月になると，病識が出現し，表情も明るくなって，12月上旬，退院となった。

● **まとめ**

　執着性格と思われるケース。義父の看病，仕事の負担増を契機に発症。不眠，食欲低下，気力低下，希死念慮と「自分は馬鹿になってしまった」という自己卑下的確信をともない，あらゆることを否定的に評価す

る。抗うつ薬に反応し，約6カ月で回復。

　この患者の「判断力がない，何もできない」「馬鹿になった」「痴呆老人の施設にでも入って暮らすほかはない」「自分の病気は日本中どこを探しても見つからない」といった一連の言動は，Jaspers の定義からすれば，すべて微小妄想に組み入れられてしまう。しかし Spitzer に従えば，最初の発言は，精神運動制止を反映した，自分の精神状態についての正しい言明とみなされる。

　しかし次の「馬鹿になった」という言明からは，自分の人格全体に対する否定的な価値判断が出現し，最初の言明とは断裂をなしている。さらに「痴呆老人の施設にでも入って暮らすほかはない」「自分の病気は日本中どこを探しても見つからない」という具合に発展し，自分の状態を異常に過小評価するに及んで，明らかにコタール症候群（誇大的色彩を帯びた体系的否定妄想）様の展開がほの見える。われわれの考えでは，このようなコタール的言動，こう言ってよければ，「負の誇大性」こそ，うつ病妄想の主要な特性なのである。そしてその起始となるのが，「馬鹿になった」という言動であり，この発言こそ，妄想の出発点とみなせる。つまり，うつ病者の言説が人格全体についての負の価値判断を含み，間主観的にその負の誇大性が確認される場合に，「妄想」と命名されるべきである（図1）。

　この点に関し，Tellenbach のメランコリー性罪責誇大妄想（melancholischer Schuld-Großen-Wabn）[84] という言葉は，示唆的である。彼の場合，微小過失の評価と誇大性とを結び付けているが，われわれはこの誇大性という概念を，他の主題にも拡張できると考える。また，宮本[58]も，うつ病の微小念慮と，躁病者の誇大妄想との距離の近さを指摘している。

　ところで，この誇大性という標識について，Bolzinger[8]は妄想的言明一般における，énonciation（言表行為）の，誤解を恐れずに言えば，形式上の誇大性を問題にしている。言い換えれば，妄想者はどこかに自

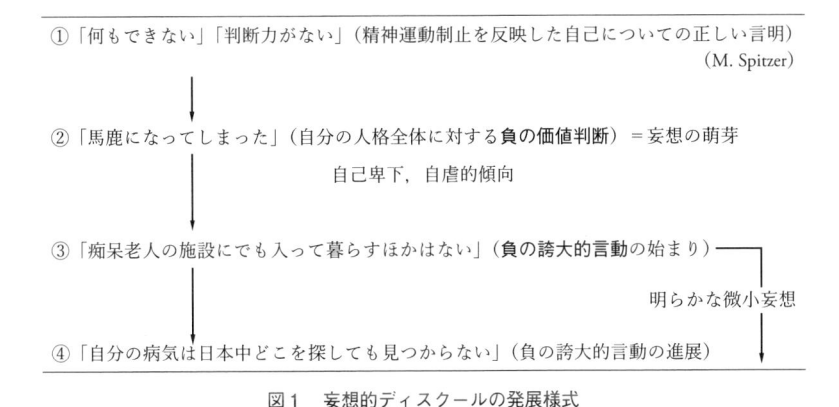

①「何もできない」「判断力がない」（精神運動制止を反映した自己についての正しい言明）
(M. Spitzer)

↓

②「馬鹿になってしまった」（自分の人格全体に対する**負の価値判断**）＝妄想の萌芽
　　　　　　　　　　　自己卑下，自虐的傾向

↓

③「痴呆老人の施設にでも入って暮らすほかはない」（**負の誇大的言動**の始まり）
　　　　　　　　　　　　　　　　　　　　　　　　　　　　　明らかな微小妄想

④「自分の病気は日本中どこを探しても見つからない」（負の誇大的言動の進展）

図1　妄想的ディスクールの発展様式

己に対する過大評価を秘めている。それでは，うつ病妄想の誇大性は何に由来するのか。うつ病という事態そのものに由来するのか。あるいは何か個人的な要因が存在するのか。

　ここで，形式上，誇大的要素をもつ心気，貧困，罪業妄想の代表的な言明を挙げてみよう。彼らは「どこにもない病気」にかかっていたり，「自分のせいで一家が破産し，親類の者まで勤めを辞めさせられ」たり，「世界一の罪人」だったりする。

　しかし，これらの妄想の発生機状態を考えてみると，「体がなんとなくだるい」「もう働けない」「皆に迷惑をかけてしまう」という了解可能な言明が想定される。ここから，妄想性うつ病と非妄想性うつ病が分岐してくると思われる。後者の場合は，だめになった自己をそのまま受け入れるだろうし，前者の場合は，この事実の説明原理を求める。その結果，このようなだめになった自己と，強い自己愛の相克の産物として，誇大的微小妄想を語り出す（この点を考慮すれば，Freud [14] が後年，メランコリーを自己愛神経症と呼んだ事情も理解できる）。

　結局，うつ病妄想の「負の誇大性」は，「うつ病になった自分を受け

入れられない」，あるいは「うつという病を受け入れられない」という患者の態度に由来していよう。この態度は病前性格と関連しているであろうか。症例2の病前性格を見ると，執我的，自己中心的傾向が認められ，これがうつ病になった自分を受け入れられない態度に反映していることは十分に推定される。「メランコリー性格」の病前性格をもつ患者でも，「人の言うことがわからない。判断がつかない」という精神運動制止を反映した，自分の状態に対する言明が見られることがあるが，これ以上には発展しない（図1の①の段階にとどまる）。なぜなら先に述べた「負の誇大性」への力動，ひいては病前の執我的傾向を欠くからだと思われる。

　われわれはここまで，うつ病妄想の成立がうつになった自分，うつという事態をそのまま受け入れられない態度に由来することを見てきたが，さらにこの視点を精緻化していきたい。まず単極うつ病者の三大妄想について考察する。便宜上，自責の目立つ例と，乏しい例に分けて検討する。
　先に，病前より対他配慮傾向をもち，病相期に強い自責感を認めた例を挙げる。

症例3

61歳，女性，農業。
生活史
地方の農家に，6人同胞の第3子として生まれる。高校卒業後，家事手伝いをした後，農家に嫁ぐ。現在は長男夫婦と同居し，農業，家事ともに手伝い程度である。友人も多く，自治会の役員も務めている。
家族歴
弟が自殺している。

病前性格
明朗，社交的，几帳面，責任感が強い。

現病歴
　前年の10月頃より，特に誘因なく，肩こりと「耳がボーッとする感じ」が出現してきた。近医で注射を受け，耳の症状は取れたが，不眠，食欲不振が目立ち，動作も鈍くなってきた。それでも，身の回りのことは何とかできていた。

　11月になり，上記症状が悪化して，口もきかず寝たきりの状態となった。また，時折，「統制品である米を知り合いに売ってしまった。ばれると，親類の公務員まで辞めさせられてしまう」「自分の農地が宅地になると，税金を払えなくなってしまう，財産もとられてしまう」と漏らすこともあった。

　12月中旬に当院の脳外科を受診し，頭部CT検査を受けたが異常なく，maprotiline 30mg，triazolam 1mgを投与された。その後，不眠は消失し，食欲も出て，動作は鈍いものの，家事も多少はできるようになった。しかし，日内変動はあり，症状も一進一退のため，翌年1月中旬，A病院を紹介され入院となった。

　入院時，表情は苦悶様で，発語も少なく，動きも非常に乏しかった。しかし食欲はあり，不眠も改善しつつあった。また，「こんなことをしていると，食っていけなくなってしまう」「悪いことをしてしまった」と訴えていた。それ以上尋ねようとしても，口をつぐんでしまう。他方，付き添いの嫁に対しては「大丈夫だから，家に帰ってもよい」と話した。trimipramine 75mg／日，cloxazolam 6mg／日で治療を開始した。

　入院後1週間ぐらいすると，笑顔も見られ，病棟でも活動的になるが，先の言動は続いていた。さらに1週間たつと，「何でも自分ひとりでしようと考えていた。今は心配なことはない」と語るようになった。2月に入り，外泊しても状態は安定しているため，2月下旬退院となった。その後10年以上，外来で経過観察しているが，再発はない。

● まとめ

　循環気質で対他配慮型の病前性格。特に誘因なく身体症状を経て，精神運動制止状態が出現。その後，罪業，貧困妄想を語り出す。抗うつ薬に反応し，約4カ月で症状は消失する。

　次いで，自責に乏しく心気念慮，貧困妄想をともなった症例を挙げる。病前性格は循環気質であるが，対他配慮より自己中心性に力点がある。

症例4

50歳，男性，公務員。
生活史
2人同胞の長男として出生する。高校卒業後，現在に至るまで公務員として勤務している。
家族歴
精神病の遺伝負因はない。
病前性格
人付き合いよく，穏和，まじめ，義理堅い，家族には依存的。
現病歴
　48歳のときに職場異動があった。新しい部署では，対外折衝で仕事を左右されることが多く，自分の性格に合わないと感じていたという。2年後の4月，頼りにしていた上司が替わり，仕事がやりにくくなり負担も増えた。また，息子の遠隔地への就職も，本人を落胆させたという。
　生活パターンが狂い，睡眠時間が不十分となり，6月には食欲が低下してきた。飲酒した翌日から，背中，脇腹に痛みを覚え，病院で精密検査を受けたが異常はなかった。7月に入ると，上腹部が張り，眠れな

くなった．7月中旬，座っていられないほどイライラした日があり，その後，食事をまったくとらなくなった．7月下旬より，「癌ではないか」「もう仕事は手遅れだ」「一家離散だ，娘が売られる」「病気が続けば破産だ」と訴え始めた．7月末，A病院に入院となった．

　入院当初，不安，焦燥が強かったが，自責に乏しく，希死念慮も弱かった．clomipramine 25mgの点滴静注を1週間続けると急速に落ち着き，10日ぐらいで妻から見ても，「普段と同じ状態」になった．その後は精神的にも安定し，2カ月後退院となった．

● まとめ

　循環気質で，対他配慮型，几帳面であるが，やや依存的な病前性格．仕事上のストレスから発症し，抑うつ状態（不眠，食欲低下，不安，焦燥）とともに，心気念慮，貧困妄想とを混じえたが，自責感は弱かった．抗うつ薬に著明に反応した．

　状況反応的妄想性うつ病では，生活史に根差した自責から被害妄想が生じる文脈は容易に見てとれたが，抑うつの進行とともに出現する三大妄想の場合はどうだろうか．

　たしかに，病前，自分の身体面，経済面，対人面に，潜在的な不安や葛藤をもっている患者に，それぞれのテーマが出現しやすい．症例3の場合は，まさに抑うつ状態になって初めて，日頃のいろいろな不安が浮上してきている．しかも根底には自責感があり，周囲に迷惑をかけまいとする姿勢が見てとれる．Glatzelらは罪責を基底に置き，三大妄想を考えているが，これはなるほど症例3には当てはまるように思える．

　しかし症例4のように，自責の乏しいケースでは別の説明原理が必要だろう．たとえばWidlöcher [87] の言うように，主体が内界の対象（肉体の破壊，病気，汚点），または外界の対象によって攻撃される（迫害

妄想）という「生きられる体験」をもっているとも考えられる。この事態は，加藤の言う「ケガレ」の概念に通じ，これは「自己責任によらない，他からふりかかる直接的な災厄」[64]なのである。

しかし，攻撃される体験に並行して，「自分がだめになってしまう」感情ももっているはずで，こちらに力点を置けば，フランス語のidée de ruine（破滅観念）やidée de misère（悲惨観念）に通じる。宮本[57]が貧困妄想をうつ病の典型としたのも，同じ線上にある。

このように考えてくると，自責の弱いうつ病妄想の説明がつく。そこで，患者は自分が惨めになった状況を引き受けられずに他者のせいにするか，特別な病気にかかっているとか，殉教者として特別な運命を担っていると訴えることで周囲の関心を引き，傷ついた自己愛との妥協を図るのである。偽ヒステリー性行動様式[15]（pseudohysterische Verhaltensweisen）を示すうつ病者に妄想が合併しやすい事実も，このことから説明できよう。罪責妄想についても，諸家が指摘するように，一見，他者に迷惑をかけてすまないという対他配慮が優位に見えても，罪をこうむることによって体面を守るほうに力点があり，他者の意向を無視した自己満足的行為であることも多い。いわば，ひとりよがりの罪責なのである。

結局，症例3と4との違いは，前者がうつ性を自らに帰しているのに対して，後者では最初から拒否している。したがって後者のほうがより自己中心的傾向が強いと言え，この自己中心性と，対他配慮との配分の差から，うつ性の帰属様式はさらに二分できる。それゆえ循環気質，執着性格といった病前性格とは別に，うつ性の帰属様式から自責群（IIa群）と他責群（IIb群）に分類でき，それぞれ異なった展開を示す。自責群では微小過失からの三大妄想を呈しやすいのに対し，他責群では自責をともなわない心気妄想や被害妄想が出現しがちである。しかし，この区別は絶対的なものではなく，臨床上はさまざまな外見を取る。一見自責を訴えていても，その実，他者に対する攻撃性を含んでいることも

多い．

　文化人類学的には，おそらく心気，迫害のテーマが先で，超自我が確立して初めて罪責主題が登場するように思われる．つまり社会的規範が内面化され超自我となって初めて，自己非難，罪責が生じる．このように迫害する主体が外部の他者から超自我へと移る．こう考えると，メランコリーが「内面化されたパラノイア（paranoia intériorisée）」[69]とされるのも理解できる．

　以上の2例の場合，妄想が潜在していて，うつ病に先行ないし並行していた可能性をまったく否定できるわけではない．ここでのわれわれの論点はうつ病の進行が妄想を招いたことにあるので，うつ病から妄想へという展開がより明瞭に見てとれる症例を挙げて補強しておきたい．つまり，より生物学的に規定された双極うつ病者の妄想である．

症例5

61歳，女性，無職．
生活史
地方の農家に，6人同胞の長女として生まれる．高校卒業後は，家事手伝いを経て結婚する．現在は，主婦業のかたわら，農家の手伝いをしている．同居家族は，夫と3人の子供である．
家族歴
妹に精神科受診歴あり．
病前性格
円満，社交的，世話好き，責任感が強い，心配性．
現病歴
　38歳頃，特に誘因なく，うつ状態になり，1年ぐらい自宅にこもりきりだったが，1年ほどで自然に軽快した．その後も，特に春に，うつ状

態が2〜3カ月続くことがあった。

40歳から54歳までは，病相の出現はなかった。

55歳頃，長男がけがをして，「農家の働き手がいなくなるのではないか」と心配し，抑うつ的になった。そのためA病院に入院し，3カ月後，寛解し退院となった。その後，受診はしないものの，毎年のように（特に春），2〜3カ月の抑うつ期と，引き続く2〜3カ月の軽躁期が出現するようになった。

60歳の8月，特に誘因なく抑うつ的になり，1，2週間ぐらい寝たきりとなり，「もう死んでいる，何もできない，目が見えない」「自分が嫁に来て，家がつぶれてしまった」「嫁に行った者まで，自分のせいで死んでしまう」という言動が出現してきた。近医を受診し，投薬を受けるとともに，約1週間で上記症状も改善した。

翌年，服薬の中断とともに，再び抑うつ的になり，上記の妄想テーマも再浮上してきた。2月上旬より嘔吐が始まり，食欲も低下してきたため，2月中旬，B病院に入院となった。

入院時は臥床したままで，右上腕痛と腰痛を訴えていた。応対はそっけなく，表情には不信，警戒感があった。また，テレビを見ていても，「目が見えない，実際見えてもあきめくらだ」（発言内容は症例発言のママ）と述べた。妄想についてそれとなく尋ねようとしても，口をつぐんでしまった。

trimipramine 75mg／日で治療を開始し，1週間ほどすると，食欲も出て，身の回りのこともできるようになった。他方，「目が見えない」という確信は，その後も持続するが，1カ月ぐらいして，この訴えも消失し，退院となった。「目が見えない」ことについても，「あのときは狂っていたんですね」と否定した。

● まとめ

　基底に生物学的リズム変動のある症例。病前性格は循環気質。今回は特に誘因なくうつ状態になり，心気，貧困，罪責，否定妄想が出現。抗うつ薬に反応し，約1カ月で症状消失。

　先に述べたように，この症例が前述した2症例と異なっているのは，明らかに生物学的な変動の要素が大きく，それにともない抑うつ症状や妄想が出現している点である。本人の述べる妄想の芽は，現実にはまったく存在しない。その意味で，基底にある生物学的変化の精神症状に対する影響がより純粋に見てとれる症例である。
　この症例で，「目が見えない」という発言は，自分の身体機能の否定であり，Cotardの報告にも見られる典型的な否定妄想である。「目が見えない」という事態は，人間にとって最も避けたい状態のひとつであり，古来「目をつぶされる」という罰は非常に恐れられてきた。その意味では処罰妄想の一型とも考えられる。しかし「目が見えない」というわりにはそれで悩んでいる風もなく，平然としていた。また，「自分のせいで家がつぶれる」「自分の身内が死んでしまう」と言っても，不安状態に陥ることもない。むしろこれらの発言をすることで，うつ病の病勢が軽減されている印象を受ける。ここには明らかに自分に対する過大評価が含まれていて，患者は自らにDepressivitätを帰しながらも，それに耐えることができず，誇大的微小念慮へと逸脱することで満足する。しかし，病前にはこのような傾向は目立たず，メランコリーによって，本来の自己中心性が露呈したとみなすこともできよう。
　そうすると，双極うつ病者の妄想の場合も，病前性格の自己中心性，執我性が重要な役割を果たしていると考えられる。双極うつ病者の性格に特異的な性格がないとするMöllerらの研究が正しいとすれば，この

ような病前性格に妄想の促進因子を認めることが可能になろう。実際，われわれが挙げた三大妄想をともなううつ病症例のほとんどに，執我的傾向を認めた（執着性格は言うまでもなく，循環気質やその他に分類した群においても，仔細に見ると，自己中心的，わがままといった特性があった）。

III 群―― 混合状態随伴妄想

しかし病前性格からのみ，妄想の出現を説明できるだろうか。次に病前性格と同時に，躁の力動がうつ病妄想の出現に大きな役割を果たしたと考えられる症例を挙げる。

症例 6

18 歳，女性，高校生。

生活史

家族は会社員の父親と，母親，妹の 3 人である。発達歴は特記すべきことなし。中学時代は運動部に所属し活躍する。初診時は高校 3 年生で文化部に在籍していた。

家族歴

母方に，うつ病の遺伝負因がある（計 3 人）。

病前性格

内気，勝ち気，負けず嫌い，甘えん坊，神経質，心配性。

現病歴

17 歳のとき，1 週間ほど学校を休んだ。そのため勉強が遅れてしまい，悔しくて一生懸命勉強したが，疲労感，無力感を覚えて抑うつ的になった。5 月中旬，メンタルクリニックを受診し，うつ病の診断で治療開始となった。抗うつ薬の投与を受けて症状は改善し，9 月下旬より登校を

再開し，12月には服薬も中止になった。

翌年になると，むしろ軽躁的になり，クラスでおどけ役を演じることもしばしばだった。6月からは，話がまとまらなくなり，8月には，「自分は白血病だ，胃癌にもなってしまった」と訴えだし，9月上旬，A病院に入院となった。

入院時は落ち着かず，呆とした表情で徘徊していた。多弁ではないが，時々"Yes, I do"などと簡単な英語で話した。心気妄想は，入院後は数日しか続かず，chlorpromazine 200mg 投与によって，1週間ぐらいで落ち着いてきた。病棟への適応は良く，他の患者たちからも親しまれるが，些細なことで泣きだしてしまう時期が1カ月くらい続いた。その間炭酸リチウムも併用するが効果なく，imipramine に切り替えたところ，状態が安定したため，11月上旬より病院から通学を始めた。その後は抑うつ的になることもなく，翌年2月中旬，退院となった。

● まとめ

うつ病の遺伝負因をもつ高校生。性格的には，まだ成熟しておらず，勝ち気なところが特徴。最初は勉強の遅れを契機にうつ状態に陥る。その後，特に誘因なく軽躁的になり，やがてうつ状態に移行する。この変わり目，いわば混合状態の時期に心気妄想を呈する。抑うつの定着とともに妄想は消失する。

このような症例や，更年期うつ病の混合状態でも妄想の出現しやすい事実を考慮すれば，躁の力動が，自己に対する過大評価や自己中心的傾向を準備し，妄想の形成に一役買っていると言えそうである。

したがって，うつ病妄想に至る負の誇大性への力動は，病前性格の執我的，自己中心的傾向に求められる場合と，躁という生物学的変動を背景にする場合がある。しかも，両者は決して排除し合うものではなく，

同じ事態の二側面の可能性も否定できない。

これまで見てきたように，うつ病者の妄想としては，3種の理念型が想定されるように思われる。

I群：状況反応的妄想　自己中心的傾向と対他配慮を示す患者が解決できない葛藤状況に陥り，自責感を基底にもちながら，迫害妄想ならびに，心気，貧困，罪責主題を発展させる。別言すれば，病前の罪責感受性から，状況に反応してメランコリーならびに妄想へと至る（図2）。

II群：自生的妄想　病前に自己中心的傾向をもつ患者が，メランコリーの進行とともに，誇大的微小妄想を形成する。ただし，病前性格の微妙な差異によって二通りの展開を示す。つまりメランコリーが，「取り返しのつかない」という事実性，変更不能性をもたらしたとき，この状態にどう対応するかが問題となる（図3）。

(a) うつ性を自己に帰す場合⇒自責に由来する被害妄想，微小過失に基づく三大妄想。

(b) うつ性を他者に帰す場合⇒自責をともなわない，心気，貧困妄想，被害妄想。

III群：混合状態随伴妄想　躁うつ病の混合状態が妄想の成立に関与する。

無論，いったんうつ病が成立すると（I）から（II）への展開もありうる。その際，罪責感受性と自己中心性との比によって，(a)ないし(b)へと分岐するが，いずれにしてもこのような病前性格者の多くは，他者を頼らず自分1人で何とかしようともがくあまり，孤独に陥る傾向がある。またKraus[49]の指摘を待つまでもなく，患者の配偶者や家族の対応にも問題があることが多い。このような孤立状況が妄想促進的に働く

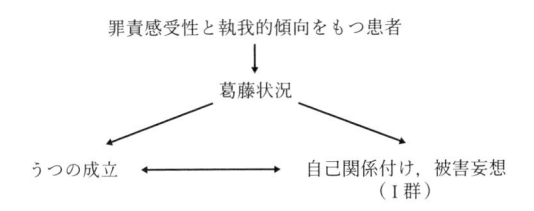

罪責感受性と執我的傾向をもつ患者
↓
葛藤状況
↙   ↘
うつの成立 ←→ 自己関係付け，被害妄想
　　　　　　　　　　　（Ⅰ群）

図2　Ⅰ群の妄想性うつ病の成立過程

うつ病の成立
↓
「取り返しのつかない」事態の到来
↙　　　　　　↘
そのまま受け入れる　　その原因を探求する
（捨我的傾向の強い患者）　（執我的傾向の強い患者）
↓　　　　　　　　↙　　　↘
非妄想性うつ病

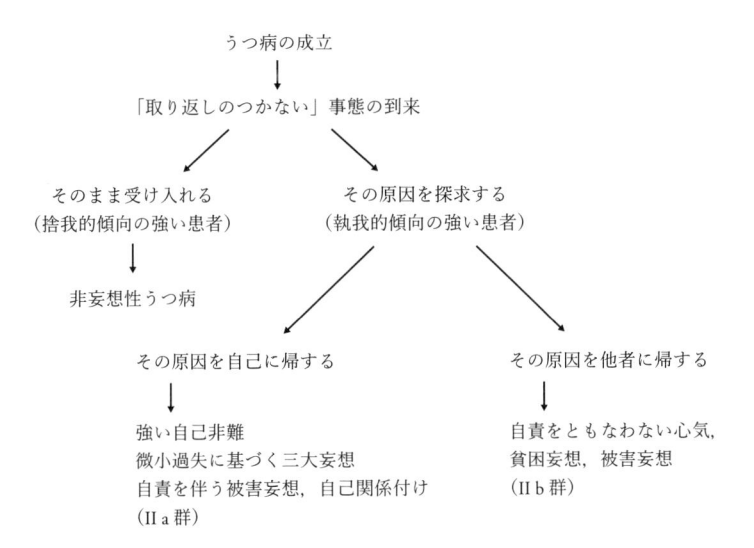

その原因を自己に帰する　　その原因を他者に帰する
↓　　　　　　　　　　　　↓
強い自己非難　　　　　　自責をともなわない心気，
微小過失に基づく三大妄想　貧困妄想，被害妄想
自責を伴う被害妄想，自己関係付け　（Ⅱb群）
（Ⅱa群）

図3　Ⅱ群の妄想性うつ病の成立過程

のは，何もうつ病妄想に限らない。

5. 考察

症例検討を踏まえたうえで，先に設定した諸問題について，より包括的に考察したい。

(a) 病前性格とうつ病妄想の関係

統合失調症においては，妄想と病前性格との関連はあまり論じられず，それは過程性のものとされる。その結果，統合失調症者の妄想はこの病の特性である了解不能性へと還元されてしまう。つまり，統合失調症の妄想発生は，「脳機能の何らかの異常→特異な人格の変容→真正妄想」という順で理解される[39]という。

この対極に位置するのが心因性妄想であるのは間違いない。この場合，心因性とうたわれている以上，脳機能の障害を前提にすることはできない。その発生に関わる要因として，性格，体験，環境の三者が重視される。笠原らの簡潔な要約[39]によれば，敏感性格者は，精力的な発揚性性格と無力弱力性性格をあわせもち，両者の間に強い内的緊張が生じがちである。体験は恥ずべき不充足感や倫理的敗北という特徴があり，かつ意識レベルのものである。また，環境はしばしば重要な共同決定因を構成し，一定の環境が上述の敏感性格のもつ両成分を特殊規則的に刺激する。例として，未婚の職業婦人の生活環境や，古風な小都市における独身女性の社会的宗教的な生活環境が挙げられている。

さて，うつ病の妄想の場合はどうであろうか。興味深いことに，うつ病は一方で内因性精神病とされ，統合失調症と踵を接しているのに対し，抑うつ現象そのものは正常心理にもあまねく存在し，妄想自体も統合失調症のそれに比べて，気分や生活史から了解可能に見えることも多い。

しかしこれまで，うつ病の妄想は，その基本的な事態の尖鋭化と把握され，時間体験の障害から説明されてきた。また Berner [6] は，Janzarik の構造力動論を援用して，生活史的に条件付けられた強い情動的刻印を帯びた素材（katathymes Material）が，精神力動的変化によって意識に浮上し，力動の収縮という脳機能障害によって妄想へ至るとしている。とはいえ，青年期以降に初発する統合失調症が高頻度に妄想を形成するのに比べて，うつ病では，その形成率がさほど高くない。上の説明では，なぜ妄想性うつ病と非妄想性うつ病が存在するのかを明らかにできない。うつ病の背景にある基礎的事態が同じであるとするなら，やはり病前性格－状況の差ではないかということが即座に疑われる。なぜなら，妄想現象そのものが，すぐれて人間学的な事態であり，基底現象に対する一種の対抗手段と考えられるからである。Huber [27] の統合失調症者における基底障害論に倣って考えれば，精神反応的媒介による最終現象ということになる。つまりこの精神反応的媒介の差が，妄想成立の有無を決定すると考えられる。

Kretschmer [50] も，内因性の力動と心的反応性の力動との相互作用が，ある種の妄想病の経過にとっては，それを理解する唯一の可能性を提供すると述べているが，これはそのまま，妄想性うつ病者にも当てはまるだろう。

ただし，われわれの症例が示すように，うつ病の場合は，妄想成立に関して二通りの可能性が想定される。すなわち状況－反応的に妄想が出現する場合と，抑うつの進行にともなって妄想が出現する場合である。双方とも病前性格に特徴があるとはいえ微妙に異なる。

ところで幻覚，妄想は本来統合失調症に見られるごとく，陽性症状ないし産出的な症状 [22] である。うつ病の場合，基底に力動の収縮があるとすれば，なぜ妄想という大脳辺縁系－新皮質の過活動を思わせる症状が出現するのか。全般的な活動の抑制であれば，妄想は生じないはずである。どこかに活動性の要素が存在しなければならない。この点につい

て竹内ら[83]は，妄想性うつ病においてはドーパミンの過剰により幻覚妄想の生じやすい状態と，ノルアドレナリンの欠乏により抑うつの生じやすい状態の同時存在を実験的に推定している。従来の研究で，この点に精神病理学的に言及したものは，筆者の知る限り見当たらない。

　われわれのデータと症例検討に基づけば，この解釈を病前性格に求めることができよう。つまり，捨我的で現状を甘んじて受け入れる患者は，おそらくうつ病相においてもこの状態をそのまま引き受けるだろうし，自己中心的でうつ状態を不当なものとして，もがき苦しむ患者は，妄想を形成しやすいと推定される。後者は，勝気，頑固といった精力的な面があり，これは敏感関係妄想や接触欠損妄想[35]（Kontaktmangelparanoid）とも，ある程度共通する性格特性であろう。その結果，うつ病という事態における力動の収縮による無力感や自己不全感と，病前性格の強い自己中心的傾向との不均衡が妄想の準備野を形成する。

　「自己中心的傾向」に代えて，「自己愛」という精神分析的概念を用いると，もっとわかりやすいかもしれない。つまり自己愛とは「自己像に対して，より広くは，自己の完全性に対して抱かれる愛情もしくは愛着」[21]であるとされ，理想を求めて誇大化する傾向をもつ。その意味で，病前より自己愛的傾向の強い患者で，うつ病という事態において自己愛のもつ誇大性が「誇大的」微小妄想に形を変えるのは見やすい道理である。

　他方，「メランコリー性格」の場合，「頭が悪くなった，何もできない」という微小念慮，あるいは罪責確信は認められても，それが誇大的微小妄想として展開しない。なぜなら，精力性に乏しく，この誇大性への推進力を欠くからである。

　したがって，これまで述べてきた性格分類に加え，自己愛的傾向の強さを目安にして，執我的傾向の強い患者，捨我的傾向の強い患者の2群を抽出できる。執着性格は前者に，メランコリー性格は後者と結び付き，循環気質の場合は両方にまたがるだろう。

(b) 罪責体験とうつ病妄想との関係

　たしかに，病前の罪責感受性からうつ病へ至る患者は多数存在する。つまり，「メランコリー親和型」性格者の場合である。しかしこれまで見たように，対他配慮，責任感が強い，几帳面といった共通した傾向をもっていても，自己中心的傾向の強さに応じて，病像にかなり差が出てくる。日本人のメランコリー親和型が弱力性で内的葛藤に欠ける[38]とすれば，このような病前性格をもつ患者が妄想を形成することは稀だと思われる。結局，罪責感受性が病前に存在していても，うつ病という事態をそのまま受け入れている限りは妄想に至らず，せいぜい自責感程度にとどまる。他方，この状態に耐えられず，もがき苦しみ現状を説明しようとするときに妄想が生じる。この点でメランコリー体験においては，妄想と不安はほとんど同義であるという Kuhs ら[52]の見解とも一脈通じる。

　とすれば，焦燥の強い患者に妄想が生じやすいのではないかという連想がわく。たとえば，英米圏では，妄想をともなううつ病は制止，焦燥のどちらの症状と関連するかという問いを立てて検討している。しかし，現在のところ，決着はついていない。つまり，制止と関連があるという報告[18]と，焦燥と関連があるという報告[10,13]が混在する。われわれの立場からすれば，これは当然の結果と言える。なぜなら，表面上は制止に見えても，内的焦燥が顕著な症例が少なからず存在するし，また時期によって両症状を交互に示す患者もいるからで，この点を考慮すれば，このような問題設定自体あまり意味がない。しかし，いずれにしても，外見上はともかく，内的焦燥が強いことは想定される。

　ところで，病前に罪責感受性をもたずに，抑うつの進行に伴って初めて罪責妄想を生じる患者も存在する。その場合，罪責妄想は対象をもたないこともある。たとえば，Hole[25]は罪責内容が現実に一致するのはたかだか20％で，約25％はまったく現実的な根拠がないという。そ

して，このような対象のない罪責感こそ，妄想の発生機状態に認められ，このメカニズムこそ精神病過程なのだと結ぶ。となると病前の罪責感受性と妄想的罪責確信との間には，明らかに断裂があることになる。この場合，先の認知論的研究からも，メランコリーという事態が罪責を招いていると言える。

　他方，罪責体験からうつ病妄想のすべてを導出できるだろうか。たしかに，まったく自責に乏しい心気，貧困妄想が存在する。この場合，自らの保持してきた健康状態，経済状態を喪失する不安と考えてよく，その意味では木村[46]の言う「取り返しのつかなさ」が，自らの過失ないし不作為のために悲惨な状態になってしまったという後悔ないし自責の念と結び付いている可能性がないわけではない。

　しかし，自責をまったく意識せず，構ってくれない家族，重大な病気を発見してくれない医師に対し攻撃的だった症例もあった。その背後には誰も自分の苦悩をわかってくれない，自分がこんな病気になるのは不当だという構えがある。この病像は，病前の自己顕示的，わがままな性格を反映していると考えられる。こうした症例の存在を考慮すれば，うつ性の受け入れの態度が病像に影響していると言えそうである。

(c)「うつ」という病に対する態度

　抑うつの進行にともなって妄想が出現する場合は，自らのうつ状態を受け入れる態度が重要になってくる。つまり，メランコリーがいったん成立すると，その時間体験の障害から，「取り返しのつかない」という事実性，変更不能性が患者に迫ってくる。そして，この変更不能性こそ，うつ病妄想の形式面，つまり確信性を準備し[41]，「……になってしまった」「……になってしまっているだろう」という現在完了形ないし未来完了形での表現をもたらす。しかし，この「取り返しのつかない」という体験に対し，患者がどういう態度を取るかで，その後の展開は異なっ

てくると思われる。

　まず，自らのうつ状態を，あるがままに受け入れる群が存在しよう。先に述べたように，だいたい，「メランコリー性格」に相当し，妄想を形成することは少ない。ただしこの病前性格をもつ個人が，躁うつの混合状態を呈したときは，この限りではない。

　第2にうつ性の原因を自分に帰す場合がある。ここで，Glatzelの言う罪責確信性が成立する。しかし，最初は，この罪責確信性は対象をもたず，非常に不安な状態をもたらす。患者はこのような状態を甘受することができず，逸脱しようとする。ある者は自殺することで自己完結し，またある者は，過去に自らの過失を探し始める。罪責確信が内容を獲得して初めて，患者は一応の安定状態に達する。その結果，妄想のなかで，傷付いた自己を満足させる。後者では，自らの過失を誇大的に代償する。つまり，「世界一の罪人」だったり，「周囲の人まで巻き込む」のである。また執我的傾向が強まり，自らが自らを責めるという行為に耐えられない場合は，非難する主体を外界に投影し，迫害する他者を出現させる。これが結局，迫害妄想となって出現するのであろう。

　第3はうつ性の原因を他者に転ずる場合である。これは病前に自己顕示的性格をもつ者に多く，第2のタイプより，一層自己中心的傾向が強いと考えられる。通常は葛藤－反応型のうつ病に罹患し，神経症水準にある者がほとんどであるが，生物学的変動や過労状態で深い抑うつ状態に陥ることがある。また病前は，一見，対他配慮を示しているようでも，うつ病に陥ったときに，本来の自己中心的傾向が暴露される場合もある。患者は「取り返しのつかない」という既決性から，自分の保持してきた健康，財産が「取り返しのつかない」状態になると感じる。加えて，その原因を自らに引き受けるのではなく，自分がこういう状態になったのは不当だという構えをもつ。この場合は，自責ではなく，「自分の保持していたものがなくなってしまう」という被害のテーマが前景に出てくる。つまり，内部や外部の他者に脅かされるのである。健康面の被害は

心気妄想に、財産面の被害は貧困妄想や被害妄想につながる。

比較文化的には、非ユダヤ－キリスト教文化圏、特にアフリカでは罪責主題が少ないとされてきた（最近では、これらの地域からも、罪責主題が存在するという報告が見られるが、もちろん、これは文化の西欧化と関係しているだろう）。たとえば、Collombら[11]はセネガルの首都ダカールの調査で、うつ病の特徴として、身体化、不安、迫害妄想が多いのに対し、罪責感や自責、自己非難、また希死念慮や自殺はきわめて少なかったと述べている。それゆえ、妄想内容も文化依存的であって、必ずしも罪責中心には考えられない。

ここで、うつ性の受け入れ態度と病前性格との関連を見たい。われわれの調査では、妄想をともなううつ病は執着性格ないし循環気質に多く、なかでも自己中心性の強い病前性格をもつ患者が妄想を形成しやすかった。いわば葛藤を生じやすく強力性の要素をもった性格で、この点において「メランコリー性格」と対照的である。後者がalexithymia（失感情言語症）を問題にされる身体症状主体のうつ病を形成しやすいことを考えると興味深いが、他方、自分の感情を言語化できないalexithymiaで妄想が出現しにくいのは当然とも言える。結局、自らのうつ性、ないし「取り返しのつかなさ」を説明しようという衝迫がない限り、妄想は生じない。

(d)「妄想性うつ病」と家族ならびに現代社会

まず、「妄想性うつ病」の発症に関与する家族の役割について考えてみると、I群のうつ病者は、共同体のなかで深い信頼関係を築いていない。多くの場合、彼らは、近隣の人々に気を遣い、自分の発言や行動に対する他人の反応に敏感である。配偶者とも真の相互関係を確立しておらず、すべて自分で物事を判断、実行し、独断専行する傾向があり、苦境に陥って相談することもあまりない。また配偶者のほうも患者の心境

を本当に理解していない場合が多い。このような布置が妄想形成を促進する。

　Ⅱ群の患者にも同様の傾向があるが，この場合は前述した患者「うつ性の受け入れ様式」と家族の態度との関連が重要である。つまり患者はしばしば家族，特に配偶者と潜在的葛藤をもち，多かれ少なかれ自分だけがこういう事態になったのは不当だと感じている。とりわけこの傾向はⅡb群に顕著で，家族への隠れた攻撃性が見てとれるケースも少なくない。そしていったん妄想が出現すると，患者の自己愛的側面の肥大傾向に拍車がかかり，現実から遊離していく。この段階で，この傾向に歯止めをかけ，患者の現実的側面に働きかけるのが配偶者の役割である。しかし通例は，患者の言動を頭ごなしに否定するといった拒否的態度で臨むことが多い。このような行為は，患者をますます自己世界に没頭させ，自己愛的傾向ひいては誇大性への力動を促進し，妄想を強固にする。ここで配偶者が患者の言動を受容し，理解する姿勢が，妄想ならびにうつ病期間の短縮につながる。

　最後に，「妄想性うつ病」とその発症にかかわる状況因子としての社会構造との関連に軽く触れておきたい。

　先に述べたように，近年，うつ病の妄想主題は，罪業妄想が減少し，心気妄想，被害妄想が相対的に増加している。この現象は，われわれのいう「妄想性うつ病」のⅠ群ないしⅡb群の増加と，Ⅱa群の減少に対応すると思われる。Ⅰ群の増加について言えば，都市型の社会生活の拡大ならびに社会の匿名化が格好の培地となっている可能性があり，事実われわれの挙げた患者たちは，ほとんど都市と農村の接点に住んでいた。

　他方，マスメディアの拡大や伝統的社会構造の解体，価値の多様化の結果，確固とした規範が失われたことは，個人の自己中心的傾向を強めている。それが，うつ病が成立した後の「うつ性の受け入れ様式」に反映し，Ⅱb群の発現に貢献していることは十分考えられる。それに対し，伝統的な農村社会では未だにⅡa型が多いというのがわれわれの印象で

ある。

しかし上で述べたことを証明するには，さらに大規模な統計調査を必要とする。その際，われわれの分類が，その研究の一助となるであろう。

● まとめ

妄想性うつ病と他のうつ病とでは，その病前性格ならびに臨床像が微妙に異なることを想定し，内因性うつ病（DSM-IV の大うつ病メランコリー型の特徴をともなうもの）の入院症例 102 例を対象に調査を行なった。その結果，以下のことが判明した。

①妄想をともなう単極うつ病者の病前性格は，多かれ少なかれ自己中心的傾向を有する執着性格ないし循環気質が多く，「メランコリー性格」，未熟性格は皆無だった。
②妄想性うつ病は病初期に状況反応的に妄想を呈する「状況反応的妄想性うつ病」と，いったんうつ病が成立した後に妄想を生じる「自生的妄想性うつ病」に分けられる。
③状況反応的妄想性うつ病群では，自己関係付けや被害妄想を生じやすく，病前は対他配慮的であると同時に，自己中心的傾向をあわせもち，葛藤をともなうことが多かった。またその根底には，ある程度の自責感が存在していた。
④自生的妄想性うつ病群では，患者の「うつ性（Depressiviät）を受け入れる態度」が妄想の発現やその展開に影響を及ぼしていると考えられた。
　（a）うつ性の責任を自らに帰す（罪責感受性ならびに対他配慮を示しながらも，自己中心的な面のある患者）⇒自責に由来する被害妄想，微小過失に基づく三大妄想。
　（b）他者にうつ性の責任を転ずる（対他配慮よりも自己中心的傾

向の強い性格）⇒心気，貧困，被害妄想。
⑤混合状態においては，うつ性を受け入れる態度と同時に躁の力動が誇大傾向ひいては自己中心性を準備し，妄想形成の前提をつくりだす。
⑥従来の微小妄想の一部は，病者が自分について抱く正しい言明とみなされ，誇大性を帯びて初めてうつ病の妄想と定義される。
⑦うつ病の三大妄想は，内容上は負の誇大性，形式上は取り返しのつかなさを反映する完了形（……になってしまった／……になってしまっているだろう）によって特徴づけられる。
⑧うつ病妄想の形成には誇大性への力動を必要とし，病前の執我的，自己中心的傾向の強さがそれを促進する。すなわち病前性格の精力的で勝気な要素と，うつ病による自分の能力低下との妥協の産物としてうつ病（誇大的）微小妄想が形成される。

▶文献

(1) 阿部隆明・加藤敏（1989）特異な妄想を伴う産褥期精神障害の 1 例――親子関係（filiation）の視点から．臨床精神医学 18 ; 1227-1234.
(2) Alonso-Fernandez, F. (1980) Die paranoiden Depressionen. *Nervenarzt* 51 ; 87-90.
(3) The American Psychiatric Association (1987) *Quick Reference to the Diagnostic Criteria from DSM-III-R*.（高橋三郎・花田耕一・藤縄昭訳（1988）DSM-III-R 精神障害の分類と診断の手引き 第 2 版．医学書院．）
(4) Baldwin, R.C. (1988) Delusional and non delusional depression in late life : Evidence for distinct subtypes. *British J Psychiat* 152 ; 39-44.
(5) Beck, A.T. (1976) *Cognitive Therapy and the Emotional Disorders.* International University Press, New York.
(6) Berner, P. (1982) *Psychiatrische Systematik.* Verlag Hans Huber, Bern, Stuttgart, Wien.
(7) Blankenburg, W. (1989) Wahnhafte und nichtwahnhafte Depression. *Daseinsanalyse* 6 ; 40-56.
(8) Bolzinger, A. (1986) Qu'est-ce que délirer ? : Les enjeux cliniques d'une définition générale.

Bulletin de Psychologie 40 (378) ; 6-12.
(9) Brunstein, J.C. (1986) Attributionsstil und Depression : Erste Befunde zur Reliabilität und Validität eines deutschsprachigen Attributionsstil-Fragebogens. *Zeitschrift für Differentielle und Diagnostische Psychologie* 7, Heft 1 ; 45-53.
(10) Charney, D.S. and Nelson, J.C. (1981) Delusional and nondelusional unipolar depression : Futher evidence for distinct subtypes. *Am J Psychiat* 138 ; 328-333.
(11) Collomb, H. et Zwingestein, J. (1962) Les états dépressifs en milieu africain. *Information Psychiatrique* 38 ; 515-527.
(12) Ellis, A. and Harper, R.A. (1975) *A New Guide to Rational Living*. Englewood Cliffs, N.J., Prentice Hall.
(13) Frangos, E., Atharassenas, G., Tsitourides, S., Psilolignos, P. and Katsanou, N. (1983) Psychotic depressive disorder, a separate entity ? *Affective Disord* 5 ; 259-265.
(14) Freud, S.（1969）神経症と精神病．In：フロイト選集 10．日本教文社．
(15) Garcia, C. und Sander, H.-J. (1983) Pseudohysterische Verhaltensweisen bei endogenen Depression. *Nervenarzt* 54 ; 354-362.
(16) Garcia, C. (1984) Das paranoide in der Depression. *Psycho* 10 ; 675-694.
(17) Garety, P.A. and Hemsley, D.R. (1987) Characteristics of delusional experience. *Eur Arch Psychiat Neurol Sci* 236 ; 294-298.
(18) Glassman, A.H. and Roose, S.P. (1981) Delusional depression : A distinct clinical entity ? *Archs Gen Psychiat* 38 ; 424-427.
(19) Glatzel, J. (1973) Cyclothyme Externalisierung und paranoide Außenprojektion. *Nervenarzt* 44 ; 629-635.
(20) Glatzel, J. (1982) *Endogene Depression.* Thieme, Stuttgart.
(21) Guyotat, J. (1989) *Psychopathologie du lien de filiation*.（加藤敏・山岸一夫・関忠盛訳：親子関係の精神病理．臨床精神病理 10 ; 7-17.）
(22) Heinrich, K (1987) *Möglichkeiten und Folgen neuroleptischer Einwirkungen auf paranoid-halluzinatorische Syndrome : Halluzination und Wahn* (hrsg. Olbrich, H.M.). Springer, Berlin-Heidelberg.
(23) 平沢一（1962）うつ病にあらわれる執着性格の研究．精神医学 4 ; 229-237．
(24) 広瀬徹也（1977）「逃避型抑うつ」について．In：宮本忠雄編：躁うつ病の精神病理 2．弘文堂．
(25) Hole, G. (1972) *Pathologische Versündigungsideen und echte Versündigung bei endogenen, reaktiven und Involutions-Depressionen*. Inaug. Dis. Bonn.

(26) 堀野敬・林三郎（1988）被害妄想を呈した単相性うつ病について．臨床精神病理 9 ; 59-67.
(27) Huber, G. (1983) Das Konzept substratnaher Basissymptome und seine Bedeutung für Theorie und Therapie schizophrener Erkrankungen. *Nervenarzt* 54 ; 23-32.
(28) Huber, G. (1976) *Psychiatrie : Systematischer Lehrtext für Studenten und Ärzte.* Schattauer, Stuttgart-New York.
(29) 飯田眞・松浪克文・町沢静夫・中野幹三（1980）うつ病と現代――うつ病の全体像の変遷をめぐって．臨床精神医学 9 ; 23-33.
(30) 井上晴雄（1960）内因性うつ病における罪責感情の基盤．精神経誌 62 ; 745-746.
(31) Janzarik, W. (1956) Der lebensgeschichtliche und persönlichkeitseigene Hintergrund des cyclothymen Verarmungswahns. *Arch Psychiat Neurol* 195 ; 219-234.
(32) Janzarik, W. (1957) Die hypochondrischen Inhalte der cyclothymen Depression in ihrer Beziehung zum Krankheitstyp und zur Persönlichkeit. *Arch Psychiat Neurol* 195 ; 351-372.
(33) Janzarik, W. (1957) Die zyklothyme Schuldthematik und das individuelle Wertgefüge. *Schweiz Arch Neurol Neurochir Psychiat* 80 ; 173-208.
(34) Janzarik, W. (1959) *Dynamische Grundkonstellation in endogenen Psychosen.* Springer, Berlin, Heidelberg, New York.
(35) Janzarik, W. (1973) Über das Kontaktmangelparanoid des höheren Alters und den Syndromcharakter schizophrenen Krankseins. *Nervenarzt* 44 ; 515-526.
(36) Jaspers, K. (1913) *Allgemeine Psychopathologie.* Verlag von Julius Springer, Berlin.（西丸四方訳（1971）精神病理学原論．みすず書房.）
(37) 笠原嘉・宮田祥子・由良了三（1971）昨今の抑うつ神経症について．精神医学 13 ; 1139-1145.
(38) 笠原嘉（1976）うつ病の病前性格について．In：笠原嘉編：躁うつ病の精神病理 1．弘文堂．
(39) 笠原嘉・藤縄昭（1978）妄想．In：現代精神医学大系 3A ――精神症状学．中山書店．
(40) 加藤敏（1980）うつ病の妄想形成――妄想主題の複数性とその進行をめぐって．臨床精神医学 9 ; 331-340.
(41) 加藤敏（1980）悪の精神病理．現代思想 8-11 ; 163-177.
(42) 加藤敏（1982）罪意識の比較文化．季刊精神療法 8 ; 24-33.
(43) Kammer, D. und Hautzinger, M. (1987) *Kognitive Depressionsforschung.* Verlag Hans Huber, Bern, Stuttgart, Toronto.

(44) 假屋哲彦・中河原通夫 (1987) 躁うつ病の生物学的研究. 臨床精神医学 16；1235-1240.
(45) 假屋哲彦 (1983) 躁病の身体病理――生化学的知見を中心として. 臨床精神医学 12；39-45.
(46) 木村敏 (1968) うつ病と罪責体験. 精神医学 10；375-380.
(47) 木村敏 (1973) 躁うつ病の「非定型」病像. 臨床精神医学 2；19-28.
(48) Kraepelin, E. (1913) *Ein Lehrbuch für Studierende und Ärzte.* Verlag von Johann Ambrosius Barth, Leipzig. (西丸四方・西丸甫訳 (1986) 躁うつ病とてんかん. みすず書房.)
(49) Kraus, A. (1989) Der Manisch-Depressive und sein Partner. *Daseinsanalyse* 6；106-120.
(50) Kretschmer, E. (1927) *Der sensitive Beziehmgswahn 3. Aufl.* Berlin, Göttingen, Heidelberg. (切替辰哉訳 (1961) 敏感関係妄想. 文光堂.)
(51) Kretschmer, E. (1955) *Körperbau und Charakter.* Berlin, Göttingen, Heidelberg.
(52) Kuhs, H. und Tölle, R. (1987) *1. Symptomatik der affektiven Psychosen (Melancholien und Manien). Affektive Psychosen, Psychiatrie der Gegenwart 5.* Springer, Berlin, Heidelberg, New York, London, Paris, Tokyo.
(53) Lange, E. (1988) Depressives Syndrom-Psycbotische Depression. In：Lange, E. (hrsg)：*Depression.* S. Hirzel Verlag, Leipzig.
(54) Matusseck, P. (1952) Untersuchungen über die Wahnwahrnehmung. 1. Mitteilung. Veränderungen der Wahrnehmungswelt bei beginnendem, primärem Wahn. *Arch Psychiatr Nervenkr* 189；279-319. (伊藤昇太・河合真・仲谷誠訳 (1983) 妄想知覚論とその周辺. 金剛出版.)
(55) Matusseck, P. (1953) Untersuchungen über die Wahnwahrnehmung. 2. Mitteilung. Die auf einem abnormen Vorrang von Wesenseigenschaften beruhenden Eigentümlichkeiten der Wahnwahrnehmung. *Schweiz Arch Neurol* 71；189-210.
(56) 宮本忠雄 (1972) 文化と精神医学――現代の正常と異常. 平凡社.
(57) 宮本忠雄 (1977) 躁うつ病者の妄想的ディスクール. In：宮本忠雄編：躁うつ病の精神病理 2. 弘文堂.
(58) 宮本忠雄 (1982) 躁うつ病の人間学――妄想研究とその周辺. 弘文堂
(59) 宮本忠雄・水野美紀 (1989) 分裂病の軽症化をめぐって. 臨床精神医学 18-8；1189-1192.
(60) Möller, H.-J. and von Zerssen, D. (1987) Prämorbide Persönlichkeit von Patienten mit affektiven Psychosen. *Affektive Psychosen, Psychiatrie der Gegenwart 5.* Springer, Berlin, Heidelbrg, New York, Paris, Tokyo.

(61) 森山公夫 (1968) 躁うつ病者における性格と発病状況の両極的把握について. 精神医学 10；352-356.
(62) 森山公夫 (1986) 両極的見地による躁うつ病の人間学的類型学. 精神経誌 70；922-943.
(63) Murphy, H.B.M. (1967) Cultural aspects of the delusion. *Studium Generale* 20；684-692.
(64) 野沢守英 (1979) 道——近世日本の思想. 東京大学出版会.
(65) von Orelli, A. (1954) Der Wandel des Inhaltes der depressiven Ideen bei der reinen Melancholie. *Schweiz Arch f Neurol u Psychiat* 73；217-287.
(66) Pélicier, Y. (1981) La personalidad maniaca. *Psicopatologia* 1；15-18.
(67) Peterson, C., Semmel, A., Baeyer, C. von, Abramson, L.Y., Metalsky, G.I. and Seligman, M.E.P. (1982) The attributional style questionnaire. *Cognitive Therapy and Research* 6；287-300.
(68) Rehm, L.P. (1977) A self-control model of depression. *Behavior Therapy* 8；787-804.
(69) Rosolato, G. (1978) *La Relation d'Inconnu*. Gallimard, Paris.
(70) Schneider, K. (1950) Die Aufdeckung des Daseins durch die cyclothyme Depression. *Nervenarzt* 21；193-195.
(71) Schneider, K. (1962) *Klinische Psychopathologie*. Georg Thieme Verlag, Stuttgart.（平井静也・鹿子木敏範訳 (1978) 臨床精神病理学. 文光堂.）
(72) Schwarz, D.A. (1963) A review of the paranoid concept. *Arch Gen Psychiat* 8；349-361.
(73) Schwarz, D.A. (1969) The paranoid-depressive existential continuum. *Psychiat Q* 38；690-706.
(74) Seligman, M.E.P. (1985) *Helplessness : On Depression, Development and Death*. W.H. Freeman and company, San Francisco.（平井久・木村駿監訳 (1985) うつ病の行動学. 誠信書房.）
(75) 下田光造 (1941) 躁うつ病の病前性格について. 精神経誌 43；45-101.
(76) 新福尚武・柄沢昭秀・山田治・岩崎稠・金井輝・川島寛司 (1973) 最近22年間のうつ病の臨床における変化. 精神医学 15；955-965.
(77) Simkó, A. (1983) Neue Beiträge zur Psychopathologie der Schuldwahndepression. Fortschr Neurol Psychiat 51；249-254.
(78) Simkó, A. (1988) Die Wahnkriterien in der endomorphen Schulddepression. *Psycho* 14；451-462
(79) Spitzer, M. (1989) Ein Beitrag zum Wahnproblem. *Nervenarzt* 60；95-101.
(80) Spitzer, M. (1989) *Was ist Wahn ? Untersuchungen zum Wahnproblem*. Springer Verlag,

Berlin, Heidelberg, New York, London, Paris, Tokyo.
(81) Steinmeyer, E.M. und Czernick, Q. (1987) Habituelle Persönlichkeitsmerkmale und Ursachenzuschreibung von negativen Vorstellungsinhalten bei depressiven Patientengruppen. *Kognitive Depressionsforschung* (Kammer, D. und Hautzinger, M. hrsg.). Hans Huber Verlag, Stuttgart.
(82) 高橋俊彦（1981）迫害妄想を有する単極うつ病について．In：木村敏編：躁うつ病の精神病理4．弘文堂．
(83) 竹内巧治・武田憲明・足立総一郎・植木啓文・曽根啓一・田村友一・山下元基・森清幹也・貝谷壽宣（1984）妄想型単相性うつ病――臨床精神医学的研究．精神医学 26 ; 989-993.
(84) Tellenbach, H. (1961) *Melancholie*. Springer, Berlin, Heidelberg, New York.（木村敏訳（1978）メランコリー．みすず書房．）
(85) 矢崎妙子（1968）うつ病の「罪の意識」について．精神医学 10 ; 370-375.
(86) Weitbrecht, H.J. (1952) Zur Typologie depressiver Psychosen. *Fortschr Neurol Psychiat* 20 ; 247-269.
(87) Widlöcher, D. (1983) *Les logique de la Dépression*. Librairie Antheme. Fayard（古川冬彦訳（1987）うつの論理．岩波書店．）
(88) von Zerssen, D. (1977) Premorbid personality and affektive psychosises. *Handbook of Studies on Depression.* (Burrows, G. Ed.), Elsevier, Amsterdam, London, New York, pp.79-103.

第 IV 部

現代社会と気分障害

第12章
時代による気分障害の病像変化

はじめに

　気分障害が個人的因子と環境的因子の相互作用のなかで析出してくることは疑いない。一卵性双生児でも不一致例が少なくないことは環境因子の重要性を示唆するし，地震や敗戦などの生存の危機にかかわるライフイベントが出現したからといって，すべての人がうつ病を発症するわけではない。遺伝因はひとまず措くとしても，社会文化的な背景は，個人的因子，環境的因子の双方に影響を与えて，気分障害の発症率や病像，経過を規定する。

　ただ，気分障害の病像変化を論じる際には，確固たる実体があって，その現象像が変化しているということが暗黙の前提となっている。その意味では，遺伝負因の高い双極Ⅰ型障害などは，たしかに病像変遷を論ずることができるが，軽症のうつ病にあっては，定義や一般の認知度，事例性の問題があり，過去の病像と現代のそれを比較する際に困難が生じる。いずれにせよ，現在のところ，正確な統計データは存在しないため，以下の議論はあくまで印象レベルにとどまっていることをあらかじめお断りしておく。

1. 気分障害の診断と病像——歴史的背景

　気分障害，とりわけ双極性障害については，古代ギリシャ時代にHippocratesによってその病像が記載されている。19世紀末になって，Kraepelinが，周期性ないし循環性精神病の全領域から最軽症の周期性，持続性の気分状態までを含めて，躁うつ病（manisch-depressives Irresein）の概念を確立し，現代の気分障害の原型ができあがる。このように，当初から重症例に力点はあったものの，軽症例にも目配りされていたことは注目してよい。彼は異なった文化圏の精神疾患にも興味をもち，東南アジアを旅行した際，ジャワ島の患者では，ヨーロッパとは異なり，罪責感の訴えが少ないことや，うつ病よりも躁病が多いことを報告している。これは気分障害の病像が文化によって異なることに初めて言及したものである。

　Kraepelinの構想をそのまま導入した本邦では，下田[23]が躁うつ病の病前性格として執着性格という独自の構想を発展させた。模範青年，模範社員，模範軍人などの例が挙げられ，そこには戦前の日本の価値観が影を落としているものの，病像そのものは典型的な躁うつ病であり，彼我の病像の違いには触れられていない。

　戦後，うつ病の状況論が花開き，状況と病前性格，またその病像にも注目が集まることとなった。1961年に出版されたTellenbachの『メランコリー』は，その記念碑的な労作であり，病前性格と発病状況を結び付けたにとどまらず，ひいては，この類型における性格特徴と，自らに遅れを取るといううつ病の時間体験との関連まで論じている。

　うつ病の病像に関する日本の研究は，1975年の笠原・木村分類[15]がひとつの転換点をなす。ちょうどこの頃，Tellenbachのメランコリー親和型の概念が日本にも定着し，メランコリー親和型，執着性格－性格反応

型うつ病,循環気質－循環性うつ病,未熟－葛藤反応型うつ病の枠組み
が誕生したのである。社会的には高度経済成長の真只中にあり,近代化,
都市化がある程度進んだ状況があった。これ以降,うつ病の軽症化[9]が
さかんに報告される一方で,青年における逃避型抑うつ[10]や退却神経
症[17]など,ニュータイプのうつ病・うつ状態の出現が指摘されるに至っ
た。罪責感の減少,身体症状の増加,軽症化,慢性化,遷延化などの病
像変化も,この頃から報告されてきたことである[19]。

　その後,1980年に発表された操作的診断基準であるDSM-IIIが,ほ
どなく日本にも導入され浸透するようになった。この成因を考慮しない
診断基準は,従来の躁うつ病概念を揺るがす大きな議論を巻き起こした
が,その多軸診断の推奨により,パーソナリティ障害との合併という
視点ももたらした。また,Akiskal[6]ら新クレペリン派の登場によって,
双極性障害－単極うつ病の境界線が後者の側に移動し,躁的因子をもっ
たうつ病像や気質レベルの気分障害が着目されることになった。

2. 気分障害の頻度

　気分障害の時代的な病像の変遷を論ずるうえで,罹患率や有病率の時
代的な比較は欠かせないが,上述の通り,躁うつ病の概念そのものが変
化しているために,現在信頼に足る包括的なデータはない。

　しかし,双極性障害や精神病性うつ病については,ある程度の調査結
果がある。笠原ら[16]によれば,昭和32(1957)年と43(1968)年で
精神病性うつ病の頻度にはそれほど差がなく,広瀬ら[11]による昭和52
(1977)年と63(1988)年の比較でも,双極性障害や精神病性うつ病の
増加は見られない。また,うつ病の入院患者に占める妄想をともなう
患者の比率は,昭和23～45(1948～1970)年の新福ら[24]の調査では
17.1%,昭和59～63(1984～1988)年の筆者の調査[1]では19.6%と

大差ない。最近のわれわれの調査 [27] では，念慮も含めた広義の妄想は入院したうつ病患者の 39.5% であり，罪責妄想の減少と心気妄想の増加という傾向は一貫して認められるものの，それ以上の大きな変化はない。一定数の双極性障害や精神病性うつ病は相変わらず存在するというのが臨床的な実感である。

　うつ病の全体像が変化した印象を与えるひとつの理由は，軽症うつ病の増加によるものと思われるが，実数として増えたのかどうか正確なデータはない。うつ病の軽症化が話題になるのは 1960 年代以降であり，抗うつ薬が導入された影響も見逃せないが，軽症のうつ病そのものは，Kraepelin の記載にも見られるように古くから存在している。うつ病に関する一般への啓発が進み，初期の段階で受診するケースが増えていることも，軽症例が増えた印象を与える一因ではある。さらには 1970 年代以降，古典的なうつ病の枠には収まらない軽症うつ病像が出現してきたことや，1980 年代からはそもそも伝統的にはうつ病には分類されていなかった神経症レベルのうつ状態が「うつ病」と診断され始めた事情も大きい。これについては後述するが，その前にうつ病の症状構成と社会文化との関連について一言しておきたい。

3. うつ病の症状構成と社会文化

　かつて，Ebert [7] は軽症うつ病の経過を検討し，内因性うつ病の中核症状として，①欲動や思考の制止現象，②病気だという主観的確信，③日内変動，④植物神経症状（睡眠障害，食欲の低下や亢進）を導き出したが，これらの症状は DSM で取り上げられる無価値感，罪責感や自殺念慮などとは異なり，社会・文化，時代精神に左右されないと思われる。こうした中核症状を基底に，うつ病の症状も一般の精神障害と同様，大きく分けて，身体化，主観化，行動化の方向に展開すると仮定される。

(a) 身体化

　身体化については，以前論じたように[4]，客観的な身体症状と，主観的な身体的愁訴に分けられる。前者はいわば一般の身体疾患とも形式的には共通するディスクールで語られ，文化や時代を超えて普遍的である。しかしながら，うつ病の精神病理を反映する主観的な身体的愁訴には，社会文化的な刻印が認められる。このように，うつ病の直接的な身体症状とうつ病の精神病理を反映する主観的な身体的愁訴をある程度区別しないと，議論が混乱する恐れがある。

　身体的愁訴は発展途上国に多いという報告がある一方で，先進国で身体症状が前面に出るうつ病，いわゆる仮面うつ病が増加しているという報告もある。途上国では，精神病に対するスティグマがあるため，精神症状より身体症状が選択されると説明されるが，似たような機制は日本の壮年期男性の仮面うつ病にも想定されている[20]。

　他方で，上述したように，うつ病に関する啓発が進んだ結果，発症早期に受診するケースが増加している。うつ病が初期に，感冒様の全身倦怠感，疲労感として出現することも珍しくない。ただ，仮面うつ病については，すでに戦前，Schneider[22]が同様の病像を記載しており，古くから存在していたと考えざるをえない。近年増加した印象を受けるのは，早期の段階で受診する症例が増えたことや，精神科以外の診療科で注目されるようになったことと無関係ではないであろう。いずれにしても，こうした客観的身体症状が前景に出るのは，軽症で終始するケース，ないし重症化するにしても初期の段階が多いと思われる。

　主観的な身体的愁訴としての心気主題も，うつ病の他のテーマと比べて増加している印象がある。ここでは，Sein-für-andere（他者のための存在）を特徴とするメランコリー親和型に代わって増加している自己愛的特徴をもつ病者が，Sein-für-sich（自己のための存在）という心気的構えと結び付きやすいことだけを指摘しておきたい。

主観化，行動化に関しては，抑うつに対する病者のコーピングのあり方も，その病像を規定する。

(b) 主観化（妄想）

うつ病の妄想では，病者の Nicht-könnenn（できないこと）を，超自我や自我理想が責めるといった機制が窺われるが，こうした審級の成立には社会規範や時代の価値観が反映されている。妄想性うつ病は元来，初老期以降に出現することが多く，老化の進行にともなう思考の可塑性の減少や，人生のさまざまな局面での可能性の狭まりが，完了態で語られる妄想の成立にかかわっていることは十分考えられる。高齢化社会になって，うつ病性の妄想が増加する可能性と早期治療によって妄想の出現が抑えられる可能性の双方を考慮しておく必要があろう。妄想内容としては，前述したように，罪責妄想の減少と心気妄想の増加が，すでに1970年代から指摘されているが，この傾向は現在でも続いていると見てよい。以前論じたように [2]，この事態はうつ病者を非難する審級の権威の低下と病者の関心が「神→世間→自分」へと縮小する動きと関係しており，現在も強まりこそすれ，弱まっているようには見えない。

(c) 行動化（攻撃と撤退）

精神分析用語としてのアクティング・アウトではなく，ここでは行動面に現われる症状という意味である。抑うつにともなう，あるいはこれに先行する自己価値実現の危機状況に対する対処は患者によって異なる。一般的には，生来のエネルギー水準の高いうつ病者は自己や他者に対する攻撃へと，それが低いうつ病者は撤退へと向かう傾向がある。

攻撃に関して言えば，その顕在化には衝動統制能力の低さと状況の圧力の高さも関与している。昨今の若い世代では衝動統制能力が低く，攻

撃も自己・他者両方向に向かい容易に外面化しがちである。自己愛的傾向の強い若者のうつ病の自傷行為や他責性，情動不安定は，この文脈で理解することが可能であるし，成年前期で見られる未熟型うつ病[3]もいったん発症すると，同様の症状を呈しやすい。また，壮年期以降では，個人的な因子よりも，ゆっくり休めない厳しい労働環境が，前うつ病者を心理的に追い込んで自殺などの行動化へと導くことが推定される。

他方で，撤退への傾向を有する軽うつ病像は，退却神経症，逃避型抑うつ，現代型うつ病，ディスチミア親和型うつ病[25]などと呼ばれて，1970年代以降一貫して認められる。ちなみに，退却神経症は定義上うつ病の深さに達しないし，ディスチミア親和型うつ病も近年の操作的診断基準の普及にともなって初めて「うつ病」の仲間入りをしたもので，本来神経症レベルの抑うつである。

4. 第二次世界大戦後の社会変化とうつ病像

第二次大戦以降，日本は急速な社会変容を遂げた。小田[21]はこれを工業化と情報化が踵を接して，あるいは重なりながら進行している過程と表現する。たしかに高度経済成長の始まった1960年代から80年代と，経済停滞の時代に入るとともに通信手段の発達によってグローバリゼーションの進んだ90年代以降とでは，社会状況が異なり，これに対応してうつ病像も変化してきていると言える。

近代化以降の日本では，新たな適応を必要とする機会が増えた。職場の異動や昇進，降格，退職などのたびに，人々は新しい環境に直面した。また専業主婦にしても，夫の転勤にともなって新たな住居や近隣関係の再構築が必要となるし，周囲の協力を得られない育児もうつ病発症の契機となった。こうした変化への対応やサポートシステムの不十分さがメランコリー親和型性格者をうつ病へと追い込んでいったと考えられる。

とはいえ，終身雇用制が維持されている限りでは，企業も社員を定年まである程度支えており，勤勉や努力，倹約といった徳目が将来の成功につながると信じられていた。1990年以降，職場環境は大きく変化した。従来型の産業では，長引く不況や人員整理のため，終身雇用制は崩壊する一方で，コンピュータやインターネットを活用する新たな仕事が生まれ，いわゆる情報産業が活発になってきた。これまでの経験や知識では，こうした新たな仕事に対処できない。これらの状況が初老期以降のメランコリー親和型性格者ないし執着性格者のうつ状態を増やす方向に働くのは間違いない。

こうした社会変容は，子供の心の発達にも影響を及ぼさずにはおかない。都市部では大多数が両親と子供だけという核家族である。父親は仕事に忙しく家庭を顧みる余裕がないし，母親も子供を残して働いていることが多い。彼らは子供と一緒にいる時間が少ないという罪悪感から，子供の望むものは何でも与えることでその感情を代償しようとする。結果的に子供は自らの物欲を満たされたまま育つことになる。専業主婦の場合は，子供と過ごす時間が多いものの，父親の介在なしに，濃密な母子関係を形成することがある。どちらも，父親との葛藤なしに甘やかされて育つという点では同様である。結果的に，現代の子供は一昔前の伝統的家庭に育った子供に比べて，父親の権威を取り入れて社会規範と同一化する傾向に乏しい。これはすでに数十年前に始まった現象であり，市橋[12]の言う執着気質価値観から自己愛性人格価値観への転換の背景である。ここでは筆者の文脈に合わせて，超自我的価値観から自己愛的価値観への転換と呼び変えるが，この大きな変動は，特に若い世代のメンタリティの変化をもたらす。その結果が，逃避型抑うつ，未熟型うつ病，さらに最近では，さらに自己愛的傾向の強い不安定なうつ病像や回避的なうつ状態の出現につながったと考えられるが，この辺の事情については次節で詳述する。

5. 各ライフステージにおけるうつ病像の変化

　このように，社会の変化がうつ病の病像に影響を与えるとしても，個体の側の条件は一様ではなく，患者の年齢によって作用点は異なる。上述したように，若年者では母子関係や性格形成が問題となるものの，高齢者においては，むしろ古い価値観と社会状況との軋轢がうつ病の形成に寄与する。すなわち，うつ病の発生を性格要因と状況要因に便宜的に分けるならば，社会変化の影響は，若年者では病前性格に，高齢者では状況に及ぶ[5]と言え，病像変遷を論じる際にも，ライフステージごとに分けて検討する必要もある。まず，その前にうつ病者の性格形成について簡単に押えておきたい。この分野ではすでに飯田ら[13]の優れた考察がある。

　彼らは，躁うつ病の双生児研究の結果に基づいて，気分の動揺性と対象希求性をあわせもつ循環気質者が，その後の養育者との関係次第で，重篤な双極型から単極型に至るまで，いくつかの経過に分かれることを説得的に例示した。この図式によれば，うつ病の発症と病像のバリエーションは，生育過程における性格形成の差異に帰される。主たる養育者によって発達早期に依存欲求が適切に充足されなければ，「健康な循環性格」への発達が阻まれ，気分障害に脆弱性をもつ性格が形成されるとする。過保護や溺愛，子どもの意に沿う自由放任，アンビバレントな愛情供給，希薄な愛情供給といった親子関係のあり方が，それぞれ，重篤な双極型，双極型，遷延化する単極型，単極型に発展するという。

　これは現代日本におけるうつ病の発症や病像形成を論じたものだが，養育者と将来のうつ病者との関係のうちに，社会の価値観が反映されている。ただ，この構想では，出発点にある循環気質が同質なものとして想定されており，一定の修正が必要であるように思える。古くは，

Kretschmer が気分素因性比率によって循環気質の亢揚極と憂うつ極を指摘したように，同気質でも，生来性にエネルギー水準の高い個体は双極性障害に，低い個体は単極性障害への親和性が高いと言える。したがって，希薄な愛情供給が幼少期の親子関係に認められても，エネルギー水準の低い子供は社会からの撤退へと，高い水準の子供はむしろ両親や社会に対する反抗ないし自己像の不安定へと発展する可能性をはらんでいる。

　これを少子化の進んでいる日本の養育状況に当てはめると，依存欲求が適切に充足されるというよりは，過保護，溺愛，あるいは自由放任，アンビバレントな愛情供給，希薄な愛情供給といった親子関係のほうがよく認められる。こうした核家族のなかで育った子供たちがすでに親となり，同様の親子関係を繰り返し，その子供たちもすでに成人に達している現代は，うつ病親和的世代が再生産されていることを意味する。以上の点も踏まえて，各世代に特徴的なうつ病像を見ていく。

　少年期に関しては，相当数のうつ病の存在が指摘されるものの，大方は遺伝負因の強い双極性障害ないし適応障害レベルの抑うつ状態であるように思われる。特に，後者に対する注目が集まっているが，家庭内不和や家族機能の喪失，昨今の社会的風潮を反映した教育現場の混乱にも大きな原因がある。とはいえ，高機能広汎性発達障害を含めた対人面の困難を抱える子どもが，学校での不適応を起こして抑うつ的になるケースも少なくない。

　青年期では，自己愛的傾向の強く不安定な病像を取るうつ病者が増えている。彼らは 10 代後半ないし 20 歳前後から手首自傷や摂食障害などの問題行動を示す。しかも習慣的な気分変動がベースにあって，人格と（躁）うつ病の境目がはっきりせず，典型的なうつ病になりきれない。ちなみにこの年代では，同じく自己愛的ながら躁的要素や行動化に乏しく回避的な傾向の強い「ディスチミア親和型」も指摘されるが，こちらは神経症レベルの抑うつであり，症状なのか生き方なのか不分明な軽う

つ状態が遷延するものである。

　成人前期でよく見られる病像は，逃避型抑うつと未熟型うつ病である。前者は monopolar ないし，せいぜい bipolar II にとどまるのに対し，後者は明らかな bipolar である。いずれも基底には循環気質が想定され，青年期までの適応は悪くないが，社会人となってしばらくすると職業上の問題が生じてくる。本来高知能の逃避型は困難な事態に至るとあっさり抑うつに逃避するのに対し，未熟型では，自らの能力を過大評価しているところがあり，職業上の挫折を繰り返すたびに抑うつ的となり，病相の反復とともに激しい不安・焦燥病像を取るようになる。

　定職に就くことへの社会的圧力の少ない女性では，結婚して嫁ぎ先への適応をめぐって未熟型の病像を取ることがあるが，女性の逃避型抑うつはあまり観察されない。ただ最近では一見，境界性パーソナリティ障害と見間違うような bipolar II の女性例が報告されている[26]。また，女性では，育児をめぐる負担という持続的なストレスから，遷延性のうつ病を呈することが時に認められる。

　壮年期のうつ病はやはり，男性では職場に関連した誘因が多い。上述のように，メランコリー親和型にとっては，ますます生きにくい時代になっている。また，最近になって一層進んだ価値観の多様化のために，同一化する対象を失ってしまっていることも，彼らをうつ病の発症に対して脆弱にしている。

　さらには，バブル経済の崩壊，情報化社会のさらなる発展により，失業の恐れ，職場適応の困難さは増大している。以前に比べ，メランコリー親和型は少なくなっている可能性はあるが，こうした社会状況はうつ病者の病像にも影響を与えている。かつては，メランコリー親和型性格者の抑うつ神経症様状態や軽症うつ病が注目を浴びていたが，現在では，パニック発作をともなううつ病や不安・焦燥型うつ病が目立っている。加藤[18]は従来の Tellenbach の発病状況モデルよりも，Beard の神経衰弱モデルが，こうした病像の説明に有用であると述べている。終身雇

用制のもとでは，ある程度の期間の休養や本人の能力に見合った配置転換が保証されていたが，1990年代に入って業績悪化のために余裕をなくした企業に勤務する労働者は安心して休めない。そのため，患者は内閉相に入ることを許されず，裂開相にさらされつづけて不安・焦燥を高め，ひいては自殺に解決を見出す。こうした事情が昨今の高い年間自殺率を部分的に説明するという。

　初老期のうつ病に対する社会文化的な影響は壮年期とそれほど変わりない。メランコリー親和型の軽症うつ病もあれば，いわゆる不安・焦燥の強いタイプのうつ病も散見されるし，妄想性うつ病もこれまで同様に見られる。内容的には，一昔前の妄想とまったく変わらないものもあれば，現代社会の否定的な出来事に修飾された妄想もあるが，形式的には変化がない。加齢による病像の変化は社会文化的な影響を多少反映するものの，基本的な骨格は変わらない部分が多いと言える。

　最近の寿命の伸びを反映して，老年期のうつ病は確実に増加している。しかも，70代以降初発のうつ病も珍しくない。この年代では典型的なメランコリー親和型性格を背景に，些細な状況の変化でうつ病を発症することがある。それまで大過なく人生を送り老年に至って発症するのは，やはりある種の老化が背景にあるのかもしれない。

6. ポストメランコリー親和型の時代へ

　市橋[12]は，1985年を境に非定型的な抑うつ症状を呈する青年が増えてきたと指摘している。典型的なメランコリー親和型性格や執着性格は今や初老期以降のものとなり，現在の壮年期以下の年代では自己中心的な傾向が目立ってきている。それに対応して，うつ病像も，初老期以降では自責の強いうつ病，より若い世代では他責的な傾向が強い逃避型や未熟型のうつ病，自己愛的傾向の強いうつ病が観察されやすいように思

われる。

　超自我的価値観が崩壊し自己愛的価値観が優勢になっている現在，メランコリー親和型はしだいに姿を消していくのかもしれない。本来，メランコリー親和型は中年期以降に成立し，その若年期にはむしろ情動の不安定性や傷つきやすさが目立つとされる[14]。したがって，この類型を依存性の抑圧ないし，うつに対する防衛と見ることも不可能ではない。超自我的価値観に基づくこうした防衛の所産がなくなるとすれば，前うつ病者は本来の依存性や傷つきやすさが被覆されないまま，社会に向き合うことになる。青年期ではその脆弱性がそのまま人格の不安定につながるか，社会回避によって保護される。環境に恵まれて大過なくこの時期を通過しても，彼らは成人前期でいったん挫折すると，あっさり逃避するか，他者に対して依存や攻撃をすることによって，傷ついた自己愛を守ろうとする。いずれにしても，彼らはメランコリー親和型よりも早期に発症する。

　また，確実性，安定性を特徴とする壮年期のメランコリー親和型は，安定した制止優位のうつ病に傾きやすい。彼らに多少の躁的な成分があっても，これまでの集団従属的で超自我的価値観の強い時代には，これが仕事や社会規範と固く結合していて，うつ病を発症しても自責へのエネルギーに変化していた。ところが，個性が重視され躁的なものを許容する自己愛的価値観の強い現代では，躁的な因子がむしろそのまま表現され，不安定な人格，ひいては不安定な病像の形成に関与しているとも言える。そもそも，自己愛とは理想を求め誇大化する傾向をもち，躁的成分とは結び付きやすい。そう考えると，今後は広義の双極性障害が増加してくるのかもしれない。その一方で，同じく自己愛的でも躁的な成分に乏しく社会参加への意思も希薄な青年は，内因性うつ病の深さに達せず，神経症レベルの回避的なうつ状態にとどまる。結局，現代のうつは，類型としては双極性障害と神経症（性格因性うつ）の二方向に拡散し，現象像としては不安定化と撤退が優位になっていると言えるので

はないか．

おわりに

かつて Freud [8] が躁うつ病を「自己愛神経症」と名付けたように，うつ病者は本来，自己愛的傾向が強く，躁うつ病そのものも自己の自己に対する関係が問われる病である．これまでは対他配慮や社会規範への同一化を介在させていた自己愛が，直接前面に出てきたのが現代のうつ病と言えよう．こうしたポストメランコリー親和型世代が初老期に達したときにどのような病像を呈するのであろうか．年齢を重ねることで安定へと向かうのか，あるいは不安定性がそのまま固定するのか，逃避的，回避的な生き方が全うされるのか，治療者の力量も問われるところである．

● まとめ

伝統社会から工業化社会，情報社会への移行は職場環境を一変させただけでなく，超自我的価値観から自己愛的価値観という人間の内面の変化をももたらした．絶えず新たな適応を迫る労働状況は壮年期以降の前うつ病者の発症機会を増加させ，価値観の転換は子供時代の親子関係や性格形成に影響を与えて，うつ病に親和的な青年や成人を生み出した．こうした条件下で，初老期以降に見られるメランコリー親和型性格者による軽症うつ病，壮年期以降の状況の圧力にともなう不安・焦燥型うつ病，成人前期の逃避型抑うつと未熟型うつ病，青年期の自己愛的傾向の強い不全なうつ病像と回避的な傾向の強いうつ状態が目立つようになった．これらの現代的なうつ病像は，躁的な因子を備えてうつ病像が不安定化するタイプ（軽微双極型）と撤退優位のタイプに大別され，さらに後者は神経症レベルのうつ状態（性格因性うつ）と，軽い制止優位の単

極うつ病に分けられる。

▶ **文献**
(1) 阿部隆明（1990）「妄想型うつ病」の精神病理学的検討——うつ病妄想の成立条件―病前性格との関連——．精神経誌 92 ; 435-467.
(2) 阿部隆明（1993）うつ病軽症化の社会文化的背景．臨床精神医学 22 ; 291-297.
(3) 阿部隆明（2001）未熟型うつ病．最新精神医学 6 ; 135-143.
(4) 阿部隆明（2002）うつ病の心気・身体関連症状．精神科治療学 17 ; 817-823.
(5) 阿部隆明（2003）日本におけるうつ病の増加とその社会文化的背景．精神経誌 105 ; 36-42.
(6) Akiskal, H.S. (1983) Diagnosis and classification of affective disorders : New insights from clinical and laboratory approaches. *Psychiatric Development* 2 ; 123-160.
(7) Ebert, D. (1990) Psychopathologie und Verlauf leichter affektiver Psychosen. *Fundamenta Psychiatrica* 4 ; 119-123.
(8) Freud, S.（1969）神経症と精神病．In：フロイト選集 10．日本教文社．
(9) 平沢一（1966）軽症うつ病の臨床と予後．医学書院．
(10) 広瀬徹也（1977）「逃避型抑うつ」について．In：宮本忠雄編：躁うつ病の精神病理 2．弘文堂．
(11) 広瀬徹也・刎刀浩（1991）近年のうつ病の病像・病型の変遷．社会精神医学 14 ; 208-212.
(12) 市橋秀夫（2000）1970 年から 2000 年までに我が国でどのような価値観の変動があったか．精神科治療学 15 ; 1117-1125.
(13) 飯田眞・横山知行・佐藤新ほか（1997）双生児研究から見た躁うつ病の発症モデル．Pharma Medica 15 ; 27-34.
(14) Janzarik, W. (1988) *Strukturdynamische Grundlagen der Psychiatrie*. Enke, Stuttgart.（岩井一正・古城慶子・西村勝治訳（1996）精神医学の構造力動論的基礎．学樹書院．）
(15) 笠原嘉・木村敏（1975）うつ状態の臨床分類に関する研究．精神経誌 77 ; 715-735.
(16) 笠原嘉・宮田祥子・由良了三（1971）昨今の抑うつ神経症について．精神医学 13 ; 1139-1145.
(17) 笠原嘉（1987）退却神経症 Withdrawal neurosis という新カテゴリーの提唱．In：

中井久夫・山中康裕編：思春期の精神病理と治療．岩崎学術出版社．
(18) 加藤敏（2004）現代日本におけるパニック障害とうつ病——今日的な神経衰弱．精神科治療学 19；955-961．
(19) 町沢静夫（1997）うつ病の時代における病像変遷．In：笠原嘉・松下正明・岸本英爾編：感情障害——基礎と臨床．朝倉書店，pp.460-465．
(20) 宮本忠雄（1978）現代社会とうつ病．臨床医 68；1771-1773．
(21) 小田晋（2000）文化と精神障害——現代の文化変容と社会変動が精神障害に及ぼした影響．精神科治療学 15；1217-1228．
(22) Schneider, K. (1934) *Psychiatrische Vorlesungen für Ärzte*. Georg Thieme Verlag, Leipzig.（西丸四方訳（1997）臨床精神病理学序説．みすず書房．）
(23) 下田光造（1950）躁鬱病に就いて．米子医学雑誌 2；1-2．
(24) 新福尚武・柄沢昭秀・山田浩ほか（1973）最近 22 年間のうつ病の臨床における変化．精神医学 15；955-965．
(25) 樽味伸（2005）現代社会が生む"ディスチミア親和型"．臨床精神医学 34；687-694．
(26) 内海健（1999）双極 II 型障害の臨床．治療の聲 2；267-278．
(27) 山家邦章・倉持素樹・岡島美朗・阿部隆明・加藤敏（2004）うつ病患者の心気症状の臨床的検討．精神経誌 106；867-876．

あとがき

　「未熟型」は，自治医科大学精神医学教室の初代主任教授であった故宮本忠雄先生が命名したものである。先生ご自身は1970年代に目立ってきた若い人の内因性うつ病として簡単に取り上げただけで，その後は精神病理学的な考察を加えて概念化しているわけではないし，症例検討会などでもうつ病の未熟なタイプとして言及されたにとどまったと記憶している。筆者がこの概念をまとめたのはちょうど教授の退官の前後である。先生は晩年，病床に伏していた期間が長かったこともあり，未熟型うつ病について議論する機会はほとんどなかった。この概念についての先生のお考えとはかなり違っていたかもしれず，御存命であれば今日のような形になっていなかったかもしれない。

　むしろ今日の未熟型うつ病を概念化するきっかけを与えてくれたのは，現主任教授の加藤敏先生である。当時，当大学病院に入院してくる成人のうつ病患者のなかに，メランコリー親和型や執着性格とは異なり，不安焦燥は激しく希死念慮も強いものの，入院させると軽躁状態になる一群の患者に気づかれた。こうした症例は，末子に多いことに加え，単科の精神科病院ではあまり目にすることがなく，大学病院の開放病棟という特殊な環境で退行的な行動が誘発されているようであった。症例検討会でも度々話題になり，少しまとめてみてはどうかと勧められたというのが始まりだった。小生にとっては，学生時代に臨床実習で受け持ち，数年たって精神科医師として初めて担当したケースがまさにそれで，精神科医のキャリアの最初における運命的な出会いであった。

　考察の出発点は広瀬徹也先生の逃避型抑うつと比較することであった。こちらはメランコリー親和型とは異なる現代的病像としてすでに有名になっていた。年代的にはほとんど重なりながらも，未熟型うつ病のほうがより重症で，混合状態を呈しやすく，明らかに双極性障害であるという点で異なって

いた．また，飯田眞先生のうつ病の双生児研究にも大きな影響を受け，同じ遺伝因をもっていても養育環境によって病像が異なるという知見は，未熟型うつ病の病像と末子の養育状況との関連を支持するものであった．

　話は前後するが，筆者の学位論文は本書にその一部が収められている「妄想型うつ病の精神病理学的考察」である．そこではうつ病妄想の形成における躁的因子としての「負の誇大性」の役割を強調した．その後，宮本先生が躁うつ病の基本病像としての混合状態を提案され，筆者もうつ病全般における躁的な因子に着目することになった．この流れから必然的に，未熟型うつ病における躁的な因子をどう評価するかという問題意識につながった．すなわち，病前性格の軽躁的な成分とうつ病像における軽躁的な因子，軽躁状態への転換である．

　ちょうどこの頃，Akiskal の双極スペクトラムという概念が，広瀬先生によって日本に紹介された．ここで，未熟型うつ病と bipolar II が見事につながったのである．また，それまで関心を抱いていた躁的因子についても，この概念が大いに参考になった．本書のタイトルである「未熟型うつ病と双極スペクトラム」は，小生のライフワークとして，まさに二大概念となったのである．

　後半の論文では，操作的診断基準によって軽視されがちなうつ病の症状や経過を扱っている．その際の導きの糸となったのは，W. Janzarik の構造力動論である．すでに二代前のドイツの Heidelberg 大学精神医学教室の主任教授であるが，なおも精力的に研究活動を続けている．生物学的精神医学隆盛の時代にあって，ドイツ本国でも精神病理学的な研究は衰退の一途であるが，彼の構想は現象学的精神病理学とは異なり生物学的精神医学にも通じる面があり，症例を理解する際に格好の座標軸を提供してくれた．本書を一読すればわかるように，筆者の研究は他にも Ch. Mundt, H. Kick, A. Kraus, T. Fuchs といった Heidelberg 大学精神医学教室の面々に大いに刺激を受けている．特に Fuchs を除く 3 人とは直接意見を交わす機会が何度かありコメントもいただいた．こうした学問的方向性ゆえ，また同大学で学んだ宮本忠雄先生の不肖の弟子としても，Heidelberg 学派の末席に身を置いているつもりでいる．

本書の出版にあたっては，金剛出版の立石正信社長ならびに藤井裕二氏に大変お世話になった。特に，アンリ・エイの『幻覚』の翻訳が大幅に遅れて，ご迷惑をかけたにもかかわらず，本書の出版を快諾された立石氏には感謝の言葉もない。また掲載論文の修正加筆にあたって，さまざまな便宜を図っていただいた藤井氏の存在なくして，無事出版まで至ることはなかったと思われる。

　ちなみに，本書で挙げられた諸症例は，すべて筆者が経験したものではなく，自治医科大学精神科やその関連病院の診療記録から得られたものも含んでいる。それぞれのケースの主治医であり，また症例検討会で議論し多大なる示唆をいただいた高野謙二，西嶋康一両教授をはじめとした医局の先生方や，小山富士見台病院の故新井進先生，小林勝司院長ほか関連病院の先生方に感謝したい。そして何よりも貴重な治療経験を与えてくれた多くの患者さんやその家族の皆様方に，この場を借りて御礼申し上げたい。

　現在，筆者は4年前に新設された「子どもの心の診療科」を任せられたため，大学での臨床は子供中心になっている。さまざまな臨床像を示す高機能広汎性発達障害の患児たちを診療する機会にも恵まれ，臨床が鍛えられる毎日である。今後はこの経験も踏まえ，気分障害の研究を全ライフステージにわたって展開したいと目論んでいる。いずれにせよ，子供の診療のかたわら，本書の出版に漕ぎ着けることができたのは，ひとえに桃井真里子自治医科大学医学部長・自治医科大学とちぎ子ども医療センター長のご厚意によるもので，今後ともご指導ご鞭撻をお願いする次第である。

　最後に，学生時代より丁寧なご指導をいただき，いくつかの論文の共著者でもあった加藤敏教授に改めて深謝いたします。

2011年1月
阿部隆明

index
索引

A

alexithymia ……178, 262
BPD 様双極 II 型………044, 094, 126, 127, 131
PTSD………………………………… 121
soft bipolarity ……………………127, 128

あ

悪の象徴系 ……………………… 224
圧迫（Pression）………041, 093, 098, 099, 107, 140, 163, 176, 178, 182, 195
　　──躁病………………………095, 107
依存うつ病（Abhängigkeits-Depression）
　　………………… 036, 095, 113, 114
依存性格……………………………… 149
うつ病性自閉 ………………………… 141
運動精神病 ……………………………071
運動暴発………………………………094
易怒性気質………063, 065, 067, 068, 075, 091, 122, 123
易怒性素質 ……………… 058, 067, 122
エス
　　──・うつ病 …………… 036, 113, 114
　　──・躁病 ……………………… 114
演技性パーソナリティ障害 ……204, 208
負い目性（Remanenz）………041, 045, 093, 107, 161, 239

か

解放 ……093, 099, 107-109, 141, 164, 195
外面化（Externalisieren）…………221, 279

解離 ……125, 204-208, 210, 211, 213, 214
解離性障害 ………………… 204-206, 211
学習性絶望感 ……………………… 225
拡張（Expansion）……040, 042, 088, 089, 095, 098, 099, 112, 162, 182, 192
笠原・木村分類……015, 033, 034, 044, 274
過食 …… 044, 046, 128, 129, 167, 170, 171
葛藤反応型 ……………… 033, 044, 229, 275
葛藤反応型うつ病 ………………044, 275
過眠−制止型 ……………………… 066
仮面うつ病……029, 146, 175-181, 185-187, 191, 193, 194, 218, 277
過労事情……………………………… 041
間歇性精神病（folie intermittente）……056
感情喪失感 ……………………141, 163
感情病気質 …… 063, 065, 067, 068, 076, 091, 121-123
観念奔逸性躁病 ……………………086, 087
気質 ……054, 059, 061-063, 069, 077, 205
擬死反射 ……………………………… 094
帰属形式 ……………………………… 225
基底症状評価スケール ……………… 165
基底状態（Grundzustände）……058, 067, 085, 122
偽ヒステリー症状……186, 188, 212, 214, 215
偽ヒステリー性行動様式 …… 185, 212, 248
気分高揚症（Hyperthymie）……056, 075
気分循環気質……063-067, 069, 091, 093, 122, 123, 131
気分循環症（Zyklothymie）……056, 060-062, 075
気分循環症−双極スペクトラム（cyclothymic-bipolar spectrum）………… 061
気分循環性障害 ………798, 060, 061, 063, 129
気分循環性素質 ……………… 058, 067, 122

気分変調気質……063, 067, 068, 070, 092, 122
気分変調症（Dysthymie）…… 056, 061, 062, 066, 075, 177
気分変調性障害………………070, 125
急性一過性精神病性障害………… 071
急性精神病………………………054, 071
急性多型性精神病性障害………… 071
急性統合失調症…………………… 073
急速交代型（rapid cycler）…… 067, 073, 119, 122, 128
　超──（ultra-rapid cycler）……119, 122, 128
境界性パーソナリティ障害……044, 066, 073, 074, 119, 283
強迫性格…………………………… 149
強迫性障害………………… 105, 112, 121
苦悩の重圧（Leidens-druck）……035, 169
軽躁的後期動揺…………………… 091
軽躁病……058, 060-062, 064-066, 068-070, 075, 077, 078, 085, 091, 093, 106, 107, 121
軽微双極性障害（soft bipolar disorder）………………… 022, 063, 078, 213
ケガレの象徴系…………………… 224
現代型うつ病………………045, 279
原発妄想…………………………… 220
構造（Struktur）…… 039-041, 043, 044, 047, 088, 089, 093, 095, 097, 098, 112, 114, 120-122, 129, 149, 150, 160, 163, 164, 172, 183, 192, 201, 209, 223, 224, 226, 240
構造力動論……039, 072, 088, 112, 138, 163, 172, 192, 202, 257
興奮性うつ病……………………… 090
興奮性躁病………………………… 087
コタール症候群………………144, 242

誇大性躁病…………………087, 088
混合感情症候群（syndrome affectif mixte）………………………… 038, 039, 073
混合状態…… 015, 022, 028, 035, 037-039, 041-043, 058, 066, 067, 072, 073, 075, 087, 090, 122, 125, 128, 129, 170, 180, 181, 191, 199, 200, 222, 252-254, 261, 265
躁うつ──………… 039, 065, 072, 236
遷延性──…………………065, 067
──随伴妄想……………………… 254
混合躁病（mixed mania）………… 073

さ

罪業妄想………………221, 235, 243, 263
罪責うつ病（Schuld-Depression）……036, 095, 113, 114
罪責体験……164, 183, 221, 224, 228, 259, 260, 268
罪責念慮…………………………… 195
罪責妄想……164, 221, 225, 226, 228, 248, 259, 276, 278
錯乱精神病（erregt-gehemmte Verwirrtheits-psychose）………………………… 071
錯乱性躁病…………………… 086-088
自我・うつ病…………… 036, 113, 114
自我理想…… 113, 143, 164, 184, 197, 278
時間的総合…………………088, 089
刺激性躁病………………………… 087
自己愛性人格…………………150, 280
自己愛性パーソナリティ障害……… 029
自己愛的価値観…………… 280, 285, 286
自己愛的性格……………………… 149
自己誘発性の嘔吐………………… 129
自殺……017, 019, 020-022, 028, 030, 032,

034, 035, 038, 039, 045, 065, 070, 105, 125, 126, 147, 148, 150, 165, 167, 168, 210, 212-214, 222, 244, 261, 262, 276, 279, 284
自傷……018, 021, 044, 125, 126, 129, 147, 279, 282
自生の妄想 …………………………… 254
――性うつ病 ……………………240, 264
自責うつ病（self-blaming depression）
 ……………………………………036, 113
実存可能性（Existieren-Können）……160
疾病利得………………………………187, 214
周期性精神病 ………………………… 054
収縮（Restriktion）……040, 042, 088, 112, 138-141, 143, 144, 148, 149, 162, 163, 169, 170, 172, 180, 182, 183, 192-195, 197, 198, 200-202, 207, 212, 224, 257, 258
　強制された―― ……………………… 164
　不安定化した―― …………………… 164
執着性格……015, 019, 035-037, 041, 042, 045, 046, 111, 185, 197, 209, 210, 229-239, 241, 248, 252, 258, 262, 264, 274, 280, 284
循環型うつ病 ……………………………… 033
循環気質……027, 092-094, 108, 109, 111, 112, 209, 226, 229, 230, 232-238, 246-248, 251, 252, 258, 262, 264, 281-283
準感情病性気分変調気質……063, 067, 068, 092, 121
準感情病性気分変調症（subaffective dysthymia） ………………………………061, 075
循環精神病（folie circulaire）…… 055-057
　類―― ……………………… 057, 071, 073, 075
循環定型精神病（Vesania typica circularis）
 ……………………………………………… 056

循環病（Zyklothymie）…… 033, 069, 221
純粋うつ ……………………………… 038
純粋躁 ………………………………… 038
状況反応的妄想 ……………………… 254
――性うつ病 ……………… 236, 247, 264
焦燥性うつ病 ………… 045, 090, 125, 164
衝動スペクトラム障害 ……………… 121
衝動制御障害 ………………………… 123
心気症……164, 175-181, 183-187, 191, 206
心気躁病（hypochondrische Euphorie）
 ……………………………………… 200
心気念慮……183, 185, 186, 195, 223, 235, 246, 247
心気妄想……176, 179, 183-186, 221, 236, 248, 253, 262, 263, 276, 278
神経症性うつ病 ………………………061, 107
真正妄想………………………………… 220, 256
身体性 …………… 162, 166, 167, 171, 182
身体性症候群 …………………………166, 167
身体的感情 ………………………………… 176
心的感情…………………………………159, 167
生気感情 ……………………………………… 159
生気的悲哀 ……………………………………… 159
生気的不全感 …………………………………… 221
制止（Hemmung）……015-018, 022, 023, 028, 034, 035, 038, 039, 043, 045, 046, 048, 062, 066, 071, 074, 094, 096-098, 103, 111, 113, 126, 128, 137, 138, 140, 141, 143, 145, 146, 149, 152, 153, 159-163, 165, 166, 168, 169, 171, 172, 175, 180, 181, 183-186, 190, 192, 194, 195, 200, 202, 207, 209, 211, 212, 215, 259, 276, 285, 286
　精神運動―― …… 042, 075, 148, 167, 168, 207, 242-244, 246
精神病後抑うつ（postpsychotic depression）
 ……………………………………… 072, 096

生成的総合 ……………………… 088, 089
生命感情 ………………… 086, 159, 167
生命力動 ………… 085, 088, 092, 093, 096
接触欠損妄想 ……………………… 258
摂食障害 ……………… 121, 128, 129, 282
全般性不安障害 …………………… 121
躁うつ病 …… 015, 033, 037-041, 046-048, 054-062, 064, 069-074, 077, 090, 093-095, 097, 107, 108, 111-113, 117, 128, 130, 138, 145, 158, 164, 170, 180, 184, 204, 211, 218, 220, 222, 227, 229, 231, 254, 274, 275, 281, 286
爽快躁病 ……………… 038, 087, 088, 128
双極型 …… 033-035, 038, 053, 064, 065, 074, 075, 102, 225, 226, 230, 233, 281
　軽微── ……………… 044, 048, 211, 286
双極 1/2 型 ……… 064, 065, 071, 075, 121
双極 I 型 …… 034, 043, 045, 046, 060, 064-066, 075, 078, 079, 121-123, 126, 273
双極 I 1/2 型 ……………… 064, 065, 121
双極 II 型 …… 022, 030, 034, 035, 044-047, 060, 063-066, 075, 078, 091, 094, 102, 116, 121-123, 125, 126, 127, 130, 131
双極 II 1/2 型 ……………… 064, 065, 121
双極 III 型 …… 060, 062, 065, 066, 069, 075, 076, 091, 121
双極 III 1/2 型 ……………… 064-066, 121
双極 IV 型 ……… 064-066, 075, 091, 121
双極 V 型 ………… 064, 065, 073, 075
双極 VI 型 …………………… 064, 065
双極スペクトラム（bipolar spectrum）
　…… 029, 054, 057, 059-065, 070, 071, 073-075, 077-079, 122-124, 130, 211
　軽微──（soft bipolar spectrum）
　……………………………… 091, 122
躁性素質 ………………… 058, 067, 122
早発性認知症（Dementia praecox）…… 056

躁病親和型（Typus manicus）……… 232
躁病親和型性格（Personalidad maniaca）
　……………………………………… 232
素行障害 ……………………………… 122

た

大うつ病 …… 060, 064, 065, 070, 074, 078, 091, 106, 111, 124, 165, 166, 168, 218, 264
大うつ病エピソード …… 065, 078, 091, 106, 165, 166, 168
退却神経症 ……………… 019, 275, 279
体験超出時間（erlebnistranseunte Zeit）
　……………………………………… 160
体験内在時間（erlebnisimmanente Zeit）
　………………………………… 159, 160
退行 …… 024, 036, 046, 094, 095, 099, 104, 108, 113, 114, 116, 145, 151, 209, 211, 239
多形性病相性精神病 ……………… 057
短期軽躁病（brief hypomania）……… 070
単極うつ病 …… 033, 034, 041, 053, 060, 061, 071, 075, 077, 121, 225, 230, 233-235, 239, 240, 244, 264, 275, 286
単極型 …… 035, 038, 046, 102, 225, 233, 281
注意欠如多動性障害 ……… 068, 122, 123
中核症状 ………………… 035, 168, 276
超自我 …… 035, 094, 095, 113, 143, 164, 197, 249, 278
　──・うつ病（Überich-Depression）
　……………………………… 036, 113, 114
　──・躁病 ……………………… 114
　──的価値観 ………… 280, 285, 286
　──病（Über-Ich-Krankheit）…… 114
重複型精神病（folie à double forme）
　………………………………… 055, 056

罪の象徴系 ·· 224
定型精神病（Vesania typica）······033, 056, 071-075, 087
ディスクール
　円環型—— ·····························141, 142
　空転型—— ···································· 143
　固定型—— ···································· 143
　渋滞型—— ···································· 140
　単純型—— ···································· 139
　反復・円環型—— ······················ 141
ディスチミア親和型······044, 046, 279, 282
転換性障害 ····························· 204, 206, 213
投影性同一視 ·····························120, 130
統合失調型パーソナリティ障害·····059
統合失調感情障害双極型 ··············· 075
統合失調症······033, 059-061, 067, 071-073, 075-077, 087, 089, 096, 108, 109, 110, 121, 145, 158, 164-166, 218, 220-222, 227, 256, 257
統合失調症スペクトラム障害········· 059
逃避型抑うつ······015, 019, 034-037, 041, 045-047, 199, 209, 229, 275, 279, 280, 283, 286

な

内因反応性気分変調症 ··················· 177
内面化されたパラノイア ··············· 249
荷下ろし（Entlastung）······093, 094, 108-112, 117, 129
　——躁病·· 110
肉体性（Körperlichkeit）···········162, 182

は

破瓜型 ··· 075
迫害妄想······219, 221, 222, 235, 239, 240, 247, 254, 261, 262
迫害妄想性うつ病（Paranoide Depression）
··· 222
発揚気質···························· 062-069, 091, 121
発揚者 ·······································068, 069
パニック障害 ············ 121, 128, 190-192
パニック発作 ········ 028, 046, 142, 183, 190-195, 197-202, 212, 283
反抗挑戦性障害 ······························· 122
反社会性パーソナリティ······068, 121, 123
　——障害··· 121
反応性うつ病 ···························076, 159
反復性うつ病 ············ 064, 065, 074, 075
悲哀不能感 ·· 141
被害妄想······125, 227, 235, 236, 239, 247, 248, 254, 262-265
ヒステリー ······ 171, 175, 176, 185-187, 204-215, 239, 248
ヒステリー性格······149, 206, 208, 210, 211
ヒステリー性人格 ···························· 152
非定型うつ病······045, 046, 070, 078, 170, 171
非定型精神病 ············ 033, 071-075, 087
否定的思考 ·· 225
否認······029, 068, 094, 095, 098, 099, 120, 146
病相性精神病（Phasische Psychose）
··· 057
広場恐怖·······································191, 194
敏感関係妄想 ···································· 258
敏感性格·······································149, 256
貧困念慮·······································195, 197
貧困妄想············ 246-248, 254, 260, 262

不安・恍惚精神病（Angst-Glücks-Psychose）
　………………………………… 071
不安・焦燥型うつ病……145, 201, 202, 283, 286
不安焦燥性うつ病 ……………………… 045
封入性（Inkludenz）……041, 093, 107, 161, 240
不快躁病（dysphoric mania）………… 073
負荷躁病…………… 095, 097, 107, 110
賦活症候群 ……………………053, 084
物質依存……………………………121, 123
物質誘発性ないし物質離脱性気分障害
　……………………………………… 066
物質乱用…… 062, 064-066, 121, 122, 125
負の誇大性………090, 144, 184, 242-244, 253, 265
分裂 ……………………… 120, 130, 205
発作的突出 ………… 192, 195, 200-202

ま

マニア ………………… 054-057, 085, 086
マニー型……030, 093, 107, 108, 110, 111, 114, 128, 230, 231
マニー親和型……042, 092, 093, 095, 097, 098
慢性躁病（chronic mania）………065, 067
未熟型 ………………………………… 019
未熟型うつ病……015, 016, 019, 027-029, 032-039, 041-047, 094, 098, 113, 116, 145, 147, 185, 199, 209, 210, 232, 279, 280, 283, 286, 289, 290
無痙攣性電撃療法 ………………187, 214
無力性格 ……………………………… 149
メランコリア ………… 054-057, 085
メランコリー親和型……… 015, 019, 027,
034-037, 040-043, 046, 048, 092, 093, 146, 149, 150, 161, 185, 193, 194, 201, 209, 210, 225, 226, 229-232, 239, 240, 259, 274, 277, 279, 280, 283-286
メランコリー性希死念慮 ………148, 168
メランコリー性罪責誇大妄想 ……… 242
メランコリー型の特徴 ………166, 167
メランコリー能力 ………………015, 046
妄想意識性 ………………………… 227
妄想性うつ病……145, 146, 219, 222, 223, 228, 229, 233, 235, 236, 239, 240, 243, 247, 254, 255, 257, 258, 262-264, 278, 284
妄想知覚 ……………………072, 227
妄想的観念 ………………………… 220
妄想表象 ……………………………… 227

や

要求型うつ病（claiming depression）
　………………………………036, 113
抑うつ気質 ……………………065-069
抑うつ者 ……… 036, 037, 041, 068, 069
抑うつ性格 ……………………………… 149
抑うつ性人格 …………………………… 151
抑うつ性素質 ……………… 058, 067, 122

ら

ラピッドサイクラー化……053, 074, 084
力動（Dynamik）…… 039-043, 085, 088-090, 093, 095-099, 112, 113, 138, 140, 141, 143, 144, 148, 149, 151, 163-166, 169, 170, 180, 183, 192, 194, 195, 197, 198, 200-202, 205, 207, 212, 222,

224, 244, 252, 253, 257, 258, 263, 265
罪責── ································· 222
生得的── ·····040, 041, 112, 201, 202
──の不安定 ····························· 072
連続交代（continuous cycling）······065, 067

名

Akiskal, H.S.······022, 029, 038, 047, 054, 060-065, 067-070, 073-075, 077, 078, 091, 093, 120-122, 275
Binswanger, L.······························148, 160
Blankenburg, W.················ 107, 226, 239
Freud, S. ············ 181, 206, 208, 243, 286
Ghaemi, S.N. ···························· 077-079
Hoche, A. ·· 205

Janet, P. ······································205, 206
Janzarik, W.······015, 039, 072, 088, 095, 112, 138, 163, 172, 180, 183, 192, 202, 207, 223, 224, 257
Jaspers, K.············ 159, 219, 220, 227, 242
Kraepelin, E.······037, 056-058, 067, 069, 072, 073, 075, 076, 078, 085, 090, 122, 158, 164, 176, 204, 219, 274, 276
Kretschmer, E.······059, 065, 093, 111, 229, 230, 257, 282
Scheler, M. ····································· 159
Schneider, K.······069, 086, 159, 176, 220, 221, 227, 277
Tellenbach, H.······015, 036, 041, 092, 093, 095, 107, 142, 161, 225, 226, 229-231, 242, 274, 283

● **初出一覧**（いずれも初出論文に加筆修正を施している）

第1章（複数論文を統合）
「未熟型うつ病」の臨床精神病理学的検討．臨床精神病理 16；239-248, 1995．（大塚公一郎・永野満・加藤敏・宮本忠雄との共著）
精神病理学 最近の進歩——未熟型うつ病．最新精神医学 6；135-143, 2001．
うつ病の精神療法——未熟型うつ病．精神療法 32；293-299, 2006．
いわゆる未熟型うつ病について．精神科治療学 23；985-993, 2008．

第2章（複数論文を統合）
双極スペクトラム（Bipolar spectrum）について．最新精神医学 4；21-29, 1999．
Soft bipolar disorder（軽微双極性障害）概念について．臨床精神医学 35；1407-1411, 2006．
双極スペクトラムの概念——その登場と展開の背景．Depression Frontier 6；8-14, 2008．

第3章
躁状態．In：松下正明・加藤敏・神庭重信 編（2008）精神医学対話．弘文堂，pp.159-173．

第4章
双極Ⅱ型の躁転に関する考察——開放病棟入院が躁転を導く可能性について．臨床精神病理 20；195-209, 1999．（加藤敏との共著）

第5章
双極性障害と境界性人格障害の鑑別と共存．精神科治療学 20；1113-1120, 2005．（加藤敏との共著）

第6章
うつ病者の語り．In：加藤敏 編（2003）新世紀の精神科治療7 ——語りと聴取．中山書店，pp.136-149．

第7章
うつ病中核群の概念——精神病理学的視点から．精神科治療学 24；11-18, 2009．

第8章
うつ病の心気・身体関連症状．精神科治療学 17；817-823, 2002．

第9章
気分障害（うつ病）におけるパニック発作の精神病理．精神科治療学 19；969-975, 2004．

第10章
うつ病における解離．精神科治療学 22；365-371, 2007．

第11章
「妄想型うつ病」の精神病理学的検討——うつ病妄想の成立条件―病前性格との関連——．精神神経学雑誌 92；435-467, 1990．

第12章
時代による精神疾患の病像変化——気分障害．精神医学 47；125-131, 2005．

著者略歴
阿部隆明
（あべ・たかあき）

自治医科大学医学部教授（同大学とちぎ子ども医療センター子どもの心の診療科科長）。1981年自治医科大学医学部卒業，同年より2年間青森県立中央病院で臨床研修，1990年自治医科大学大学院博士課程（精神医学）修了，1992年自治医科大学精神医学教室助手，1993年講師，2006年助教授（同大学とちぎ子ども医療センター子どもの心の診療科科長），2008年より現職。

著書に，『現代の抑うつ』（共著・日本評論社［2000］），『新世紀の精神科治療7──語りと聴取』（共著・中山書店［2003］），『うつ病論の現在』（共著・星和書店［2005］），『精神医学対話』（共著・弘文堂［2008］），『専門医のための精神科臨床リュミエール6──双極性障害』（共著・中山書店［2008］），『専門医のための精神科臨床リュミエール18──職場復帰のノウハウとスキル』（共著・中山書店［2009］）などがある。

訳書に，R・シェママ編『精神分析事典』（共訳・弘文堂［1995］），アンリ・エー『幻覚 III──「線型」病態発生論』（共訳・金剛出版［1996］），『ラルース臨床心理学事典』（共訳・弘文堂［2002］）などがある。

未熟型うつ病と双極スペクトラム
気分障害の包括的理解に向けて

初刷	2011年 4月10日
二刷	2012年12月20日
著者	阿部隆明
発行者	立石正信
発行所	株式会社 金剛出版
	（〒112-0005　東京都文京区水道1-5-16　電話03-3815-6661　振替00120-6-34848）
装幀	岩瀬 聡
本文印刷	平河工業社
カバー印刷	新津印刷
製本	誠製本

ISBN978-4-7724-1189-9　C3047　©2011　Printed in Japan

うつ病治療ハンドブック
大野裕編　うつ病・抑うつ症状についてのデータ，理解の仕方，多面的治療法，それらを補う「臨床的知見」や治療のこつが述べられる。　4,830円

治療者のための女性のうつ病ガイドブック
上島国利監修／平島奈津子編著　女性特有の症状，経過，治療について詳述し，合併症や社会的な状況など全方位的な視点から捉えた臨床ガイド。　5,040円

うつ病の力動的精神療法
F・N・ブッシュ他著／牛島定信，平島奈津子監訳　面接の実際が豊富に紹介され，薬物療法や他の精神療法との併用などについても論述する。　3,990円

うつを克服する10のステップ
ユーザー・マニュアル
G・エメリィ著／前田泰宏，東斉彰監訳　認知行動療法に基づきステップ・バイ・ステップ形式で解説。　2,520円

うつを克服する10のステップ
セラピスト・マニュアル
G・エメリィ著／前田泰宏，東斉彰監訳　認知行動療法の実践のためのセラピスト用マニュアル。　2,520円

子どものうつ病
傳田健三著　最新知見と豊富な症例による治療の実際を詳述し，「子どものうつ病」を正しく診断し，治療するために必要な事柄をすべてもり込んだ実用書。　3,780円

統合失調症の語りと傾聴
加藤敏著　生物学的アプローチや操作的診断体系が興隆してゆく精神医学の知の限界を明らかにし，統合失調症治療にNBMの視点を導入する。　3,780円

精神病理学の蒼穹
小出浩之ほか著　クリティカルな視点をもちながら日本の精神病理学を牽引してきた小出浩之による精神病理学講義＋論文集。　4,410円

語り・妄想・スキゾフレニア
生田孝著　統合失調症の妄想論，幻聴の臨床研究，ワイツゼッカーの主体概念の考察など，臨床精神病理学による知的冒険の書。　4,725円

治療論からみた退行 (復刊)
マイクル・バリント著／中井久夫訳　力動的立場をとると否とを問わず「境界例」をはじめ困難な精神科臨床にたずさわる人々に実践的英知を示す。　5,040円

精神科医のものの考え方
安永浩著　「ファントム空間論入門」ともいうべき諸論文から著者の持論が反映された臨床エッセイまで，現場から生まれてきた明晰な知見を集成。　3,570円

抑うつの精神分析的アプローチ
松木邦裕，賀来博光編　5つの臨床論文を通して，「抑うつ」からくるさまざまな症状，そしてその背景にあるこころの葛藤が理解される。　3,780円

臨床心理学
最新の情報と臨床に直結した論文が満載　B5判160頁／年6回（隔月奇数月）発行／定価1,680円／年間購読料（増刊号含む）12,600円（送料小社負担）

精神療法
わが国唯一の総合的精神療法研究誌　B5判140頁／年6回（隔月偶数月）発行／定価1,890円／年間購読料11,340円（送料小社負担）

価格は消費税込（5%）です